中國近代中醫藥期刊彙編
第一輯
31

中西醫學報

上海辭書出版社

目録

中華民國四年三月出版

中西醫學報

第五年第八期

本期之目錄

本報全年十二冊本埠洋八角四分中國境內洋九角六分日本臺灣洋一元零八分香港南洋各島洋一元三角二分零售每冊洋一角上海英大馬路泥城橋西首龍飛馬車行西間壁三十九號丁福保醫寓發行

半夏消痰丸

每瓶大洋一元

功效　一治溫痰、寒痰、燥痰、濕痰、以及老年痰多等症。　二治各種痰之不易吐出者。能將氣管內之分泌液化薄。故爲袪痰藥。　三治晨咳、夜咳、燥咳、寒咳、勞咳、以及傷風咳嗽等症。故爲鎮咳藥。　四治呼吸器病之喘息及心臟病之喘息。故又爲呼吸困難之緩解藥。有此四端。所以咽頭炎、氣管支炎、肺勞病、百日咳、流行性感冒、氣管支喘息、肺炎、肋膜炎、等。皆可治之。

用法　每食後服四粒、至五六粒爲止、一日三次、用開水過下、

衛生　房內空氣宜流通。嚴禁煙酒。宜習練深呼吸法。深呼吸者。在日光下。潔淨之。空氣中。挺身直立。緊閉其口。將肺內之濁氣。從鼻孔盡力呼出。呼至不能再呼。於是將外面之清空氣。從鼻孔。用力吸入。吸至不能再吸。第一次行完後。休息片時。再行第二次。每日朝暮可作二回。每回可作十餘次。其效果能使肺臟擴張。肺內之容積變大。肺葉之尖。因深呼吸之鼓動力。亦能盡其功用。以營其呼吸。預防肺病之法。莫妙於此。

無錫丁氏監製

上海英大馬路泥城橋西首龍飛馬車行西間壁第三十九號醫學書局

適合華人體質

此由西醫謝佩銘君經驗而知韋廉士大醫生紅色補丸之功也在中國各處有無數治愈之人皆全歸功於韋廉士大醫生紅色補丸咸謂精力復原無異再造從可知此丸之藥性適合華人體質也此外尚有確據即中國東南西北四方名醫曾經逐日開方取用韋廉士大醫生紅色補丸彼等必悉心調查功效如何然後放膽開方療治其病人也浙江紹興神州醫院院長謝佩銘君乃高明之西醫也據來書云〇余曾用韋廉士大醫生紅色補丸療治各疾無不得心應手足見此丸適合華人體質也即如　諸虛百損　血薄氣衰　胸肺無力　無論老幼　房事無能　四肢乏力　身體瘦小　面色萎黃　動作氣喘　命門火衰　胃不消化　夜不安睡　咳嗽氣喘　癆瘵肺萎　痰中帶血　夜夢遺精　以及一切婦科各症即如　月經不調　赤白帶下　或婦女產後均見奇功故余謂韋廉士大醫生紅色補丸凡經售西藥者均有出售或直向上海四川路八十四號韋廉士醫生藥局函購亦可其價每一瓶大洋一元五角每六瓶大洋八元無論遠近郵費均在內

韋廉士大醫生紅色補丸

DR WILLIAMS'
PINK
PILLS
FOR
PALE
PEOPLE

西醫曹文貴君云韋廉士大醫生紅色補丸治病補虛皆稱神驗

又有一位中國著名西醫由彼之閱歷應推薦韋廉士大醫生紅色補丸爲盡彼之職守也按西醫曹君前曾任上海吳淞防疫醫院衛生副醫官紅十字會醫院主任現在漢口行道請觀曹醫生不但用韋廉士大醫生紅色補丸使患一切虛弱血薄腦枯精竭各症且以紅色清導丸清理胃腸解除血毒使大便通暢據來函云

韋廉士大醫生紅色補丸乃一種補血養腦生精益髓健胃滋腎改良體質大有功效之靈藥按格致化學製成故能恢復元氣醫愈病根余深信用此丸使患一切虛弱血薄腦枯精竭胃滯腎耗脫力勞傷腰酸背疼瘋濕骨痛及外科婦科諸症者服之皆稱神驗更有一種紅色清導丸乃清理胃腸解除血毒通暢大便平肝和脾之聖藥凡患胃不消化大便乾結寒熱往來黃疸肝病胸隔脹悶頭昏作嘔內外痔瘡等困苦痛症服清導丸奇效異常此二種奇妙之靈藥係西醫曹文貴君所信賴

凡經售西藥者均有出售或直向上海四川路八十四號韋廉士醫生藥局函購亦可其價每一瓶大洋一元五角每六瓶英洋八元無論遠近郵力一概在內

屋佛沐丁爲最新最效之滋養品

按屋佛沐丁 OVOMALTINE 係瑞士國新出之一種滋養品。用麥精、牛乳、鷄蛋三種物所製成。有養身補腦之要素。服之能增加永久的精力。增益身體健爽之神彩。如積勞孱弱之人。服之尤易獲益。非他種滋養品可比。鄙人用此品已歷試多人。均能得美滿之效果。敢以一言介紹。凡海內諸君欲購買此屋佛沐丁之滋養品者。可直向上海英界靜安寺路派克路口三十九號敝醫寓內購買可也。　丁福保附識

原　素　屋佛沐丁係用麥精、牛乳、鷄蛋等物之滋養素併合而成。具有可咕香味。形色爲純潔易化之粒體。與一般麥精食物不同。因其絕無小粉縷絲與糠末等質也。據衞生學理考察食物。凡增益體力補養精神之飲食品。必須含有三質(脭精脂油炭輕酸)凡食物之祗具其一或含其二者。要不能稱爲滿足養身之品。屋佛沐丁包含充分之養身原素。皆在宜於消化滋養之地位。且蛋黃內含有一養身燐質(立雪芹)卽爲養腦補神所不能缺。增加紅血球所不可無之原素也。惜此原素之滋養力。往往爲普通燒煮之法所毀滅。又麥精與牛乳之滋養力。亦爲沸滾熱力所減少。故製造屋佛沐丁者。用特別秘法。不使高度熱力。消滅各料養身原素之滋養力也。

服用方法　加一或二茶匙屋佛沐丁於一盃熱牛乳或開水中而調和之。卽能立時融化。不留精液。切勿先加屋佛沐丁於盃而後加熱牛乳或開水。因如此豫備。恐融化不如前法之易。食時可隨意加糖少許。惟斷不可煨煮。蓋沸滾熱力。必減少其滋養力也。

滋　味　屋佛沐丁具有一極甘美之可咕與麥精的香味。與一般飲品不同。且其滋味能使恆久食之。而不生厭惡心。若較上列分量多加屋佛沐丁。則其味更近於麥精。若減輕則可咕之味較强。故可按個人所好。而配求一適口的飲食品也。

補藥品 屋佛沐丁具有極大的補益效力。蓋其極易消化。而即能化爲養身補腦之原素。世有以各種酒精支撐衰弱之體力者。不久卽退。若久飲之。則反受其害。不如屋佛沐丁之能增加永久的精力。增益身體健爽之神彩。而於積勞孱弱者服之。尤易得美滿之效力。

養身品 準以測量食物養身力之表計算。凡一盃屋佛沐丁。除去牛乳或糖料。幾及五倍呵咕的養身力。且較爲適口而易化。又二茶匙的屋佛沐丁與一茶盃牛乳之養身力足及二大湯匙的麥精或魚肝油入酒盃的肉或麥精酒或三十盃的牛肉汁。

調養品 凡乳母或覺飲食無味者。皆當服用屋佛沐丁。因其容易消化。而復具極大之滋養力。

孩童飲品 凡孩童生長神速。而胃力不足。且不可飲茶或咖啡者。屋佛沐丁可爲一種完美的飲料。蓋其滋味甘美適口。孩童莫不喜飲之。

勞力者 凡於多用腦力與經營大商業者。活潑之腦力。與辦事的耐苦力。皆爲不可缺之物。而此二物俱本乎體健而完美之飲食。又爲該二物之本源。屋佛沐丁爲養身强體、防禦疾病、增益體力。鞏固神經之聖品。若以之作每日早餐。或隨時進食之飲料。其功效之偉大。決非他種滋養品所可同日語也。

睡前晚餐 人多患夜不成寐之病。不知此病乃因腦部受胃中餘料消化汁之感觸。以致不能熟眠。如在未睡之前。飲屋佛沐丁少許。則此感觸可立止。而得安眠熟睡矣。

介紹內外科兼長之西醫

啟者。近凪氣大開。各處信用西醫。日見繁多。倘海內諸君有欲聘請內外科兼長之西醫者。鄙人用敢代爲介紹。請卽通信上海英界靜安寺路派克路口三十九號敝寓內可也。

丁福保謹啓

滬海道尹批奬

中西醫士總覽表

沈敦和署簽

（附中西名醫叢學彙刊）

本報介紹

伍廷芳先生評詞　余伯陶先生撰序　江西昌武將軍軍醫課長趙寶箴　陝西咸武將軍軍醫課長張懋源先生頌詞

（一）醫學士陸軍軍醫正侯光迪著患病之原因　人因何而病病何爲而來此理爲人之疑問故人咸不知病之所由來是篇詳解其原因言之綦詳一覽便悟

（二）中西醫學報總理丁福保著肺癆病淺論　肺癆病爲一種最速之傳染症爲吾人最恐怖之病也是篇詳述其原因病狀療治預防各法讀之堪作禦身之障礙驅病之强敵

（三）衛生要語十則　欲求人身之康健須知衛生之術而尤莫切於飲食起居此篇由起居至於寢食莫不分門臚列爲研究衛生之要以明確合宜之法處素

（四）上海英美工部局衛生處西醫王弼臣著十六種中毒服毒簡明救治法　置相當之方療治各種毒症如雅片煙毒　煤氣毒　火柴頭毒　吞金毒　砒礵毒　河豚魚毒　水銀毒　菌毒　硝礦强水毒　苦杏仁毒　高加印毒　飲酒過度　煙草毒　蛇犬咬傷毒　馬錢或士的年毒　蜈蚣或蟲咬傷毒等設遭其患立能施救誠療毒之秘方也

醫學博士公衆衛生博士俞鳳賓著學生却病格言　欲防時疫之中傳染病之患須知公衆衛生之道德即却病之良法學界諸君不可不知

喉科專家濮鳳笙著喉閉與喉痺之解釋說　最利害者莫若喉症是篇爲喉閉與喉痺之解釋證明其症狀之虛實瞭解病形之寒熱以正治喉者之誤謬洵乃診斷之捷訣

醫院章程　上海中國公立醫院章程　湖北孝感痲瘋醫院章程

中西日曆表　中西禮拜對照表　中西節氣對照表

各省醫界地名如左

直隸　山東　四川　日本　山西　福建　湖南

奉天　江蘇　雲南　臺灣　陝西　廣東　江西

吉林　浙江　湖北　暹羅　河南　廣西　安徽

火車時刻表　滬杭線　京漢線　滬寧線　京奉線　淞滬支線　廣九線　津浦線

總發行所　上海時新醫藥廣告社　甯波路一號四川路轉角電話二七五號

寄售處各省大書坊

第一年第一期現已出版每册大洋五角

前次已接本社通告者請將定單寄回以便編入第二期

醫界注意

第二期徵求登表概不收費預告

（每年出版二次）

本社爲醫界力謀便利交通起見自倡辦以來數月於玆煞費苦心深荷各省同志協力贊助經營第一期遂幸告成然我國地廣人衆醫界同志大都小邑不乏皆有而本表所登者數僅不多遺漏亦尙不少難稱普及同人自愧擧辦倉卒所擬章程未見完備致諸君常持觀望恒以爲憾因特於第二期起爲擴充計凡我醫界同志無論前表未列者初次懸壺者住址遷移更正者如願共列斯表者登錄費分毫不收尙乞各省熱心同志就近聯絡介紹登表以期普及而利交通且廣見聞獲益良多同志諸君幸勿高倨而有缺席之憾也並將定章摘錄如左

詳列姓名專科兼治科及分別中西醫之門類

姓名僅以醫號爲限不得加入別號與台甫及其他等之名稱籍貫則僅以隸省名與縣名爲限

兼欲登載履歷台銜及設期分診等應行另收登錄費三角或六角不定惟無台銜履歷者不在此律

兼欲登載各種通告啓事及藥品告白者則應照告白定價加納告白費定價極廉外埠函商

登表者如有遷移及臨時外出擧動等情均得隨時報知本社俾能登入臨時增刊表內勿致有誤

登表者兼欲購表者須請於定單內註明定購若干份爲要外埠價須先惠郵票以十當九前淸及二角以外郵票一概不收預定全年者照價減收八折

付款與本社者本埠外埠均與本社直接收到時發給收條爲憑幸祈注意

登表者以陽歷民國四年六月底爲止外省發信日亦照此限出版有定不可延緩

登表注照左列格式依次填入字體繕正切勿錯誤

上海時新醫藥廣告社謹訂

（上海甯波路一號）　（電話二七五號）

定單

姓名	醫名	籍貫	診所	履歷
專科	兼治	醫例		

今

家

君向上海時新醫藥廣告社登入第二期中西醫士總覽表內並於出版時定購表

份　此據

中華民國　年　月　日預約者　具

將此扯下寄回本社收到後發給收條爲憑（右邊蓋印畫押爲憑）

第　號　部　格交來郵票現洋　元　角　分正

醫學門徑語

陳邦賢

嗚呼。吾國醫學之不振也。久矣。國中之所謂醫者。類多學術淺薄。無衛生之知識。無治病之能力。人苟不幸而染疾。染疾而延醫。延醫而付託生命於若輩之手。其危險也。孰甚。試觀壬寅之虎列拉。庚戌之百斯篤。壬子癸丑之喉痧。天痘流行。傳播狀至慘酷。我國醫者。既不能豫防於先。又不克撲滅於後。以致由一人而一鄉。而一邑。而一郡。蔓延及於數省。甚至釀成國際交涉。此可爲吾國醫者無衛生知識與治病能力之確證。雖舉國醫者。不盡如是。然是等醫者。實居多數也。吾國人口號稱四萬萬。以五百人需醫生一人計之。全國統需醫生八十萬人。吾國現有之醫者。不敷其額甚巨。縱使盡爲良醫。尚慮無濟。況有多數學術淺薄。無衛生知識與治病能力之醫者。雜於其間哉。吾人欲永保健康。研究醫學。誠不可須臾緩矣。夫研究醫學者。知德文而留學德國。知英文而留學英美。知法文而留學法國。或知日文而留學日本。此固上焉者。卽不爾。求學於國內。北洋協和醫學校。陸軍軍醫學校。直隸江蘇浙江等省立專門醫學校。或上海之哈佛。寶隆。仁濟。廣慈等醫院。亦未始不能成專才。所可慮者。有志之士。或因經濟不充。或因學力未逮。既不能留學於外邦。又不能求學於國內。有願莫償。蹉跎終老耳。是不

醫學門徑語

可不關一蹊徑以遂其研究醫學之志也其蹊徑維何即不藉德文英文法文日文不入醫校醫院而以國文自修世界最新穎之醫學補我國舊醫學之不足是矣顧欲自修醫學必先知醫學之門徑此余醫學門徑語之所由作也

研究醫學門徑之初步首在識醫學各科之大畧與夫病名藥名之解釋蓋不識醫學各科之大畧不能知解剖組織生理衛生病理診斷藥物內科外科產科兒科各學科之原理不知病名藥名之解釋不能辨吾國古時名稱教會舊譯名稱博醫會新譯名稱及日本人所定名稱之意義也研究醫學者欲研究各科之大畧宜以醫學指南三編爲課本研究病名與藥名之解釋宜閱中外病名對照表及中外藥名對照表

既得醫學門徑之初步則宜研究生理解剖者醫學之基礎也我國古時非不尙生理解剖然謬誤之處在所不免肝居右而以爲居左肺五葉而以爲六葉心運血而以爲主知覺腎泌溺而以爲能藏精既誤其位置形狀更誤其功用原理俗醫據之自足豈有不僨事哉故研究醫學者當先研究生理解剖大意以培植其基礎也研究之法先研究其內臟次研究其外表先消化器次呼吸器次泌尿器次循環器次神經系次皮膚次筋肉次骨骼次五官器次生殖器次細胞組織研究一器官先

研究其名稱次位置次生理次形狀次構造次衛生按圖實習庶乎無扞格之弊研究此科之門徑宜以新內經爲課本

研究生理解剖大意既畢則宜研究肺癆病之門徑吾國病夫以肺癆病爲最多每歲攖其鋒而死者不可以僂指計肺癆病之初起大抵皃瘦弱盜汗咳嗽喀血等症候結核菌潛伏之時患者多不自覺有已瀕死而莫知者故其傳染於人愈趨愈劇愈播而愈廣也夫人不能戰勝結核菌而反爲結核菌所戰勝豈非可恥之事吾人研究醫學之初宜以撲滅結核菌爲己任先研究其造病之原因次研究其症候之原理次研究撲滅豫防之方法再參以對症療法之特效藥品以輔營養療法空氣療法日光療法精神療法之不逮庶幾人類不爲結核菌所戰敗也研究肺癆病之門徑宜先閱肺癆病之天然療法及癆蟲戰爭記（無錫丁氏著肺癆病之天然療法、爲普及衛生起見、廣印五萬部、爲贈送品、函索卽得、欲索此書者、請函告上海靜安寺路三十九號可也、惟信內須附郵票三分、爲寄回件之用）

研究肺癆病既畢則宜研究急性傳染病之門徑傳染病之害烈於毒蛇猛獸而急性者爲尤甚焉我國人士既無衛生知識復無防疫能力我國醫學復以窳陋聞於世其

不能盡知傳染病之性質也可知不知傳染病之性質安能消弭傳染病而保衛人類之康寧哉故研究醫學者急宜研究急性傳染病之門徑也急性傳染病約三十餘種其最猛者莫若虎列拉(霍亂)赤痢(痢疾)腸窒扶斯(傷寒)痘瘡(天花)發疹窒扶斯(瘟疫發斑)猩紅熱(痧子)實扶的里亞(白喉)百斯篤(鼠疫)之八種研究者宜由此八種始每研究一種宜先研究其病原症候次研究其傳染之徑路及消防之方法研究此八種既畢再研究其他之傳染病及疫之所以起與人之所以染疫之理可也研究此科之門徑宜先閱傳染病之警告

研究急性傳染病既畢則宜研究藥物學之門徑西洋藥品浩如煙海與我國之本草無異驟涉其藩茫無涯涘初學者若不問其何者爲最要何者爲可緩何者可以不用雖讀遍西藥書籍無益也故研究藥物學門徑者宜於廣博浩瀚之藥品中先擇其最平穩最切要而又屢經實驗者百餘種次第研究之研究一種即可實驗一種自無望洋之嘆矣研究之法先研究其名稱何者爲西洋名詞何者爲日本名詞次研究其功用某藥具某種特效之功用次研究其用量某藥一次量幾何一日量幾何普通量幾何極量幾何小兒之用量幾何次研究其處方某藥與某藥配合則成某方研究純熟

藥物學之能事畢矣研究藥物學之門徑宜以西藥錄要(曾登入中西醫學報)爲課本

研究藥物學既畢則宜研究診斷學之門徑診斷學者診察病情之如何而斷定其爲某病者也診斷學雖名目繁賾而其實不外乎詢問與診查二者不詢問不能知其已往之徵候不知已往之徵候不能知其病以前之病歷不診查不能知其現在之症狀不知現在之症狀不能斷其病以後之結果故研究診斷學者宜知詢問與診查乃診斷法之綱領也研究之法宜先研究詢問法即問診法是也次研究診查法即望診觸診聽診諸法是也惟測溫時寒暑表宜先震盪否則有凝滯之處檢脈時心宜鎮靜否則有錯雜之患聽診法宜研究較後蓋聞聲筒非富於經驗不能辨別聲浪之疾徐清濁也研究此科之門徑宜以初等診斷教科書爲課本

研究診斷學既畢則宜研究內科學之門徑內科學者辨人內部生理有何異常而以藥物補助其生理使之復元者也內科學之範圍甚廣研究其門徑者宜縮小其範圍擇內科病之數見不鮮者百數十種先熟讀其病狀次研究其原因及療法設遇病者所述之病狀與某種相合即可疑其爲某病若相合者居多即可斷其爲某病病名既

定。然後。施。適。當。之。療。法。即。可。無。誤。然同。時。又。運。用。生。理。解。剖。病。理。診。斷。藥。物。衞。生。諸。學。科。否則。恐。差。以毫。釐。謬以千。里。也。研究內科學之。門。徑。宜先。讀內。科。學。症候。讀本。及普。通。醫。學。新。知。識。

研究。內。科。學。既。畢。則宜。研。究。病。理。學。之。門。徑。病理。學。者。推求。病。因。及。變。化。之。原。理。者。也。探究。身。體。之。實。質。的。變。化。以。察。症。狀。之。所。由。來。者。曰。病。理。解。剖。學。討究。組。織。臟。器。之。病。的。變。化。及其。所。以。發。生。各。症。狀。之。原。理。者。曰病。理。生。理。學。艱深。奧。博。匪易。研。究。研究。病。理。學。之。門。徑。者。宜先。研。究。病。理。生。理。學。之。普。通。症。候。的。病。理。而。兼及。病。理。解。剖。學。也。研究。之。法。先研。究。病。理。學。源。流。次研究。消。化。器。呼。吸。器。血。行。器。泌。尿。器。神。經。系。全。身。病。及。皮。膚。病。諸。病。理。次研。究。傳。染。病。理。次研究。婦。科。及。產。科。病。理。再以。研。究。內。科。學。門。徑。所。選。百數。十。種。之。疾。病。症。狀。一一。檢查其。病。理。則。病。理。學。與。內。科。學。俱。互。有。裨。助矣。研究。病。理。學。之。門。徑。宜以。病。理。學。問。答（曾登入中西醫學報）爲。課。本。

研究。病。理。學。既。畢。則宜。研究。花。柳。病。之。門。徑。花。柳。病。者。習見。之。病。也。今日。社。會。一。切。疾。病。中。之。最。多。者。爲。癆。病。其次。即。爲。梅。毒。故爲。人。治。病。時。宜先。詳。查其。有。無。癆。病。及。梅。毒醫者。能。治。癆。病。與。梅。毒。便可。爲。上。工。矣。按花。柳。病。之。種。類。有。三。曰梅。毒。曰軟。性。下。疳。曰淋病梅毒之外以淋病爲最多醫者每謂爲溼熱下注而不知其由於淋病菌之傳染豈非大謬研究花柳病宜自梅毒與淋病之特效療法爲始如梅毒服梅毒神效丸及梅毒內服丸各十日症狀即可大減連服一二月則幾於無病淋病施蛋白化銀注射即可漸次減輕是也次再研究他法研究此科之門徑宜以花柳病療法爲課本

研究花柳病既畢則宜研究外科學之門徑外科學須行手術而又須兼通內科學此最難研究者也研究其門徑宜自外科常見之病爲始研究之法約分三端先研究炎症如發炎膿瘍壞疽潰瘍之類次研究血液如充血貧血血塞出血之類次研究創傷如損傷切傷打傷刺傷銃傷電傷骨折之類外科學一夕談即其指示門徑之書也

各科之門徑既得則宜研究產科學之門徑吾國舊產科學腐敗已極識者莫不以產婦胎兒之生命爲憂欲改良之不可不研究最良之產科學產科不外三端曰姙娠曰分娩曰產蓐而姙娠分娩產蓐又分爲正規與異常正規者生理作用也異常者病理作用也研究者能辨明生理作用與病理作用何者宜如何調攝何者宜如何處置產科學之門徑得矣欲得辨明此兩作用宜讀產科學初步（按以上所述各書、在上海靜安寺路醫學書局發行、若盡行買全、亦不過四五元左右、又有中西醫學報、每月出

一冊、學說最爲豐富、定價亦廉、每年不過一元、今已出至第五年、亦在該局發行、買書者從郵局匯寄、最爲便利、）

難者曰。新醫學艱深浩博。豈區區門徑語所能畢事。余應之曰。昔曾文正有言。著作者之衆。若江海然。非一人之腹所能盡飲也。要在愼擇焉而已。余今所述者。若醫學門徑之初步。若生理解剖衞生之門徑。若肺癆病之門徑。若急性傳染病之門徑。若藥物學之門徑。若診斷學之門徑。若內科學之門徑。若病理學之門徑。若花柳病之門徑。若外科學之門徑。若產科學之門徑。是亦愼擇之意耳。吾知獲此門徑者。雖不能與以外國文字研究醫學者。齊驅並駕。然較之一般學術淺薄。無衞生知識與治病能力之醫者。已不可同日論矣。倘由是而升堂入室。新醫學雖艱深浩博。亦何足懼哉。

按上海靜安寺路三十九號。丁福保先生所刋各醫書。幾及百種。近刋丁氏醫學叢書書目提要一冊。敍述各書之內容頗詳。又有函授新醫學講習社簡章在內。皆爲學醫之門徑也。學者如欲閱醫書提要者。可向上海丁氏索之。惟信內須附郵票三分。爲寄回件之用。空函則不復也。

氣候與疾病之關係

林仙畊

地球有南北也。而氣候均寒。以南北二極。皆日光所最少之區。若中華立國於地球之北溫帶。冰洋在其北。赤道在其南。故北苦寒而南苦熱。因南北而氣候不能同。體稟之强弱。亦因之而異。況疾病乎。南北地勢。高下燥溼溫度之不同。受病豈能一致。此南醫治南病而以薛葉爲宗。北醫治北病而以河間爲法。中醫之學派已不能使一國而臻於大同也。宜乎西醫病理學。謂寒地山地之氣候。類於秋冬。多秋冬所發之病。低地暖地之氣候。類於春夏。多春夏所發之病。然大暑之後。繼以大冷。大寒之後。繼以大熱。大旱之後。繼以霖雨。凡此氣候急激變化所生之病狀。西醫尚未發明。日本和田氏謂爲不完備。誠至論確論。吾中醫以六氣治病。凡人身與氣候相關之理。研究最精。和田氏曰。氣候年年不齊。故症狀亦年年各異。今年之腸窒扶斯(傷寒)不能以之概去年。明年之赤痢。亦不能以之例今年。以病同而症異也。故今日西醫雖日漸發達。而氣候之寒熱溫涼與疾病有變化關係。爲吾中醫特長之處。恐尚不能捨去也。

毒藥治療論

林仙畊

讀內經至寶命全形論曰。知毒藥爲眞。藏氣法時論曰。毒藥攻邪。五常政大論曰。大毒治病。十去其六。常毒治病。十去其七。小毒治病。十去其八。無毒治病。十去其九。神農本草。有上中下三品。以上品爲小毒。中品爲常毒。下品爲大毒。相傳神農嘗百草。一日而遇七十毒。知藥之作用。在毒藥不毒。不足以治病。故曰上藥養命。中藥養性。下藥治病。書曰。若藥不瞑眩。厥疾不瘳。瞑眩之藥。毒藥也。知其毒而善用之。譬如蕭曹絳灌。乃勇猛武夫。用以爲相。亦可輔治太平。日本和田氏云。誤其用量與用法。則天下無物非毒。不誤其用量與用法。則天下無物非藥。瞑眩爲病毒感藥之功用。所起之一種反應症狀。而病將逐去。若多用劇藥。與誤治致瞑眩者。是不可言瞑眩。乃中毒也。眞正瞑眩者。細胞出藥力起强烈反應。使病毒驅逐體外之現象。又曰。疾病爲身體細胞對於病毒之反抗作用。瞑眩卽細胞借藥力之助。增盛其反抗力。以驅逐病毒之動機。故有大熱苦惱煩悶等者。病者體力尚能抵抗病毒之證也。不幸而病毒旺盛。細胞生活力。日就衰退。反抗作用。日就減削。則大熱低下。苦惱減少。煩悶變爲怡樂。雖以毒藥峻劑處之。亦不瞑眩。是爲死病之常情。無抵抗病毒之能力也。東洞先生曰。萬病一毒。以毒攻毒。近世血清療法。爲最新進步之治術。非卽以毒攻毒之明證乎。吾國古方。有用輕粉、巴豆、斑蝥、信石、全蠍等治病者。可知古人善用毒藥。其法實合於西醫。自後世醫家攻擊

法衰。趨尙補益。遂至古人毒藥治病十去六七病衰卽已之旨失其眞傳此中醫所以有今不如古之歎也

論頭痛之診斷

邯鄲郭雲霄

頭痛非獨立之疾患。乃他病之一症候。多偶然發之。而患此症候者最多。究係如何之原理。診斷上甚爲重要而最有價値者。卽疼痛之部位可區爲左數種。

(一)由頭蓋內疾患所發之頭痛如腦膜及血管疾患皆屬之。

頭蓋內疾患普通之症狀。多先發强頭痛。此頭痛甚爲頑固。與常用之神經痛療藥。多不見效。其劇烈者爲使頭蓋內腔狹窄之疾患。如腦腫瘍、膿瘍、寄生蟲、腦膜炎疾患。由腦腫瘍所發之頭痛有二特性。其一、發持續性之鈍痛。起劇烈之頭痛爲例外。然實際上多數之腦腫瘍。頭痛異常顯著。劇烈不堪。惟發作時間較少。一日之內發於一定時期。發作最高時。常伴嘔吐、不快、惡心眩暈、脈搏緩徐、神識朦朧等。有時頭痛發作達於極點。來輕度之運動不安。或往來蹀躞。或輾轉牀上。呈偏頭痛類似之狀態。

偏頭痛發作與腦腫瘍性頭痛。互有類似之點。偏頭痛發作之極期。有合併知覺性實苦蓀氏癲癇發作、半盲症、運動性失語症或他刺戟症狀。故診斷上易來錯誤。

腦腫瘍患者。自訴頭痛之部位。非腫瘍實在之局所。亦非相當之局所。例如患者小腦腫瘍。則頭痛實發於前額或顳顬部頭蓋底疾患或前頭葉腫瘍。而顱頂部或全後頭部訴頭痛。

患者自覺上比訴說之局所頭痛。甚有價値。蓋在腦腫瘍頭蓋之局所。打敲之屢發過敏症。此過敏症。常爲限局性。且顯著。以之腦腫瘍之診斷。更爲確實。

腦膜疾患性頭痛各種腦膜炎初期。常爲瀰蔓性。其性質不定。在慢性腦膜炎。晚景疼痛增劇爲特徵。此際微發熱。全腦膜疾患。發劇烈頭痛及反射性項强直。叩打頭蓋。有疼痛增劇之特性。患者朦朧無意識。診察時爲逃避樣運動。以示疼痛。診斷上特別之點。卽輕壓眼球。頭蓋內由壓力之波及。發劇烈之疼痛。且同側脣及頰部由顏面神經反射。爲强迫性舉上。頭部稍向側方屈曲則牽引頸椎根而發疼痛。屈曲股關節伸展膝蓋之際。由後根之牽引。而其作用波及同側之腦膜鞘。在顱骨弓部打診。則振盪及於頭蓋底。故腦底腦膜炎之診斷。打敲顱骨部而發過敏性。爲最緊要者也。

在腦腫瘍及腦膜疾患。咳嗽噴嚏及腹壓。而增加頭蓋內之壓力。則頭痛亦因之而增劇。此種之頭痛。無一定之特性。如由頭蓋內疾患而發之頭痛。有類似急性或慢性腦水腫頭痛者㓜時及少年時代屢發頭痛。對諸種之治療法。甚爲頑固。此輕度慢性腦水腫性病機之伴發症也。

有類似於腦膜疾患及腦腫瘍所發之頭痛者。爲腦血管病。卽老人性血管變化、腦血管硬化、腦血管動脈瘤及梅毒性腦動脈內膜炎特發之疼痛也。在腦血管病。爲慢性頭痛。常發頭鳴、(特在老人性腦血管硬化症發之)眩暈及輕微之循環障礙症狀。在慢性進行性腦皮質疾患通常亦發頭痛。例如痲痺狂初期症候。發頑固之頭痛。又進行性痲痺狂之前徵期發偏頭痛樣之頭痛。痲痺狂之後期頭痛消失。此等特別症。由硬腦膜而生。姙婦頭痛。亦多屬之。

(二)由骨性頭蓋及頭蓋膜並頭蓋骨內部器官之疾患而發之頭痛　最多者爲骨性頭蓋之疾患。於腦梅毒常見之。

第一、頭痛常發於發疹前期。爲瀰蔓性。此時骨及關節亦多發疼痛。又梅毒性頭痛。多發於夜間。是普通人所知者也。

第二、全呈特殊之形態。頭蓋梅毒。卽頭蓋骨及骨膜護謨腫所生之頭痛。此種頭痛頑固。對鎭痛藥而有強抵抗力。是爲特徵。

論頭痛之診斷

頭蓋骨發他疾病（例之如結核肉腫及其他新生物）而來頭痛者甚罕。在此等疾患。以呈骨限局性壓迫過敏症爲特症。頭蓋副腔中耳及鼻腔。屢爲慢性頭痛之原因。在外耳或中耳之加答兒性疼痛。患者於他部分亦感之耳硬化症通例發慢性遲鈍不定之疼痛。凡發頭痛之聽器疾患。打敲乳嘴突起呈過敏症爲特性。在慢性耳疾。乳嘴突起常呈壓迫過敏症。在急性症。常呈浮腫樣腫脹。

在鼻疾患。多於前額發限局之鈍性頭痛。此爲急性感冒之特性。常由鼻腔之空氣缺乏或空氣不能流通而發。前額竇之疾患。該部呈壓迫過敏症或打敲過敏症。肩上及鼻根多證明浮腫樣腫脹。在口及齒牙之疾患疼痛放散。有誤爲一種之頭痛者。可用感傳電流而鑑別之。若爲齒牙疾患性疼痛。則罹患齒根由電氣而發疼痛。眼疾患中。通常發頭痛者。爲神經性眼精疲勞症及急性綠內障。神經性者。特在稍貧血之兒童或幼年者。眼精疲勞。爲頭痛之原因甚多。在此時用適當之眼鏡。則同時伴發之症狀亦愈。綠內障發作時之頭痛。勿誤爲偏頭痛或神經病。此際疼痛發作之外。必有視力障礙、眼內壓增進、瞳孔及角膜之變化。細心檢查。不難別之。

在頭痛患者。疼痛部位。於頭蓋大神經幹之出口一致者。爲狹義之神經痛。特三叉神經痛爲多。

三叉神經痛。屢於神經之出口。卽其分枝（上眼窩孔緣下眼窩截痕上顎部及下顎部）上。壓迫之爲過敏性。伴特有之顏面反射。（痙攣性顏面痛）或於發作之極期。呈黏膜特有性刺戟症狀。以之容易診斷。神經痛鑑別診斷上困難之處。爲缺特有症候。或痛位異常。例如齒、口蓋或其他枝別上之神經痛等是也。

後頭神經痛頭痛之診斷上。與三叉神經痛。有類似之關係。

脊髓癆有在頭部屢發限局之鑽痛者。特要注意。勿誤爲三叉神經痛。此際眼球或頸部。常有脊髓癆之他症候。如瞳孔障礙、三叉神經領內知覺障礙。又在脊髓癆壓迫神經幹過敏症僅微或全無之。此亦一特性也。然在神經痛惟用壓迫卽起疼痛發作者也。

（三）全身病之頭痛　全身病頭痛最多。特於物質代謝病及熱性疾患常見之。

凡急性疾患之併發症及前徵所發之頭痛多於晚間增進。且其增進常伴熱度之上昇。多數之急性傳染性疾患。例如腸窒扶斯之初期（卽傷寒初期）常晚上頭痛增加。原因消失。該症亦輕快。

歇私埡里性頭痛在顱頂部有壓點、（歇私埡里性壓點）頭皮過敏（毛髮痛）並其他歇私埡里性全身症。

（四）頭痛及外傷　頭部創傷併發之頭痛甚多。加鈍力於頭蓋。特伴腦震盪症至急性期經過後。長遺頑固劇烈之頭痛。發腦震盪直後在頭蓋一定部位。打敲呈過敏症。且多發眩暈。是爲腦震盪症。同時兼起迷路震盪症故也。

（五）偏頭痛　眞性偏頭痛症。爲週期性發作之頭痛。多來於半側。兼有惡心、眩暈及全身衰憊之感。持續數時間。以睡眠而消失。在重症者。患者見火焰點或著色輪或鋸齒狀線之影像。其後直在同側視野之外側發頭痛。兼現半盲症型之一側視野缺損。此類偏頭痛。稱爲眼性偏頭痛。偏頭痛發作。有與運動性或感覺性言語障礙之一部併發者。

偏頭痛大抵可區爲二種。多數爲遺傳性。既在幼時。就中從春期發動期前。即發不快感。十數年或週期發作。罕由偶然事件消散。例如婦人女子月經時發本症。在男子胃腸疾患及酒精煙草等之輕中毒並精神過勞。爲本症之原因。然偏頭痛患者。從幼時有易發本症之特性。前兆期及症狀之特性。多類似癲癇症。亦有發一時性精神障礙者。除類似癲癇之偏頭痛外。遺傳性眞性偏頭痛。較爲無害之病症。然關於治療之點。非常頑固。除其原因之事項。可見輕快。不發他重症腦症。

在中年及老年所發之眼性偏頭痛。反於眞性。(卽遺傳性偏頭痛)稱之爲交感性偏頭痛。在進行性麻痺狂之初期並腦血管硬化症最多發現者也。腦腫瘍初期之頭痛。亦同樣有眞性偏頭痛樣之特性。

治療法須根據鑑別診斷而處置之。在交感性偏頭痛。呈腦重症解剖的缺損之前驅症。其治療法亦同。

讀景岳新方砭平議

譚天驥介如

張景岳之著新方八陣。陳脩園以爲邪說有害經方。遂取新方而砭之。名曰景岳新方砭。余讀之而有感於言詞之過激。意見之偏歧。不能不爲之平其議焉。夫醫之爲道。貴師古而不泥古。尤貴變通而不新奇。喜新固病。而泥古亦非也。醫爲性命所關。凡著書立言。務得其平。允行之當時。而皆準推之萬書而無弊。又安能執一孔之見。妄逞臆說開聚訟之門。互相詆毀耶。余嘗讀景岳全書。研究其宗旨。具有根柢之學。其論症辨脈。不無確當之處。晚年著質疑錄一卷。尤多名貴之言。固與張隱菴後先輝映。惟其用方。

注重滋補不免以微瑕掩瑜而爲人所詬病然其所著新方。均從金匱腎氣丸仲景炙甘草湯中胎息而出故稍變之以新耳目多宜於陰虛水虧之症未爲厚非責其有偏而非可責其無效也迺脩園逐條駁之。唾罵不留餘地。遂以景岳爲千古醫中之罪人。吁亦過矣脩園所撰十三種。其精意之作在傷寒金匱淺注。而其施治之方。在實在易三字經而已。大抵長於治傷寒而略於治溫病未免不偏重溫補故以一己之見遂以訾人之短抑亦泥矣近來陳氏之書。盛行於南方。景岳之方。多信用於沿江。主溫補者。無不宗陳而詆張。主滋補者。無不宗張而罪陳。要之皆非也甚矣醫家之不可講派也有宗派則有門戶有門戶則有偏執有偏執則足以殺人皆醫之罪也余直斷之曰。勿泥古勿喜新因病用方勿執方治病甯舍短取長勿從己論人

(亦名玄米或稱元米)可防、腳、氣、之說。則東、西、學者。已無異言。而東洋之腳氣。病原奚在。迄今仍無確論。若夫林氏之說。當今病原菌尚未發見之際。更難完全成立矣。

前所云云。至爲繁複。閱者得毋厭其絮絮乎。爰要而言之曰。奧利柴銀爲人類生活上所必需。若久缺而不更補給。必致衰頹而夭。可豫斷也。

自奧利柴銀發見之後。舉凡待決問題之與此有關者。靡不迎刃而解。例如天然牛酪。較之人工滿加林。(簡稱脂肪)幾無相差。然前述奧斯撲能氏。以此二種飼畜時。則其效力彼此全背者何也。(參觀(一一))蓋新鮮牛乳中略含奧利柴銀。(牛酪由牛乳分離之際、牛乳中之奧利柴銀、必有一部混入其中)故動物食之。能發育如恆。而滿加林則不含此質。故其效力甚微也。

又如人乳營養價與牛乳不同之原因。於分析上雖未能確定其異點。若由奧利柴銀之含量及其性質異同等方面研究比較之。不難悉其底蘊也。

他如魚肉與牛肉之營養價。由其所含蛋白質之性質上考之。並無大異。然檢查奧利柴銀時。則牛肉內必含有幾何。而魚肉中殆無此質。

但動物生存上。何爲而必需奧利柴銀。是亦目下醫學界之一疑問也。至今雖有種種學說。論其作用。或謂澱粉入體。能生毒質。有此中和。便可無害。或謂此與鐵質相同。亦係血色素內主成分。然此質之效力。究在於其直接作用歟。抑其間接作用歟。尚待今後學者之解決。而未能豫斷者也。

(十八)食物可人造（所謂人造者言以種種化學原料配成食物非以米造飯之類也幸勿誤會）

以化學上之純粹蛋白、脂肪、炭水化合物、無機成分及奧利柴銀。混和飼畜。可使完全發育。既如前述。茲更以諸種阿米喏酸（蛋白質之組成分）配合適當。以代此中蛋白質。或用卑白新、脫利白新等消化酵素。使蛋白十分消化。至不留蛋白狀態。而後取餵動物。均能使其長保生命。近頃德人出售之營養品。稱曰歐勒白東及哈賁者。皆屬已分解之蛋白。即全係阿米喏酸類。設以此混人工無蛋白乳、澱粉、脂肪及奧利柴銀。以餵白鼠。亦可使之歷久生存。是故營養品中。苟能具備構成蛋白質之諸成分。則蛋白質即失本形。亦無不宜於營養。且消化管吸收蛋白質之際。亦必先使分解而為簡單之成分。然後通過消化管復應動物各體之所需。造成種種蛋白質。故雖植物性之蛋白。一入動物體中。即變為一種特別之動物性蛋白矣。若不先使分解。即以蛋白分子。吸入體中。構成組織。其勢必至動物體之組織。將隨食物種類而變化。尚安能保持特性。長爲一定種類乎。是以先使蛋白分解。成爲簡單化合物。而後食之之際。則不特無礙於營養。併能協助消化也。

夫組成蛋白之阿米喏酸。既足以代蛋白。而無礙營養。則欲由人工造食物。殊屬有望矣。蓋蛋白之種類極夥。非人工所能一一造之。而組成此質之阿米喏酸類。則造之無難。若能製成價廉物美之良品。則將來世患人滿食少時。以此補助。或可稍舒其困。

若食物中之蛋白組成有偏頗時。以阿米喏酸。補其所短。則滋養之價自增。

又醫學上所謂滋養灌腸之法。邇來進步至速。但此法僅以可溶性𤋮白東等。送入大腸。故其營養之效。祇在𤋮白東之易溶。而蛋白仍未分解。不足以全達協助消化之目的。若阿米喏酸。乃已分解之蛋白。灌入腸內。即能吸收。故其效更大。

他如注射養分於靜脈內之法。亦爲方今醫學家所注意之研究。但以𤋮白東等可溶性蛋白質注入之際。必起有害反應。故迄未能見諸實用。然用阿米喏酸注入時。並無何等副作用。故此協助頻死病者營養之方法。日後之成效。必頗有望也。

（七）食糙米之問題

近時學者。對於專食糙米之問題。議論紛紜。莫衷一是。有認爲至良方法。極端獎勵者。

亦有叱爲全無價值。絕然反對者。欲解决之。不可不先進而研究之。白米中所含人生必需之營養分。不若糙米之豐富。其百分中。蛋白質居六七。澱粉及纖維約九〇。無機成分僅〇、四至〇、五。而鐵鉀石灰等必要成分。亦幾無之。故單食白米。則無由供給人身必需之無機成分。寧非至爲危險。若絕無奧利柴銀。更屬可危之尤者也。設吾人日食白米一升。所有蛋白。不過四〇至四五瓦。律之以福特氏之標準食量。則蛋白之量僅及小半。脂肪之量更微至難計。然則白米之不足爲完全食料。可無待言矣。且各食物中之蛋白質。其營養之價。種種不同。不僅有可消化不消化之相異。即於動物體筋肉之組成上。亦有適否之差也。故通常攝取營養品時。必混食多種蛋白質。以冀互補其所短。據奧斯撲能氏之試驗。僅以一種蛋白質飼鼠時。（尋常所食之各物中、含有多種蛋白質）可使完全發育者。爲加舍陰、偉脫林及卵黃中蛋白等。若植物蛋白。則不能使之十分發育。或竟全不適宜。又鈴木氏之試驗結果亦然。卽僅用白米中蛋白質飼鼠時。不特發育極緩。遠遜混食諸物。且不久發育停止。漸至萎斃云。

人類僅食白米。不足維持生活。以是更取種種副食物。使之互相調劑於其間。他若醬油、鹽、醋。亦必日食若干。然是等物質能十分補給營養上所必需之奧利柴銀於身體否。亦頗可研究。據鈴木氏所調查。凡醬油、砂糖、鹽、醋、酒等。咸不含奧利柴銀。惟新鮮野菜、牛乳、牛肉、卵黃等內。皆含有之。豆腐之中。亦含少許。糠中含此之多。尤冠各種食物。其中更含蛋白一五至一七%、脂肪二〇至二二%。他如燐、鐵、錳、鈣、鎂、鉀、鈉等無機成分。亦在一〇%以上。而糙米之中。糠占什一。故僅就其所含養分。能保平均之點考之。已足證其功效遠勝於白米。況又有種種實驗以證明之乎。蓋僅用糙米飼鳩、鴿、鷄、鼠。能使其長保生命者。易以白米。卽不然也。糠內蛋白質。係另一種類。與白米中蛋白質不同。其中除更含澱粉而外。復有糖類及種種螢素化合物存焉。

詳按前月日本陸軍第一師團經理部。曾發表其試食糙米飯之成績。並報告白米、糙米成分之比較。茲錄其表。以供參考。餘略。

	水分	固形分	蛋白質	脂肪	炭水化物	粗纖維	灰分	燐酸
玄米飯	六二•九〇	三七•〇一	四•九四	六•七九	二八•三八	一•三五	〇•五三	〇•二八
白米飯	六二•四九	三七•五〇	四•三三	六•四四	三二•〇二	〇•四五	〇•二三	〇•〇九

（八）食糙米飯之應注意點

專食糙米。固屬大佳。但猶有不可不注意者在。卽當知糙米之中所含鈣、鎂之比例是也。蓋各種種實之中。含鈣之量。必較含鎂爲多。而糠中含鈣僅・○八%。含鎂達一・二八%。糙米之中。二者相差較小。含鈣約・○三%。鎂約・一五%。按諸定理食品中含鎂在一%以上時。鈣若不伴之而增。必致顯非常之有害作用。故僅用糠飼鼠時。四五日後。每易致死。大小麥麩亦然。而大麥麩含鎂較少。故以飼育動物。可使生存稍久。但僅以糠飼鳩雛。經十四五日必死。若加餵適量石灰及食鹽。卽可使長保其生命。是乃藉加石灰。以調劑其鈣、鎂不均之效也。糙米中含鎂較少。不如糠中鈣、鎂之懸殊。雖無有害之作用。而右灰與鎂之比例。相差仍大。未能盡適。是以選擇副食物。尤宜加意。若專以醬油、鹽、酒、脂肪、砂糖、豆腐豆類爲副食物。則不久必中鎂毒。蓋醬油等內。含鎂亦較鈣多也。欲中和之。不可不選野菜類及其他富含石灰者。以充食料。庶使石灰之量。超過於鎂。而免中毒。

初食糙米者。每患消化困難。據日人古川氏躬行試驗之結果。悉其中澱粉、蛋白之消化。較難於白米。因白米之外。附糠什一。此什一之部。不能全被消化。其有用而被吸收者。僅千中十八云。然此實驗歷時頗短。故氏之消化機未能相習。若慣用之後。則必能獲良效也。人之嗜好境遇。各各不同。所取食物。自多相異。在豐裕者食則盃盤羅列。珍饈畢具。旣難强之食糙米。更無慮營養素之不備。而工匠、店夥、農民等寒素之人。究難常得適宜副食物。以致營養不良。陷於虛弱疾病者。日見其衆。補救之方。非易食糙米不爲功。若初食不能相習。可和白米而食之。或用半搗米亦可。要之糙米效力之遠勝白米。果爲近時醫家所公認矣。

附糙米造飯法　以糙米一分。加水二倍。密覆釜蓋。漸加强熱。迨沸後經十五分時。停加柴火。更歷半時則熟。惟炊米之前。須淘去雜物。而蓋緣與釜宜使密接。否則漏汽溢汁。旣難煮熟。更易蒸焦。炊時勿開蓋。煮畢以杓攪米。顚其上下。乃更蓋之。如是纍炊。必較可口。善衞生者。其曷試諸。

河豚毒之利用

費穀祥譯述

河豚含毒。足以致命。國人無不知之。而圖事口腹。不顧身命。輕於嘗試。以致中毒殺生者。亦時有所聞。考其中毒之因。由於河豚體中。含有毒素。此毒素存於卵巢、肝臟、胃腸等內。而尤以卵巢含之爲最夥。血液中亦略有之。故食河豚者。若能去其內臟。洗滌極淨。而後烹調。則可無中毒之虞。

近來研究河豚毒素者頗衆。其目的莫不期此毒素能完全分離。以供治疑難病症之藥品。就中有日人田原博士歷十七年（自日本明治二十六年迄四十二年）之研究。始能製成純粹之毒素。至於近頃。乃見出售。其名曰推屈洛托基新。

分離推屈洛托基新之法。至爲複雜。茲記其大要如下。

取河豚卵巢。浸蒸餾水中。俟有汁液浸出。乃濾過之。煮其濾液。更加醋酸鉛。使燐酸及夾雜物俱行沈澱。待沈定後。和以極稀之阿莫尼亞水。復加醋酸鉛溶液。則毒素成爲一種鉛化物而沈澱。集此沈澱。通以硫化水素。毒素卽分離而溶於水中。濾過後。取其濾液（溶有毒素）加以種種手續。可製成白色無味無臭之粉末。卽純粹之毒素也。

以此毒素治第一神經痛、外傷痛、筋肉及關節僂痲質斯、創傷、火傷、皮膚病、呼吸器病以及胃痙攣等症。均有特效。

右作丸三十粒。一日三回。一回二粒。

12及3之一、〇爲結合藥。加甘草羔末〇、五研和之。再加黏稠液捏合爲丸劑。

(一百二十三)　1　醋酸鉛　〇、六

2　麥角越幾斯　二、〇

右作丸三十粒。一日三回。一回五粒。

研1於乳鉢中。使爲紛末。加2捏合之。以甘草末或桂皮末爲賦形藥。調和至適宜之稠度而截丸。

(一百二十四)　1　鹽酸規尼涅　三、〇

2　還元鐵　〇、三

3　甘草末及越幾斯　適宜

右作丸三十粒。以甘草末爲衣。每食後二粒。

本劑欲作三十粒。失之過大。當爲六十粒。先取12。加甘草越幾斯一、五捏合之。至丸劑之稠度。加甘草末。

(一百二十五)　1　硫酸規尼涅　三、〇

2 大黃末 〇、六

右作丸三十粒。一日二回。一回二粒。

做前法捏合之。作丸六十粒。

(一百二十六) 1 鹽酸規尼涅 二、〇

2 大黃末 〇、六

右作丸三十粒。

做前法而製之。

(一百二十七) 1 大黃末 二、〇

2 蘆薈末 〇、五

3 藥用石鹼末 〇、五

右作丸三十粒。一日三回。每回五粒。

研和123。加稀酒精捏合之。至丸劑之稠度而截丸。

(一百二十八) 1 麥角越幾斯 二、〇

2 藥用石鹼 一、〇

右作丸四十五粒。用法口授。

秤取1與2研和之。至丸劑之稠度。而後加甘草末。

（一百二十九）

1　昇汞　○、○三

2　健質亞那越幾斯　適宜

3　健質亞那末　適宜

右作丸三十粒。

研和1及2之一、五。加3之一、○捏合之。若爲軟稠。則加適量之3。脆質則加黏稠液。使爲適當之稠度。置於木製截丸器中截之。

（一百三十）

1　實芰答利斯葉末　二、○

2　非沃斯越幾斯　一、○

3　龍膽越幾斯　適宜

右混和。作丸五十粒。用法口授。

捏合1 2。至適宜之稠度。加3而截丸。

（一百三十一）

1　骨湃波拔爾撒謨　三、○

2 蓽澄茄末 適宜

右混和。作丸六十粒。一日三回。一回二粒。

秤取1於巴刺賓紙上。入於乳鉢中。加黃蠟一、五。熱於重湯煎上。使黃蠟熔融。若以依的兒溶解黃蠟。依的兒揮散之後。加2至丸劑稠度而截丸。

(一百三十二)

1 綿馬越幾斯 五、〇

2 黃蠟 適宜

3 甘草末 適宜

右作丸。空腹時頓服。

採1入於乳鉢中。加2之二、五。倣(一百三十一)使溶解之。冷後加3捏合之。調製九十乃至百二十粒。

拔爾撒謨、依的兒製越幾斯之結合藥。代以黃蠟。則可使用主藥與同量之炭酸麻偃涅曳謨。

(一百三十三)

1 結列阿曹篤 三、〇

2 亞砒酸 〇、〇一

右作丸三十粒。一日三回。一回五粒。

秤取1於時計玻璃上。移於乳鉢中。附着於時計玻璃之部分。精密拭取之。以少許之甘草末。使混和溼潤之。移於乳鉢中。加單舍利別二、〇及2。研磨成乳劑狀。更加甘草末。至適當之稠度。作丸九十粒。若失於脆弱。難得稠度時。加卵白或開拉菁液。約五六滴。

結列阿曹篤丸之製法。雖有種種。以甘草末、甘草羔末所製者爲最佳。前記之卵白加味。亦卓絕方法之一也。

無論何方以三、〇作三十粒。此絕對不能之事也。通常以一、〇作三十粒乃至四十粒。

（一百三十四）

2	結列阿曹篤	五、〇
1	薄荷腦	〇、二

右作丸四十粒。一日三回服用三日分。

研磨1於乳鉢中。加2及甘草末、甘草羔末之等量。後加少許之單舍利別。至適宜之稠度。或做前法調製亦可。丸數以一瓦作三十粒之比例而製之。

（一百三十五）
2 結列阿曹篤　〇、〇二五
3 薄荷腦　〇、〇〇五
1 黃蠟
4 甘草末
5 甘草羔末　各適宜
右作一粒。與以五十粒。每食後二粒。
採1與2之半量。入於乳鉢中。倣（一百三十一）例。使溶解之。加2 3研和之。次加4 5。捏合至丸劑之稠度。

（一百三十六）
1 過滿茄酸加僧謨　一、〇
右作丸三十粒。
秤取過滿茄酸加僧謨。加白陶土三、〇於其中。研和之。滴加蒸餾水。至適當之稠度。置於木製或玻璃製截丸器中截之。以白陶土爲賦形藥而製之丸劑。屢延展而製成丸柱。若截丸時。傾於硬固脆質。以水溼潤。使爲適宜之稠度。然其附加之水分過多。忽然軟稠。延展截丸之際。共覺困難。故本劑最須練習技術。

(一百三十七)　1　硝酸銀　〇、一

　　　　　　　2　白陶土　適宜

右作丸三十粒。一日三回。一回二粒。

倣(一百三十六)法調製之。

(一百三十八)　1　昇汞　〇、一二五

　　　　　　　2　白陶土　五、〇

右混和。作丸五十粒。

倣(一百三十六)法。但本劑須附加護謨。

(一百三十九)　1　珊篤甯　〇、二

　　　　　　　2　甘汞　〇、四

右以甘草越幾斯。作丸頓服。

研和1 2。加甘草越幾斯〇、四。若爲軟稠。則加甘草末捏合之。置於木製截丸器中截之。

（二百四十）　1　水銀軟膏　二、〇
2　亞爾答亞根末　適宜
右混和。作丸四十粒。

（二百四十一）　1　吐酒石　〇、三
2　吐根末　〇、四
採1入於乳鉢中。研和之。加2。至丸劑之稠度。置於木製截丸器中截之。
右混和爲八粒。以澱粉爲衣。一日朝夕二回。每回二粒。

（二百四十二）　1　安息香酸　一、〇
2　甘草末
3　甘草羔末　各二、〇
1及2中。加甘草羔末〇、二研和之。次滴加倔利攝林水。
右作丸三十粒。以石松子爲衣。每時一粒。
研和123。加黏稠液捏合之。但本劑宜作六十粒。

（二百四十三）　1　亞砒酸　〇、一

2 甘草羔末

3 甘草末 各二、五

4 蜂蜜 五、〇

右作丸百粒。以乳糖爲衣。一日十粒分服。

研和1 2 3。至適宜之稠度。加4捏合之。

（一百四十四）

1 硫酸鐵

2 炭酸加僧謨 各三、〇

3 達拉加侃答 適宜

右作丸三十粒。

研磨1 2。易惹起左之反應。析出結晶水而成泥塊。

$$2FeSO_4.7H_2O+2K_2CO_3=Fe_2(OH)_2CO_3+2K_2SO_4+CO_2+6H_2O$$

然放置半時間。反應終止。且水分殆蒸散而成硬塊。加3之〇、六捏合之。丸劑結合藥（達拉加侃答）之量過多。則丸劑有彈力性。截丸之際。不僅非常困難。且乾燥後。成硬固之塊。不易溶解及消化。故不可用多量。

（一百四十五）

1 硫酸鐵
2 炭酸加僧謨　各五、〇

右作丸四十五粒。

倣前法。加結合藥達拉加侃答一、〇捏合之。若不得適宜之稠度。滴加二三滴之倔利攝林。

（一百四十六）

1 燐　〇、一
2 呵囉仿謨　五、〇
3 甘草末
4 甘草羔末　各五、〇
5 餾水　適宜

右作丸百粒。以篤僧拔爾撒謨爲衣。

秤取1。入於水中。另盛2於試驗管中。加1使溶解之。注加於豫入3 4之乳鉢中。輕研磨之。2殆揮散。混和物呈溼潤之狀。至生白露。加5輕捏合而截丸。另以篤僧拔爾撒謨二、〇。溶解於依的兒一〇、〇中。投丸於其溶液中。輕輾轉而乾燥於瓷皿上。

膠囊劑(Capsülae Gelatinosae)

膠囊者。以白膠亞拉毘亞護謨、白糖及偃利攝林等。製成之楕圓形或卵圓形有蓋之空殼。將有臭味之藥物容入其中。使患者易於服用之謂也。

(一百四十七)

1 那布答林 〇、二五
3 結列阿曹篤 三滴
2 乳糖 〇、二五

右混和爲膠囊一個。與以十個。

採12。入於乳鉢中。滴加3而研和於巴刺賓紙上。收容於膠囊中。

(一百四十八)

2 知母兒 四、〇
1 那布答林 二、〇

右入於膠囊中。一日三回。二日服用。

採12。入於乳鉢中。研和於巴刺賓紙上。收容於膠囊中。

(一百四十九)

結列阿曹篤 二、〇

右作膠囊六個。一日三回。一回二個。

自液量器或滴瓶。滴入膠囊中。

錠劑 Trochiscus

錠劑者。以粉末狀之藥物。加強壓力使成扁平或凸面圓板形之藥物。而其主藥中。僅加少許之賦形藥締壓之。成單將主藥締壓之。例如取鹽酸莫兒比涅〇、〇一鹽酸古加乙涅〇、〇一、安知必林〇、五、撒里矢爾酸那篤僧謨〇、五。作爲一錠。以供服用。又溶解之。供內服用注射用等。故其用途甚多。依日本藥局方之規定。其錠劑製法如左。

錠劑除特別記載之外。大概混和能乾燥藥物之細末及乳糖或白糖之細末。以稀酒精溼潤之。使爲適宜之錠劑。每一錠劑。約一瓦。其錠劑結合難時。則加少量之亞拉毘亞護謨。

（一百五十）
1 鹽酸莫兒比涅　〇、〇一
2 白糖　一五、〇
右作錠十五個。

秤取1 2。入於乳鉢中研和之。滴加稀酒精。使溼潤之。分於藥紙包上。盛入錠劑器締壓之。

（一百五十一）

1 鹽酸莫兒比涅　〇、〇二
2 吐根末　〇、一、
3 白糖　一〇、〇

右作錠十個。每二時一個。

倣前法調製之。

（一百五十二）

1 印度大麻越幾斯　〇、〇二
2 白糖　一〇、〇

右作錠十個。用法口授。

倣（一百五十）例調製之。

（一百五十三）

1 甘汞　〇、三
2 白糖　〇、五

右錠劑分五個。

倣（一百五十）例調製之。

（一百五十四）

1　沃度仿謨　〇、五
2　白糖　一〇、〇
3　薄荷油　五滴
4　酒精　適宜

右錠分十個。一日三回。每回一個。

倣（一百五十）例調製之。

（一百五十五）

1　貌羅謨加僧謨　三、〇
2　莨菪越幾斯　〇、一
3　白糖　一五、〇

右作錠十五個。

粉碎1。加2研和之。更加3研和之。加少許之稀酒精。使溼潤之。分於藥紙包上。盛入錠劑器締壓之。

（一百五十六）

1　貌羅謨加僧謨　一、五
2　印度大痲越幾斯　〇、一五

3　白糖　五、〇

右錠劑分十個。用法口授。

倣前法調製之。

（一百五十七）　1　珊篤甯　〇、一

2　白糖　適宜

右作一錠。與以六錠。

秤取1。加2之六、〇。倣（一百五十）例調製之。

點眼劑 Aqüd Ophthalmicarm

點眼劑者。以收斂性或腐蝕性之藥物。單以蒸餾水溶解之。以供應用。以凡士林爲基礎藥者甚鮮。

點眼劑之製法。與合劑及浸煎劑同。凡用於點眼劑之藥物。雖限於易溶於水。然難溶性之藥物。亦有時用之。必先研磨其藥物於乳鉢中。滴加較記載量少之蒸餾水。使溶解後。濾過而製之。但此際不可加溫。蓋冷却之後。恐有再生結晶之虞耳。

（一百五十八）　1　硫酸亞鉛　〇、〇五

2　蒸餾水　三〇、〇

右爲點眼料。

盛1於液量器中。加2溶解而濾過之。移於點眼瓶中。

如上所述。點眼水必濾過之。以供應用。蓋微小之塵埃。刺戟眼瞼之黏膜。恐有損傷之虞耳。

（一百五十九）

1　明礬　〇、一

2　蒸餾水　六〇、〇

右爲點眼料。

倣前法調製之。

（一百六十）

1　醋酸鉛　〇、一

2　蒸餾水　三〇、〇

右爲點眼料。

倣前法調製之。

（一百六十一）

〇、五%鹽酸古加乙涅水　二〇、〇

右爲點眼料。

取鹽酸古加乙涅〇、一蒸餾水二〇、〇。倣前法調製之。

（一百六十二）　一%蛋白化銀水　一〇、〇

右爲點眼料。

取蛋白化銀〇、一蒸餾水一〇、〇。倣前法調製之。

（一百六十三）　1　鹽酸必魯加兒必涅　〇、〇五

2　蒸餾水　一〇、〇

右爲點眼料。

倣前法調製之。

（一百六十四）　1　白降汞

2　亞鉛華凡士林　各五、〇

右混和爲眼瞼塗料。

先製2。取凡士林與酸化亞鉛。作十%。加1研和之。投入着色玻璃容器中。

（一百六十五）　1　阿片　一、〇

2　水銀軟膏　五、〇

右混和爲眼瞼塗擦料。

採1 2。研和於膏藥盤上。納入容器中。

注射劑（皮下注射劑）Injectiones Sŭbcŭtane

注射劑者。注射於人體局處之藥液、然非患者自用。故其調製。常出自醫師之請求。注射劑調製之際。濾過及滅菌之兩技術。此萬不可忽也。自塵埃之混入。閉塞注射器。失應急之機者不尠。又黴菌之存在。而來不測之危險者亦復不尠。故濾過器、濾紙、壜等。必置於滅菌竈或乾燥器中。熱之於百度以上而後可。或暫時浸漬於石炭酸水、昇汞水等之消毒液中亦可。蒸餾水必沸騰滅菌。以供應用。賦形藥如倔利攝林等。必擇其最純粹者而用之。

（一百六十六）　1　精製樟腦　二、〇

2　阿列布油　二〇、〇

右爲注射料。

納1於乳鉢中。加2研和溶解之。濾入乾燥滅菌之壜中。

（一百六十七）

1 樟腦 四、〇
2 阿列布油 五、〇

右爲皮下注射料。

做前法調製之。

（一百六十八）

1 麥角越幾斯 二、〇
3 稀酒精 六、〇
2 偓利攝林 一〇、〇

右爲注射料。

納1於乳鉢中。注加2研和之。秤取3。再加其中。以偓利攝林所溼之濾紙濾過之。

（一百六十九）

1 精製樟腦 四、〇
2 依的兒 一五、〇

右爲注射料。

納1於瓶中。秤取2。注入其中。使溶解之。但本劑不可濾過。

（一百七十）

1 昇汞 〇、一

2　倔利攝林　二、五
3　蒸餾水　二、五
右爲注射料。

倣(一百六十八)例調製之。但處方之量少。若濾過之。則不能得其全量。故調製時。必取其倍量乃至三倍量濾過之。與以處方箋中之全量而後可。

注入劑 Injection

注入劑者。注入尿道之謂也。與皮下注射劑不可混合。其製法依一般合劑而調製之。

(一百七十一)
1　骨湃波拔爾撒謨　五、〇
2　卵黃　一個
右以蒸餾水作乳劑三〇〇、〇。尿道注入用。

倣(六十九)例乳劑之法調製之。

洗滌料 Abluentia

洗滌料者。以洗滌病的不潔之物質爲主。或洗滌皮膚之局處及黏膜。其製法依一般合劑而調製之。

（一百七十二）
1 石炭酸 五、〇
2 倔利攝林 一、〇
3 水 一〇〇、〇
右爲洗滌料。
秤取1 2。注入大液量器中。次以3注入液量器中溶解之。移於外用壜中。

（一百七十三）
一%硫基石炭酸亞鉛水 二〇〇、〇
右爲洗滌料。
依一般合劑調製法。採硫基石炭酸亞鉛二、〇。入於外用壜中。加蒸餾水二〇〇、〇溶解之。

罨法劑 Epithema
罨法劑者。以藥液浸潤之布片。密接於皮膚局處之謂也。與以溫者謂之溫罨法劑。常溫或附加冰者謂之冷罨法劑。通常供罨法之藥物。用防腐性或收歛性芳香性之溶液者多。又有痲醉性植物之浸煎劑等亦用之。

（一百七十四）1 鉛糖 二、〇

2　蒸餾水　二〇〇、〇

右爲罨法料。

入1於外用壜。加2使溶解之。醋酸鉛常雜有鹽基性炭酸鉛。溶解於水。則生溷濁。其溷濁著者。調製後。加數滴之稀醋酸。若全然溶解而澄明。是醋酸過剩之徵也。故僅能滴加少量之稀醋酸。至稍存溷濁之度而止。

（一百七十五）

1　醋酸礬土　一、五

2　常水　一〇〇、〇

右爲罨法料。

入1於外用壜。加2使溶解之。

（一百七十六）

1　撒里矢爾酸　一、〇

2　水　一〇〇、〇

右爲罨法料。

納1於熱湯斗中。加同量之硼砂或半量之硼酸。次加熱湯而溶解之。更加水爲全量。本劑若無硼砂或硼酸之附加。則冷後有析出撒里矢爾酸之虞。

（一百七十七）　二％硼酸水　三〇〇、〇

右爲罨法料。

秤取硼酸六、〇。注入熱湯斗中。加熱湯而溶解之。次加水爲全量。

（一百七十八）　二％石炭酸水　三〇〇、〇

右爲冷罨法料。

秤取石炭酸六、〇。注入熱湯溶解之。後加水爲全量。

吸入料 Inhalationes

吸入劑者。以蒸氣吸入器之動作。將痲醉性或收歛性之藥液。使爲蒸氣。吸入口內。直達於氣道之謂也。其調劑法依一般合劑而製之。

（一百七十九）　二％重炭酸曹達水　三〇〇、〇

右爲吸入料。

秤取重炭酸曹達六、〇。投入合劑壜。加水三〇〇、〇溶解之。

（一百八十）　三％單甯酸水　三〇〇、〇

右爲吸入料。

採單甯酸九、〇。投入熱湯斗中。注加熱湯。使溶解之。後加水爲全量。

（二百八十一）　1　食鹽　三、〇
2　阿片丁幾　二、〇
3　蒸餾水　三〇〇、〇
右爲吸入料。

依1 2 3之順序。投入合劑壜中混和之。

（二百八十二）　1　阿片丁幾　二、〇
2　蒸餾水　三〇〇、〇
右爲吸入料。

做前法調製之。

（二百八十三）　1　貌羅謨加僧謨
2　重炭酸曹達　各二、〇
3　水　三〇〇、〇
右爲吸入料。

則其管底現黃色之沈澱。皮膚瘙癢。發熱。衰弱。頭痛。倦怠。神經抑鬱。其豫後概良。

腹水 博醫會作腹疢舊譯作水臟又名水臟腹脹古名脹滿

腹水者。漿液蓄積於腹腔內。腹部膨滿。緊張、苦悶、光澤。靜脈怒張。橫隔膜被壓上。呼吸促迫，漿液瀦溜部波動。打診時呈濁音。若患者仰臥。則其腹之兩側呈濁音。其臍部呈鼓音。側臥則其下側呈濁音。其上側呈鼓音。其豫後或良或不良。

急性腹膜炎 博醫會作腹統膜急佈炎又名腹膜急佈炎

急性腹膜炎者。其主徵爲腹部疼痛、發熱、嘔吐、便秘、鼓脹等。其疼痛次第劇烈。蔓延全腹。因體動而益增劇。壓之痛尤甚。腹甚膨滿而呈鼓音。有大量之滲出物則發濁音。呼吸促迫。口唇青藍。四肢厥冷。脈搏細小。體流冷汗。顏面憔悴。眼球陷沒。并呈種種虛脫症狀。

慢性腹膜炎 博醫會作腹膜疢炎

腹痛。鼓腸。嘔吐。腸部有許多之硬結物。肝臟腫大。聽診上有腹膜炎性摩擦音。腹部硬固。而滲出液則甚少。本症多爲結核性。故宜診斷他臟器之有無結核。

心臟瓣膜病 一名心障膜病又名心臟瓣膜障害又名瓣膜異常又有瓣膜合閉不全及狹窄等名又包括於傷寒論中心動悸脈結代等症候中

心臟瓣膜病者。因瓣膜不全閉鎖及瓣膜孔狹窄。而爲血行之障害。患浮腫、鬱血症狀。發氣管枝加答兒。心悸亢進。呼吸促迫。皮膚蒼白。水腫。尿量減少。脈疾徐不正。其豫後概不良。

單純性腦膜炎

單純性腦膜炎（急驚）者。初覺違和。食氣不良。發微熱。或猝然頭痛劇甚。惡寒發熱。興奮不眠。感覺過敏。耳鳴。眼花閃發。後呈麻痺症狀。無欲。嗜眠。昏睡。瞳孔散大。左右不同。牙關緊急。痙攣。搐搦。脈搏疾徐不正。此症經過祇一二日。至多不過十日。其豫後多不良。然非必死。

結核性腦膜炎（博醫會作顱腦衣瘰炎又名腦衣生外體發炎症一名腦底腦膜炎古名驚風又以爲眞頭痛等）

結核性腦膜炎（慢驚）者。先頭痛、嘔吐、便秘、不眠、全身倦怠等。次頭痛增劇。發熱。嗜眠。譫語或叫號。斜視。瞳孔散大。左右不同。牙關緊急。項部反張。痙攣。搐搦。四肢強直。肚腹陷沒。脈搏緩徐。後漸頻數。兼覺細小。陷於昏睡而死。此症經過約二三週。其豫後必不良。

脊髓炎（博醫會作脊腦炎舊譯作脊髓發炎又名腦根體發炎古醫書謂之背脊痛）

脊髓炎者。有急性慢性之異。急性者。起劇甚之腰痛。發熱。背筋強直。下肢癱瘓。步行困難。下肢之知覺異常或消失。慢性者。起截癱性運動麻痺及知覺麻痺、膀胱及直腸麻痺。其豫後不良。

脊髓癆 博醫會作不和動症又名脊後柱硬症舊譯作脊根後柱結硬一作脊髓後索灰白變性巢氏病源謂之腲腿風

脊髓癆者。初起時大腿發掣電狀之神經痛。又有蟻行狀感覺、帶狀感覺、腱反射消失、瞳孔強直、視力障害等。其後下肢軟弱。步行踉蹌。使其閉目而直立。則身體搖動。筋肉之癱瘓日益加重。膀胱及直腸均麻痺。其豫後不良。

腦出血 古名卒中又名中風又名眞中風

腦出血(中風)者。其前驅症爲頭痛、眩暈、耳鳴、眼花閃發、身倦、嗜眠、語言障害、四肢之知覺鈍麻等。其後則猝然倒地。不省人事。顏面潮紅。脈搏強實而緩徐。瞳孔左右不同。失光線之反應。呼吸往往不整而帶鼾聲。口角下垂。不能語言。小便不禁。心肺均麻痺。虛脫而死。或漸漸醒覺。半身不遂。其豫後不良。

腦充血 舊譯作腦脈積血古醫書所謂頭痛

腦充血者。有實性虛性之別。實性充血。發頭部灼熱、眼結膜潮紅、眩暈、頭痛、耳鳴、眼花、心悸亢進等。爲興奮性而不眠。往往起痙攣、譫語。虛性充血。發頭部壓重、耳鳴、眼花、倦怠、嗜眠等。嫌忌精神的操作。皮膚呈青色。其豫後多良。然或因急性發作而死。

癲癇（舊譯作羊癇風又作羊癲風一名風癲又名羊弔俗名羊羔風古名陽癇又名急驚風千金方巢氏病源皆以爲成人謂之癲小兒謂之癇）

癲癇者往往呈一種前兆。或猝然人事不省昏倒。次發全身強直性痙攣。口唇緊閉。瞳孔散大。漸爲搐搦性痙攣。自口內噴出泡沫。拇指內屈。此發作大抵一分時至十分時而寬解。熟睡後始醒覺。雖發作時無死者。然不易全治。故豫後不良。

神經衰弱症

神經衰弱症者。有腦髓性脊髓性之異。亦有併發此兩性者。腦髓性神經衰弱症。訴頭重或頭痛。健忘不眠。思考力減退。易喜易怒。感情忽然劇變。尤多恐懼。大便常秘結。食思缺損。脊髓性神經衰弱症。晨起既覺身體倦怠。步行之際。易覺下肢疲勞。又下肢屢有異常感覺。訴薦骨部疼痛。壓脊椎骨則發疼痛。其豫後於生命上概良。然難全治。

歇私的里（博醫會作癔又名婦人腦筋不安症一作比斯的里儒門醫學譯作煩惋善怒左傳謂之心疾素問謂之心氣痿金匱謂之心氣不足唐宋之醫籍稱爲心恙證治要訣古今醫統等謂之心風金匱又謂之藏躁）

歇私的里者。由些些小之誘因。而呈喜、怒、哀、樂之狀。過慮小事。嫌厭勞神。訴種種神經痛。

有時涕泣。忽又嗤笑。其特徵為知覺鈍麻。麻痺之部位。屢屢轉換。又屢起痙攣。又有惡心、嘔吐、呑酸、嘈囃等諸症。其豫後於生命上概良。然甚難全治。

坐骨神經痛 舊譯作坐骨痛古書稱爲腰痛尻痛或股痛等因其局部而異其名

坐骨神經痛者。疼痛發於腰部及薦骨部。沿大腿及下腿之後面而至足蹠。夜間疼痛增劇。其壓痛點在坐骨孔、大轉子、腓骨小頭腓骨溝之部及膝膕。脚部知覺過敏。或倦怠。其豫後概良。然易再發。

肋間神經痛 舊譯作肋緣腦筋痛又名脇中刺疼古謂之脇筋痛或謂之懸癖

肋間神經痛者。疼痛發於第五肋至第八肋間。其壓痛點。為胸骨之前點、棘狀突起之側方之後點及其中間（中腋窩腺）之側點。發帶狀匐行疹、深呼吸、咳嗽等皆使其疼痛增劇。

顏面神經痛 古謂之口眼喎斜

顏面神經痛者。為發於顏面之劇痛。其傳播三叉神經也。為放線狀而如電。犯第一枝。則於前頭、眼球、上眼瞼發疼痛。犯第二枝。則於下眼瞼、上脣、鼻翼、上顎齒列發疼痛。犯第三枝。則於下脣、下顎齒列、舌尖發疼痛。其豫後不一定。

萎黃病

一作處女病舊譯作室女經閉又名女子初經血薄症又名綠病古名黃胖脾勞癉黃黃腫又名食勞疳黃食勞黃疸

萎黃病者。多起於處女。皮膚蒼白。黏膜蒼白。下肢倦重。心悸亢進。呼吸困難。頭痛。眩暈。肌膚及黏膜失色。頸靜脈下部。有騷雜音。月經不調。胃部壓重。食慾減退。或發異嗜症、胃痙、偏頭痛等。其豫後概良。但恐陷於惡性貧血。

腺病

舊譯作瘰癧惡核又名頸胸吸核腫脹內經謂之鼠瘻千金方謂之氣腫後世謂之瘰癧

腺病者。有鈍性敏性之異。鈍性者。鼻口脣肥厚。全體肥胖而遲鈍。敏性者。身體軟弱細纖。皮膚呈蒼白色。皮下靜脈。可得透視。且爲刺戟性。以上兩性。諸部淋巴腺腫起。再多在顎下及頸部。其質硬固而無疼痛。間有軟化或化膿而破潰。其豫後或良或不良。

佝僂病

博醫會作嬰骨軟症一名英吉利病舊譯作小兒骨軟症一名遲行又名骨軟曲又名骨軟化古時亦稱爲佝僂病又包括於龜胸龜背等症中

佝僂病者。初屢呈腸胃加答兒之症狀。夜間頭部發汗甚多。有帶白赤色之尿渣。肌色蒼白。患頑固性咳嗽等。脊柱轉位彎屈。顋門寬大。額形四角。胸骨隆起。全身薄弱。步行起立困難。下肢關節腫大。壓痛。管狀骨彎曲。又或聲門痙攣。腹部膨滿。淋巴腺腫起。

糖尿病

博醫會作痟一作蜜尿病舊譯作尿變甜一名消腎又名消渴尿多又名消渴小便甜郎中消病消渴之名始於金匱或作多溺病

糖尿病者。尿中含糖分。尿量增加。其色淺黃。口渴常甚。不得安眠。又倦怠、頭痛、饑餓、皮膚枯燥、瘙癢。發瀰腫、白內障、網膜炎、神經痛等。膝蓋腱反射往往消失。唾液時爲酸性。生齲齒。昏睡。便秘。男子則陰萎。婦人則流產。其豫後概不良。

痛風（一作尿酸性關節炎古謂之痺痛風之名始見於名醫別錄又有風溼中溼溼痺風溼痛傷冷毒等名）

痛風者。關節之劇痛。專侵手指及足趾之關節。夜間發作尤甚。拇指及趾指呈赤色有如丹毒之潮紅腫起。惡寒發熱。心悸亢進。起腸胃之障礙。尿量減少。如此發作五日至十日而休止。往往再發。又有發肩痛風、手痛風、膝痛風、坐骨痛風者。其豫後概良。

急性關節僂麻質斯（博醫會作痺熱症舊作新風溼外臺秘要謂之白虎歷節風又名白虎風痛）

急性關節僂麻質斯者。其前驅症狀。爲四肢疼痛、全身倦怠等。繼則突然戰慄或惡寒。身體發熱。四肢關節腫脹。疼痛發赤。其疼痛腫脹。能遊走於諸關節間。關節附近之知覺過敏。脈搏頻數。發汗。尿濃厚。其豫後概良。

慢性關節僂麻質斯（博醫會作疚痺舊作久風溼）

慢性關節僂麻質斯者。多續發於急性關節僂麻質斯之後。體無熱候。關節疼痛而腫脹。有時微發赤。患部之運動障礙。觸知關節軋鳴。其豫後於生命上概良。然頑固難治。

急性腎臟炎（博醫會作腎急炎舊作尿道血精新症又名內腎新患尿帶蛋青類古醫書所謂腎消之一種）

急性腎臟炎者。屢次戰慄。其後則體溫昇騰。發惡心、嘔氣、嘔吐。覺倦怠。尿量減少。或爲赤褐色。浮腫自顏面波及於體部。腎部疼痛。尿中含蛋白、血球、上皮圓柱等。

急性膀胱加答兒

急性膀胱加答兒者。往往以惡寒戰慄而起。體溫昇騰。而膀胱部發壓重。疼痛波及於尿道、陰囊等。尿意頻數。而惟淋瀝。排尿時發劇痛。尿混濁。含黏液。用顯微鏡視之。見膿狀磚狀上皮、赤血球。呈酸性或亞爾加里性反應。其豫後概良。

慢性膀胱加答兒

慢性膀胱加答兒者。由急性症轉成。諸症狀較急性症輕微。尿之變化。不如急性症。而呈亞爾加里性反應尤甚。膀胱每甚擴張。其豫後不良。

睾丸炎（一名囊癰）

睾丸炎者。先於鼠蹊部及背部發疼痛。體溫昇騰。睾丸腫起。或大如鷄卵。或比鷄卵更大。感覺過敏。陰囊壓重。若因淋毒而起者。其腫起疼痛皆甚。因梅毒而起者。則不甚腫起疼痛。其護謨腫性者。因經久梅毒而起。終至破潰。然若起於梅毒性發疹後則不然。

副睾丸炎

旨、英漢病名表等十餘種。至是信者日多。就學漸衆。於西曆一千八百七十九年。又擴張女子醫事敎育。加招女生。計學人從遊者。先後數百人。得卒業證書者。一百五十餘人。其博濟醫局前後四十五年。在局留醫者。計三萬九千四百四十餘人。醫期到診者。計七百四十萬三千四百四十餘人。經其割治者。計四萬八千九百一十八人。取砂淋者。一千二百八十四人。尹端模氏譯醫理略述、病理撮要、兒科撮要等書。亦在是時。此西洋醫學輸入中國之大略也。考嘉約翰氏爲美利堅之俄亥俄省人。習醫術於片司非湼省非拉德非亞城之遮非森醫科大學。既畢業。以一千八百五十四年到廣州。先是因美京支那傳道會聚議。提出中國醫學不明解剖。不講生理。不識物理化學。其治療法。亦純恃藥物。並無割治之術。恆置可治之疾於死或殘廢之中。致中國人口每年死亡之數。浮於全歐。吾人宜往拯救云云。嗚呼。吾國醫者因不明解剖、生理、物理、化學等科學。以致貽笑異邦。實爲國人最痛心者也。同時有名黃寬者。字綽卿。廣東香山人。曾隨美人布朗至美。留學四年。卒業於文科大學。復留學於英國蘇格蘭之壹丁不爾厄醫科大學。畢業考列名次第五。授醫科大學博士頭銜。復留英國二年。咸豐六年歸國。居廣州。歷任惠愛醫館醫員及香港國家醫院院長。生平尤精解剖學。西洋醫家莫不心折。謂横覽亞西亞洲。一時無兩。嘉約翰氏設博濟醫局。亦多賴其資助。同治初年。李文忠公曾延至幕府。不半年。遂辭去。丁雨生中丞雅重之。勸其出仕。終不就。丁爲之嘆息。比之陶靖節不爲五斗米折腰云。惜無著述流傳。殊爲憾事。此中國人留學歐洲習醫術之鼻祖也。新陽趙靜涵譯述儒門醫學、內科理法、西藥大成等書。於是西洋醫學之輸入有一日千里之勢焉。

第五節　日本醫學之輸入

吾國自西洋醫學輸入後。一般學者漸知趨重於新理新法。惜譯本甚少。僅合信氏傅蘭雅趙靜涵等所譯之二十餘種也。外國之新醫籍每年所出不下數百種。豈僅此區區二十餘種之陳腐舊籍所能畢事歟。無錫丁福保先生有鑒於此。因念日本與我同種。彼國古時之醫學。亦與我同。特以革新較早。進步較速。已有登峰造極之勢。吾國改良醫學。若假道於日本。似較歐美爲便利也。因遂譯日本醫籍數十種。顏曰丁氏醫學叢書。此日本醫學輸入中國之始也。丁先生福保字仲祜。生平有至性。篤行少自刻勵。深入漢宋諸儒堂奧。尤精於算學醫學。爲華若汀先生趙靜涵先生入室弟子。曾任京師譯學館算學兼生理學教習有年。其譯述之醫籍。內務部曾給予奨憑。南洋勸業會德國萬國衞生會羅馬衞生賽會均給予最優等獎憑爲醫學界從來未有之盛舉按丁氏譯述日本醫籍輸入日本之醫學猶昔日本新涼宮庭等譯述和蘭之泰西疫論解剖則窮理外科則婦人科書人身分離則外藥則療治瑣言等廣瀨元恭等譯述和蘭之勇斯兒生理書布歛吉解剖書昆良寶病理書護爾篤兒內科理斯篤兒苦內科書公私貌律屈內科袖珍蒲爾華攝萬病治準扶歇蘭度經驗遺訓等以輸入和蘭醫學於日本也考日本醫學史每推尊新涼宮庭廣瀨元恭諸人爲改良醫學之鉅子不沒其開創之功也然當時新涼宮庭等譯述之醫籍遠不及丁氏所譯者之衆且無如是之美備吾知後世之尚論者其尊崇當何如耶善夫吳葆眞氏之言曰同鄉中有某君者忌仲祜甚排擊丁氏醫書最力余考日本醫學史西洋醫學輸入時其所繙譯各書不如丁氏書遠甚作史者每竭力表彰之豈日人謹厚之風過於吾國之後進歟抑公理所在不屑以一人之私見爲毛舉瑣碎之索瘢歟丁氏已前之西醫書已有二十餘種若一一與丁氏書互相比較則無一可與丁氏書相頡頏者丁氏書誠空前之鉅著矣吾知後世之作醫史者推論醫學界改良之鉅子舍仲祜其誰屬哉吳氏之言如此可以爲吾說之佐證矣然古亦有言夏后氏之璜不能無瑕明月之珠不能無纇丁

氏聚半生之力爲書數十百種勢不能無瑕與纇之錯出於其間然瑕也纇也而要皆無損於全體之美後之讀者其以余爲知言乎吾人平心論之其他姑不具論卽以肺癆病急性傳染病而論吾國每歲之死於是者不可以僂指計雖先哲略述一二治療之法其對於肺癆病急性傳染病眞正之原因與病變之原理以及調攝防免之方法從未有詳細論及之者丁氏於肺癆病則有虛癆病講義肺癆病救護法肺癆病豫防法肺癆病一夕談肺癆病天然療法癆蟲戰爭記其於急性傳染病則有急性傳染病講義病原細菌學急性傳染病之大研究傳染病之警告免疫學一夕談等書詳述肺癆病急性傳染病眞正之原因與病變之原理以及調攝防免之方法以補數千年來前人所未逮使齊民知所豫防不亦大有裨於社會乎昔張長沙著傷寒金匱自漢迄今家肄戶習推爲醫中之聖而范蔚宗後漢書不爲長沙列傳君子有遺憾焉今丁氏因親戚故舊多死於肺癆又因吾國每値疫癘流行死亡枕藉特譯肺癆病急性傳染病書多種以應當世之所需其功當不亞於傷寒金匱也吳氏謂後世作醫史者當推丁氏爲改良醫學之鉅子豈阿私稱譽之論哉嗚呼自西洋醫學輸入以後吾國之醫學爲之一變自日本醫學輸入以後吾國之醫學又爲之一變饋變而飛蟯蝍變而蟬

解剖規則施行細則

第一條　凡國立公立及教育部認可各醫校。暨地方病院經行政官廳認爲組織完全。確著成效者。其醫士皆得在該校該院內執行解剖。

第二條　依本規則第一、第四條規定之死體。醫士得該親屬之同意。執行解剖者。應按照原則辦理。(但在炎暑時得一面共同呈報該管官廳一面執行解剖)

第三條　依本規則第三條所規定。應由官廳付醫士解剖者。凡本細則第一條指定之醫校。得向該管官廳請領。請領時卽依原條辦理外。須依左列之手續行之。一、是項刑死或監獄病死者。由官廳付與醫校解剖者。於領取時雙方均須用正式函件鈐蓋印章。其在私立醫校。經教育部認可者。始得承領。二、司法官廳於發給屍體時。應特製憑照。隨同發給。各醫校領到屍體。於執行解剖後。卽將憑照保存。月終彙送地方行政官廳存案。毋庸繳回各監獄官。三、司法廳當交付屍體時。須在憑照上塡明該屍之姓名、年歲、籍貫及具數。并蓋印章。該醫校於領到屍後。並應將憑照上所載該屍姓名年歲、籍貫及領到日期。記入簿册備查。

第四條　依本規則第四條應行解剖之屍體。如非死於病院。須將醫士診斷書。呈送官廳驗明。始得送付醫士解剖之。惟醫士於解剖屍體後。應卽時呈報官廳備查。

第五條　凡既經解剖之屍體。除第一、第四兩條所載者。須得該親屬之同意。始得酌留標本外。餘如第三條所載之屍體。在醫術上認爲必要時。得酌留該屍體之數部或一部。以作標本。

第六條　凡屍體既經解剖。除所留作標本之一部或數部外。能縫合者。應按照規則第三、第四兩條所訂。爲之縫合。（但規則第三條所載之死體既係供醫學實驗之用解剖後如因事實上之窒礙雖以縫合除留作標本者外應將餘體湊集一處以便裝置掩埋）

第七條　死屍既經縫合後。有親屬者。還該親屬掩埋。無親屬者。由執行解剖之醫校掩埋。並須於掩埋處處記以標識。（但規則第三條所載無親屬收領遺骸之死體於建有火葬場處該醫校得因事實之便利酌量變通付之火化火化後仍將遺灰裝壜掩埋記以標識並呈報該管地方行政官廳）

第八條　每屆年終。該醫校等。應將解剖屍具數及一切情形。在京用正式公函彙報警察官廳。在外彙報各地方行政官廳。轉行呈部備案。

第九條　本細則有未盡事宜。得隨時修正。以臻完善。

第十條　本細則自公布日施行。

江蘇省教育會審查醫學名詞談話會記事

在中國之西國教會醫學界創立一會。名曰博醫會。數十年於茲矣。近由博醫會組織一醫學名詞審查會。推舉代表。會集上海。討論醫學名詞。就商江蘇省教育會。屬爲紹介專家及熱心研究科學輯譯科學書籍諸君。共同商榷此事進行方法。省教育會副會長黃炎培君。爰於二月十一日午後二時。在本會開談話會。是日到會者。爲黃炎培省教育會副會長。沈恩孚省教育會幹事。余日章省教育會交際部主任兼書記。楊錦森省教育會幹事交際部主任。郭秉文商務書館編輯員、省教育會交際部主任。莊俞商務書館編輯員省教育會幹事。吳家煦中華書局編輯員中華博物研究會主任、省教育會幹事。韓清泉浙江醫學專門學校校長、浙江病院長。周威江蘇醫學專門學校教務主任。汪于岡杭州中華醫藥學會代表。胡貽穀青年會組合幹事。范源廉中華書局編輯所主任。朱少屏科學雜誌社經理。王立才醫生。蔣維喬商務書館編輯員。陸費逵中華書局局長。張元濟商務書館編輯主任。萬鈞醫生、丁福保君代表。歐陽溥存中華書局編輯員。孔美格北京協和醫學校監督。謝恩增北京協和醫學校教員。盈亨利、施爾德金陵大學醫科。高似蘭、聶會東濟南共合醫道學校醫士。江謙南京高等師範學校校長。畢德輝。首由楊君錦森爲到會中西人士一一互相介紹姓氏。吳君家煦莊君俞擔任臨時書記。

次主席黃君炎培報告。(余君日章譯下同)略謂此事緣起。前星期交際部余楊二君。謂中西醫學家討論醫學名詞。請余至該處(美華書館樓上)接洽一切。是日余等發言。謂須合各醫學家及各科學家共同研究發表意見。庶名詞易於正確統一。且利於推行。當時各醫學家均贊成此說。遂定今日邀集諸君。互相晤面討論審定醫藥名詞之辦法。今日頗有各地遠來者。具見熱心。尚有各處意見書數通。容宣布。

次報告杜亞泉君來信。又丁福保君送到中西病名表、藥名表各一册。備參考。

次西醫代表高似蘭君發言。承省教育會不棄。招集多人。討論醫藥名詞。甚爲感激。前數十年。西醫傳入中國。尚未得社會信用。故先譯數種醫書。但名詞上甚困難。先將中國所有定名。采用一二。餘有不能適合者。在當時未有西醫聯絡之機關。各處自訂名詞。華人學醫者頗以爲苦。後遂設一名詞會。此醫藥名詞審查會。有會員五六人。專任將醫學名詞編爲字典。延請中人相助爲理。其標準第一采用中國固有適合之名詞。次則譯日本所定者用之。三則意譯。四爲音譯。該會之大略辦法如此。該會第一步爲規定名詞。第二步爲繙譯醫書。但所譯不多。且所譯之名詞。有時不甚適用。且有一種名詞。適於繙譯而不適演講。故總須再事改良。現在會中最希望者。能將最好之名詞及最簡最切之名詞。審查確定之。則甚爲有益。但所能盡力者。在科學方面。至文字之修飾及名詞之商酌。全在中國人相助云云。

次蘇州醫學專門學校代表周威君。次杭州醫學專門學校校長韓清泉君。次汪于岡君先後發言。汪君並云鄙人之意。希望省教育會附設一醫學研究機關。

主席黃君答言。本會本附設各種研究會。用會所爲機關。但本會會員精於醫學者不多。如有人切實擔任。儘可附設。

黃君最後提出辦法四條。

一、各地同志應各就所在地提倡組織醫學研究會。如蘇州杭州各團體之類。成立後通知本會。轉告名詞會代表高君。

二、徵集各地醫家關於醫學名詞之著作以及對於醫學名詞之意見書送會。轉送高君。

三、應請高君將修正之醫學名詞表送會。轉送各地醫學校學會共同研究。以發表意見。

四、俟集得各種意見。再邀中西醫士及科學家。如今日辦法。開會討論。後公同呈請政府派員會同審定。

高君及諸西醫均贊成。到會諸君亦均贊成。遂互相道謝而散。

丁福保徵求詩話簡章

一福保性喜詩話。搜集有年。共得一百餘種。今已分別付梓。其目列後。

一何氏歷代詩話。共廿八種。以明代爲止。內有梁鍾嶸詩品三卷、唐釋皎然詩式一卷、唐司空圖詩品一卷、宋尤袤全唐詩話六卷、宋歐陽修六一詩話一卷、宋司馬光續詩話一卷、宋劉攽中山詩話一卷、宋陳師道後山詩話一卷、宋魏泰臨漢隱居詩話一卷、宋周紫芝竹坡詩話一卷、宋呂本中紫薇詩話一卷、宋許顗彥周詩話一卷、宋葉少蘊石林詩話一卷、宋强幼安文錄一卷、宋張表臣珊瑚鈎詩話三卷、宋葛立方韻語陽秋二十卷、宋周必大二老堂詩話一卷、宋姜夔白石詩話一卷、宋嚴羽滄浪詩話一卷、元蔣正子山房隨筆一卷、元楊載詩法家數一卷、元范梈木天禁語一卷、又詩家禁臠一卷、明徐禎卿談藝錄一卷、明王世懋藝圃擷餘一卷、明朱承爵存餘堂詩話一卷、明顧元慶夷白齋詩話一卷、末附歷代詩話考索一卷。自乾嘉以來。並無別本。流傳絕少。鄙人特將家藏初印本。付諸石印。其版式字體。一概照舊。並不縮小。

一福保近輯歷代詩話續編。共二十二種。亦以明爲止。內有唐吳兢樂府古題要解二卷、唐張爲詩人主客圖一卷、唐孟棨本事詩一卷、唐齊已風騷旨格一卷、宋楊萬里誠齋詩話一卷、宋吳可藏海詩話一卷、宋黃徹䂬溪詩話十卷、宋范晞文對牀夜話五卷、宋張戒歲寒堂詩話二卷、宋劉克莊江西詩派小序一卷、宋王若虛滹南詩話二卷、元吳師道吳禮部詩話一卷、元陳繹曾詩譜一卷、明楊愼升菴詩話十二卷、又升菴詩話補遺二卷、明王世貞藝苑卮言八卷、明謝榛四溟詩話四卷、明瞿佑歸田詩話三卷、明李東陽麓堂詩話一卷、明顧起綸國雅品一卷、明陸時雍詩鏡總論一卷、明都穆南濠詩話一卷、近已付印。

福保近編清詩話共五十種。內有王夫之薑齋詩話二卷、王士禎漁洋詩話二卷、又律詩定體一卷、又答郎廷槐詩問一卷、又答劉大勤詩問一卷、吳喬答萬季埜詩問一卷、何世基然燈記聞一卷、馮定遠鈍吟雜錄一卷、錢木菴唐音審體一卷、吳偉業梅村詩話一卷、毛大可西河詩話一卷、查爲仁蓮坡詩話三卷、沈德潛說詩晬語二卷、趙執信談龍錄一卷、又聲調譜三卷、翟翬聲調譜拾遺一卷、方薰山靜居詩話一卷、翁方綱王文簡古詩平仄論一卷、又七言詩三昧舉隅一卷、又七言詩平仄舉隅一卷、又五言詩平仄舉隅一卷、又趙秋谷所傳聲調前譜一卷、王士祿燃脂集例一卷、葉燮原詩四卷、施閏章蠖齋詩話一卷、宋犖漫堂說詩一卷、顧嗣立寒廳詩話一卷、李重華貞一齋詩話一卷、費錫璜漢詩總說一卷、汪師韓詩學纂聞一卷、周春遼詩話一卷、吳雷發說詩菅蒯一卷、李沂秋星閣詩話一卷、徐增而菴詩話一卷、宋大樽茗香詩論一卷、秦朝釪消寒詩話一卷、薛雪一瓢詩話一卷、黃士龍野鴻詩的一卷、袁枚續詩品一卷、馬位秋窗隨筆一卷、李調元雨村詩話二卷、杭世駿榕城詩話三卷、張泰來江西詩社宗派圖錄一卷、趙翼北二詩話十二卷、洪亮吉北江詩話六卷、趙知希涇川詩話三卷、徐傳詩星湄詩話甌卷、錢泳履園譚詩一卷、梁章鉅退菴學詩二卷、亦已付印。（如欲索閱以上三集詩話樣本者函索即得信內須附郵票三分爲寄回件之用空函不復）

一　海內藏書家。如有家藏舊本詩話。爲以上三書所未收者。或售或借抄。均可。鄙人尚擬續刻詩話多種。以廣流傳。

一　說郛中所收詩話。大抵皆明人刪節本。紕謬百出。最無足觀。又有所謂古今詩話者。即將說郛中各詩話。抽出另印。亦爲不全之本。此種詩話。概不選錄。

一　近人所著詩話。概不選錄。

通信處在上海靜安寺路三十九號丁福保醫寓

丁福保徵求詩稿簡章

一福保擬編輯清詩選及近世詩選二種。

一清詩選。專選有清一代之詩。凡近世已故之人。皆屬於此集。

一近世詩選。專選近世生存各人之詩。

一海內詩家。如願將詩刻入以上二種詩選者。乞錄副寄下。惟每人寄下之詩。約以三十首爲限。詩稿須謄眞楷。校正加圈點。

一詩選有傳。始於殷璠詳於元遺山中州集錢牧齋列朝詩集朱竹垞明詩綜。各稿寄來時。卷首宜各附小傳。具列鄉里出處。間綴名流評隲。以備一代之詩史。惟每一小傳。不得過長。約以二百字爲限。

一寄來各詩稿無論選錄與否。恕不寄還。

一惠稿各人住處。乞詳細示知。以便通信。

一收稿處。在上海靜安寺路三十九號丁福保醫寓。編輯所在上海派克路昌壽里八十一號。

中華民國四年四月出版

中西醫學報

第五年第九期

本期之目錄

本報全年十二冊本埠洋八角四分中國境內洋九角六分日本臺灣洋一元零八分香港南洋各島洋一元三角二分零售每冊洋一角上海英大馬路泥城橋西首龍飛馬車行西間壁三十九號丁福保醫寓發行

論中國急宜謀進醫學教育

英國康勃烈治大學醫學博士　伍連德

注重醫學教育問題。以謀進國利民福。誠為我國亟不容緩之圖。用特不揣譾陋。摭拾見聞以質之關心醫學者。

鄙人前年為政府代表。赴倫敦萬國醫學會時。見列國與會內外科醫學博士。有七千餘人。又美國布法羅城開衛生研究會時。蒞會醫士。注重研究學校衛生及學校醫生當如何保衛學童各法。深幸躬與其盛。兩番觀感。耿不去懷。

計兩次大會。列邦名望素著之博學家及醫學家與會者。共三十餘國。各有表示所見。縷晰衛生新法。以謀進人人自幼至老康健之幸福。邇來文明各國。於醫學一道。講求甚切。凡遇會議醫學等事。莫不爭先恐後。不辭跋涉之勞。以廣見聞之益。查倫敦開會時。美國男女醫士與會者。不下五百餘人。德醫士到會者。其數亦等。以遠距歐洲之日本。而與會醫士。尚有六十人。乃我國蒞會者。僅有鄙人及北洋醫學堂教習全君紹卿兩人而已。當時研究科學。共分二十六種。演說詞約千件。其最新奇繁難之醫術。如解剖頭腦及療治心肺手術。並至細微之微生物。此種物體之細。能穿過至良之沙漏。為最精巧之顯微鏡所不及見者。皆多有發明。至美國布法羅城之會。會容雖略較小。然亦足證西人爲來者籌備健全智育體育之良策。不遺餘力之意。其研究問題。計有學校建築配置及管理等法。務期形式與精神。並臻美善。能予學生以衛生之益。並如何豫防傳染諸症。教以簡明衛生生理之書。其學校醫生。由教育部委派。又研究廢棄戰艦。作爲學校及養病院之用。俾得呼吸海上空氣之益。是外人講求衛生。可謂無微不至矣。

當赴會時、與蒞會博士往來。多所討論。見外人對於振興實業。發明科學。研究醫藥。講求衛生。精益求精。大有昕夕不遑之勢。不覺嘆吾國智識之短少。進步之遲滯也。彼以醫術日形精密。舉凡天花鼠疫瘟熱瘧熱痳瘋瘴熱癆傷等症。皆有新法救治而豫防之。故其國人近年患此症者。或已杜絕淨盡。或已寥寥無多。而我國人因此以至斃命者。仍不知凡幾。考西人富強之果。其原因實由於人人知注重衛生及醫學行政完善之所致。鄙人自英德法畢業回國後。卽頗具熱誠。提倡醫學。第舉事欲就奇功。基礎當先固結。故創辦須從醫校入手。使學者得善良之教育。庶能有益於世。可與歐西相形。不致見絀。且辦理茲事。首在得人。非醫學淵博。於西國學校醫院管理。富有經驗之人才。未可與言辦法。蓋醫學講義、保衛病人、指示危症等事。甚爲重要。苟任用非人。必無成效。不特一般學生。不能與人爭勝。而且日形退步。庸醫害人。我國恆有。殊可畏也。我國醫學。祖於岐黃。以後名醫。代有偉人。遺傳醫書方藥。未嘗皆無可取。然學者徒守舊法。昧於發明。惰於研究。精粹寖失。新理無聞。懸壺業醫者。凡遇病症。多不知其病源。如時症瘟疫傳染等病。究由何病發生。如何豫防。莫不愕然。無以應對。又如瘴熱內瘄瞳人反背(卽瞕症)等症。或藥或割。在西醫視爲易治。而中醫則諉爲古無遺方。今無治法。又如瘟熱瘦熱及痲瘋等症。常發現於我國。考其病源。鮮能詳悉者。查以上三症。在歐美絕無發現。良由地方潔淨、注重衞生、沐浴有時、勤換裹衣、住室通暢之故。卽如楊梅一病。亦爲世界各國所常有。其普通療治法。多用水銀所製藥品。但西人用藥。毫釐分兩。配合不爽。且按序漸進。期得適宜。研究藥料。日益精微。考求診斷。亦日益加密。故如花柳之症。治愈後多無遺患。而我國則反是。又常見最要之癆病。距今二十餘年前。泰西與東亞人民。患者不少。均信此病有遺傳性。自一千八百八十二年德醫士發明此症之微生物。知皆由於不講衞生所傳染。非實有遺傳。由是豫防之法。發明愈多。而西國人民。得以保存生命者。實非尠少。我國至今。於淺易衞生之法。如戒止隨處吐痰及公所睡室。必須通氣。並每日運動一二小時、隔離病人、潔淨汲水各法。不特人民罕有知曉。卽有學識之士。亦安於習慣。漠不加意。查肺癆與瘰癧及腐骨症。皆同爲一種微生物之作用。患此症者。尤以我國爲占多數。不但未諳診斷之法。卽能診斷。亦無法以防治。勤苦修業之士。多患此症。僅及壯年。遽遭夭折者。不知凡幾。卽種痘本爲吾國發明。西國究成牛痘。而吾國至今尙不知遍種。常患天花。殊爲可憫。他如一般假造僞藥。謂可百病消除。其害尤爲隱伏。吾國無論上下流人物。時受其愚。無非不識衞生學所致。溯我國歷代相傳衞生淺易之法。如烹飪及飲熟水御服等事。未嘗無裨於健安。但不能與西人並駕齊驅。以研求新學日收強種之效。所以鼠疫霍亂痢疾瘟熱等症。仍生生不已。而防法一守古代陋習。恆爲西人所恥笑。又我國官立學校之西醫畢業生。多無充足程度。致西人常不公認。恆有畢業生至西國醫學校留學者。西人皆置之初級。必俟過五年。始許與他國醫學校畢業生齊等。而從前在我國所修之業。西人視之。直如未學耳。是我國官立之畢業生。較於外來之西醫。瞠乎其後。且不見重於本國。如海關鐵路及驗船各醫生。多用外來西醫。而我國派出之畢業醫士。備員充數而已。是則除採各國善法而行。別無第二良策。方今交通日便。一日千里。而傳染病亦隨之而迅速。故世界醫術。亦隨之而急進。我國若不急起直追。何足在地球之上。與各國爭衡耶。東西各國。對於醫學教育。日加鄭重。蓋世界文明發達。藥品亦日益增加。誠非短促時間。所能研究。欲資深造。必與以充裕之光陰。故英美各國。近於學醫年限。均已展長。且於學生未學之前。須考試其一切高等普通科學智識。視其成績高者。方許就學。中國醫學教育。現無標準。雖有一二處醫學校設立。然其學生畢業之年期及教授之方法。全歸學校任意限定。無醫學統轄處以考覈之。是蓋由於辦學者智識尚欠講求。故於己於人。兩無裨益。欲救此弊。急宜首設中央醫學統轄處。所有全國醫學事務。全歸該處管核。由教育部許以特權。將全國醫學教育。完全改組。力謀進行。以收整齊劃一之效。庶將來我國畢業醫士。年盛一年。果能學術日進精良。各國自然公認。政府復能量才任用。予以海關鐵路驗船各醫士之職。俾得收回國家權利。而各醫士更知本愛國之誠。以啓發人民。人民復喜新法之良。以信仰醫士。則他日推行地方衛生。自無難收全國普及之效。强國强種及洗外國鄙夷。胥在乎是。但衛生之道。非家喻戶曉。不足輕言。鄙人正在編輯淺顯學說。祇求明白易曉。不事飾藻標奇。務使上下智識。可以普及。見諸實行。俟就時當再商榷諸公。聊作社會之末助焉耳。

論學校醫

陳邦才藝丞

一　學校醫之重要

學校中當注意衛生體育二事固為辦學者所盡知矣抑知學校醫之尤不可缺乎夫所謂衛生所謂體育者其目的在學生身體健康之增進而能抵抗疾病之侵襲也顧身體健康之增進與否非實行檢查體格不可而檢查學生之體格者厥惟學校醫是賴苟學校而無學校醫則學生體格之强壯薄弱終不可曉而學校施行衛生體育之效果大小遲速亦不可得而知學校醫之重要也如此且學校無論如何注重衛生必不能保學生無疾病使病非急性病猶可待醫治療苟患有急性病往往朝發而暮死甚或互相傳染害及全校推厥原因皆由於無學校醫之故也故學校有寄宿生或校址在鄉鎮間者必須聘學校醫一人以備學生有病可以隨時治療學校醫之重要也又如此不寧唯是傳染病發生則死亡枕藉非先事豫防不可飲食物不潔則疾病叢生非悉心檢查不明而傳染病之豫防飲食物之檢查伊誰之責此外教室內所當注意者若通風若換氣若透光若採溫無一不賴學校醫之視察而識別其有無利弊焉然則學校醫與學校之關係至大辦學者又烏可視學校醫為無足輕重之舉哉

二　學校醫之職務

學校醫之重要固爲近世教育家所公認矣顧學校醫究以何者爲應行之職務何者爲非應行之職務何者爲正項之職務何者爲副項之職務是問題不可不明瞭也果此問題不能明瞭則對於己身及學校兩方面均不能盡其應盡之天職而不應行之事件或且越俎代謀至其最後所得之效果乃甚爲微弱學校醫之職務固不容不劃清者茲就鄙見所及拉雜述之是非所弗計也

(甲)正項職務

一　醫療學生之疾病。若病症須休業醫治者。得申告校長行之。

二　凡學生有傳染病。宜斷絕他生接洽時。得申告校長及管理員行之。

三　醫療住校職員及校役之疾病。

四　學校之近傍有傳染病發生時。必施行豫防消毒法。

五　凡關於學校衛生上必要之事項。如有意見。得貢獻於校長前。以備採擇。

六　於課餘後得演講公共衛生及個人衛生之大意。使學生咸知注重衛生。（每月可舉行一二次）

(乙)副項職務

一 會同體操教員檢查學生之體格。依左列事項而記入於表簿內。

(1)年齡。(2)身長。(3)體重。(4)握力。(5)胸圍。(6)脊柱。(7)視官。(8)聽官。(9)體格。(10)疾病。

二 會同體操教員矯正學生身體上不良之習慣。

三 會同主任敎員視察敎室內之衞生事件。依左列事項而記入於視察簿。

(1)通風換氣之便宜否。(2)透光採溫之適當否。(3)學桌與黑板之距離。(4)煖爐與最近生徒之距離。(5)敎室內之清潔。(6)其他衞生上必要之事項。

四 會同庶務員檢查飲食物之清潔。

以上觀之。學校醫之職務。既繁且重。而學校醫之人格。亦不可不討論焉。

三 學校醫之人格

(甲)學術 舊醫學之不見信於國人也久矣蓋舊醫學類以陰陽五行之謬說視爲至高且深之病理解剖不知生理不曉診斷不確理化不明若人治病病奚能治惟新醫學若解剖若生理若病理若診斷若藥物俱本乎科學似較舊醫學爲確實且藥品淨潔便於服用學校醫職務重要豈可委諸市儈愼選學校醫之人格者必擇學術優美而尤當以新醫學爲主體也

(乙)經驗　理論者。經驗之先導。經驗者。理論之確徵也。故經驗離理論而失當。理論離經驗而空妄。經驗與理論。二者不可缺一也。學校醫苟專憑一己之理論。而無診病之經驗。則其診斷必不能精確。而患病者亦難達治愈之目的。故學校醫不僅欲富有新醫學之知識。必更求有診病之經驗也。

(丙)體格　建一番事業。必先具有一種精神。而健全之精神。寓於健全之身體。故學校醫身體不健。不能盡職宜也。且或以有疾病者而充任學校醫。其對於一切疾病。難下精確之診斷。如患肺癆之學校醫。不能診察其發熱之症候。其一例也。(因學校醫手掌發熱。莫辨溫度之高低故)準此而論。學校醫之人格。又安可不求身體健全哉。

(丁)熱心　自來創建事業者。大抵由於熱心人也。蓋熱心者。多喜於辦事。而事業無不積極進行。反是則敷衍塞責。終無成效可言。故學校醫苟乏熱心。則對於一己之職務既不能盡。而學校施行衛生體育之成績。末由而知。此愼選學校醫之人格者。不可不注意其人熱心與否也。

執是而論之。學校中不注重衛生也則亦已矣。果欲注重衛生。必先得優良之學校醫。

而所謂優良學校醫者宜富有新醫學之知識診病之經驗並體格須强壯辦事須熱心夫然後學校衛生上之事件方能積極進行而不怠

學校醫之重要之職務之人格既如上述余甚望辦學諸公對於學校醫一事尙三致意焉

論痛

林仙耕

嗚呼。世間之最苦人者。痛也。涕泣悲哀之狀。呼號慘苦之音。眞令人目不忍覩。耳不忍聞。其輾轉牀褥。求生不得。欲死不能。病者攢眉。醫者束手。欲思避痛之源。而苦於無術。欲思止痛之法。而苦於無方。甚而至於痛暈痛厥痛絕。困苦顚連。痛之病人如此之甚乎。吾於是爲痛論。

痛之名稱。不能爲獨立之病名。必有痛之原因焉。舊說謂諸痛屬心。蓋誤認心爲知覺之器。而不知痛爲腦筋知覺之一大病。大腦司知覺。小腦司運動。而心則爲血行器具。有自動腦筋主之。故無論何處有痛。腦筋一覺。卽能感動心臟。血行失序。於是人以爲痛關於心。其痛之部分。先必惹動該部之腦筋。腦筋不能遂其本性。由是感傳於主腦。設腦無知覺。則雖有痛處。亦不知也。痛屬於腦。自可無疑。

吾原夫痛之字義。痛者不通也。不通則痛。字形相近。音韻尤同。不通爲痛之理由。痛爲不通之徵據。其中必有障害之物。吾讀至痛則不通之語。而深服前賢理想之精。勝於西醫。若再以西醫組織細胞學參之。更爲切實。其他痛之微者爲癢。痛之輕者爲痠。痛之深者爲痺。痺者麻木不仁也。痛之重且劇者爲疼痛。因其痛之不同。而名詞遂別。

然以不通爲痛之原因。當以食血爲兩大宗。其在腸胃者爲食積。在臟腑經絡血脈皮膚者爲血積。皆足以阻礙腦筋而作痛。以西醫參之。更有產生毒素及滲出物內外部生炎作痛者。其痛之狀況。亦因此不同。如瘀血積聚而爲痛者。其痛爲呆痛（痛不移處）常痛（痛無定時）酸痛（痛而兼痠）腸內有積滯。或有風氣者。（係腸內殘留之物自生風氣）其痛爲絞痛（腸體屈折故痛如絞）若內外部生炎作痛。其痛爲跳擊之痛。（血聚則生熱衝擊則跳痛）其有腦筋發痛謂之神經性痛。其痛爲射痛（如矢之射）爲切痛（如刀割切）爲刺痛（如鍼之刺）爲流動之痛。劇則爲惡痛。有惹動腦筋之根。即在其所管之處有痛。其痛爲牽引之痛。激動之痛。又爲竄痛（走竄無定）遷痛（遷移他處）掣痛（即牽痛）及應時之痛（如眉稜瘧痛有定時或間日一發者是）此痛之情狀也。

吾試更言痛之部位。如頭痛、目痛、牙痛、喉痛、胸痛、腹痛、腰痛、足痛之類。此猶言其表分。蓋胸痛有肺之左右氣管支作痛。與肺胞膜作痛。心之左右房作痛。與心胞膜作痛。腹痛之區域更廣。非明於生理解剖學者。不能言痛之實在部分也。然痛之證據。有以腦筋相連。顯出彼此相關之處者。如心有病。痛應左臂。或兩手肘凹。肝體生炎。痛應右肩。

內腎溺管有石淋。痛在腿腹交。大腿及外腎。膀胱有石淋。痛在陽莖。子宮有病。痛在腰。此以各部分之腦筋相連故病在此處即影響及於彼也若尋常痛之可以手按而得其病所者。更不待言矣。

今人類曰氣痛。殆即腦氣筋痛乎不然。何其氣痛之多也。曰肝氣痛。心氣痛。胃氣痛。小腸氣痛。氣無形也而何以能痛西醫祗有胃腸風氣作痛之證。此風氣主食物化生而言。如口之作噯氣。下之出矢氣。以腸內不能容氣。有氣則病。肺中吸入之氣。透入血中。循環百體。始爲酸素。後爲炭素。此則不能作痛惟腦氣筋之痛。氣字主腦筋之發力而言係知覺神經之作用頭顱腦筋第十對。專走內臟。而司呼吸消化循環分泌之用。如一處腦筋受擠即不能舒展而痛故心氣痛。即心臟之腦氣筋痛肝氣痛。即肝臟之腦氣筋痛於是氣痛之說乃得解非空言氣血之氣也

世間既有極苦之痛症。而醫者所以療人疾痛。苟有一法能立使痛者不痛病者之感情其心理上不啻視醫若神仙醫者之價値遂尊貴無比設無法治療。令痛者多延時日則未有不痛定思痛切齒痛恨於醫之無效也吾於是亟求療痛之術。其一爲姑息療法其二爲原因療法

姑息療法。使其暫時止痛。免受苦楚。而用西醫痲醉之藥也。俟痛止後。再用藥以治其病。以達其不再痛之目的。蓋痲醉藥能平知覺腦筋鎮痛。寧睡安然無事此乃中醫尚未發明。病者患痛。醫者必以痛之原因爲治。非不合理。顧所謂急則治標其法安在。忍使病者一劑不效則再劑。再劑不效則更易治法。延長其痛苦之時乎。故吾謂姑息療法。並不在原因療法之下。劇烈之痛症。舍此法別無良策。

原因療法。蓋即古人通則不痛之心傳也。其法爲通氣、通竅、通血、通脈、通絡、通瘀、通經、通腸、通滯、通淋。其法爲疏通、宣通、通利、通降。一通字。開出後人無數法門。餘如實痛瀉之。積痛下之。寒痛溫之。熱痛涼之。燥痛潤之。虛痛補之。瘀痛散之。苟能用劇藥。爲頓挫療法。未始不可以立刻止痛。卽不用痲醉毒藥。姑息療法亦可。

然有不用藥之按摩療法、冰罨療法、鬱血療法。足以輔助藥物療法之不及。其鎮痛催眠。收效甚捷。而尤妙在心理上作用。爲精神療法。用禁咒法感動神經。立使痛苦消失。此言非虛。有友相傳禁咒毒蟲咬法。用手指作劍訣。向咬處寫一帝字。口念天干十字。隨念隨寫。念完寫完。將手向空取毒一揮。問患者痛否。如痛。再念地支十二字。仍寫帝字如前法。痛必止。後有一人爲蜈蚣所咬。一人爲黃蜂所螫。試之均驗。他如牙痛骨鯁之相傳禁咒。可以類推。此皆心理上之作用。

止痛之藥。本草首推乳香沒藥。因有舒氣散血消腫之功用。然毫無成績。近以化學實驗。乳香認爲行氣藥。沒藥兼能行瘀。並非止痛。他如蒲黃靈脂爲失笑散。婦人腹痛服之。破涕爲歡。故名失笑。亦不過散血祛瘀。無非取通則不痛之義。然非特效方也。西醫麻醉品。種類雖多。然中藥亦殊不少。如附子、烏頭、杏仁、鬧羊花、風茄花、莨菪子、樟腦。均吾國所產。本草所載。古方所用。至後世而此類毒藥。不敢入劑。且無製藥之法。用藥之量。而西醫獨取此以治病之神。此中醫之所以不如西也。鴉片入於中國自明代而始。種者不少。獨知吸食。不知入藥。有患肝胃氣痛、筋骨疼痛者。每就燈吸食。視爲止痛之靈丹。成爲習慣。誰敢以鴉片令人開水沖服者。此中醫不知鴉片之用量也。西醫則不獨以鴉片爲治病之必要。卽精製如嗎啡。亦爲常用之品。初未嘗毒斃一人。蓋皆有一定之用量極量也。中醫苟遵毒藥治病之訓。當亦返然改圖。仿西醫之用藥。

吾論痛症。先言原因狀況部位。終及療法藥品。蓋憫人之痛而欲救人於苦海中也。是吾之慈悲心見於論痛一篇。雖然。空言無補於人。必先製活人之藥。普救世人之有痛苦者。雖毒藥如砒霜。苟用之得當。不啻仙丹。配合丸散。規定用量。以復古之思想爲最。

新之發明首在製藥

一、鴉片之用途最廣。中國之土。其嗎啡之主成分最少。功用甚薄。今藥肆用以製金柑。以治肝胃氣痛。不甚效驗。蓋由力薄而量少尚未精於研究也。鴉片之極量。一回爲三釐九毫。一日量爲一分三釐。日本瓦量。因中醫尚不能適用。故從瓦量而推算。以備鴉片合入丸散。使服者有定量也。餘藥仿此。

凡劇痛之症。服之可以止痛。惟心痛腹痛。係由胃不消化者。須先服吐瀉等藥。後服鴉片。如臟腑發炎作痛。先用涼劑去炎。俟熱退乃用鴉片止痛。因鴉片能使便秘。

一、草烏頭亦止痛之藥。古方用之甚多。第根之功力最峻。一回七毫八絲。極量二釐六毫。一日止多一分三釐。爲散或丸用之。治痛風最有效力。附子、附烏頭而生。其力較薄。

一、莨菪子卽顚茄。本草收之。後醫不用。遂作廢品。而西醫視爲貴重藥品。其葉與根。內含丫刀邊精。此樹全身皆具功力。惟浸劑自七毫八絲至五釐二毫。散劑丸劑。五釐二毫至一分五釐六毫。根則三毫九絲至一釐八毫二絲。熬膏則一釐三毫爲極量矣。

一、風茄花即醉仙桃。用其花葉入丸散。七毫八絲至三釐九毫。

一、鬧羊花用葉作散。每服三釐至四釐。以子研末每服一釐。以子熬膏。每服半釐至一釐。

以上各味。如草烏頭。藥肆中不知其爲麻醉品。照常售出。若鬧羊、風茄、莨菪。往往備而弗售。故藥肆中無新鮮者。凡陳腐與新鮮藥之功用大別。此在醫家提倡。凡藥須備新鮮者。善爲儲蓄。如經霉過蟲蛀及經年者。一概作爲廢品。不准再爲售出。其毒藥須醫家簽名蓋章。儘可售出以免敗壞。藥肆每視醫家爲標準。苟將毒藥用之愈多。則藥肆儲之愈富且愈新鮮。如中醫而能用毒藥。庶幾能追步西醫矣。余故於痛症附論及此。

菸毒新論（錄青年）

美國格萊史醫士著

可怖哉致人死命之副產物

一紙煙銷數之劇增　今日者。無論東半球西半球。幾不復有日耳曼式煙管之痕跡。而紙煙之消耗。則莫不驟然增進。據最近之統計。德國紙煙之銷費。殆十倍於一八九七年。近五年中則且不止二十倍於是年。查一九一一年。德人所銷費之紙煙額。爲十二兆枚。（萬億爲兆）每一吸煙之男子平均用去六百枚。其中尤以男童爲主要之人物。至於美國。四十年前。人殆不知有紙煙之名詞。所通行者。爲舊式之煙管及雪茄而已。今則紙煙風行。而煙管且不復覩矣。一九一二年。美國所銷費之紙煙額。不下三十兆枚。每人每日平均不下二枚。每年增銷數必在一兆枚與二兆枚之間。每日平均共銷八千萬枚。其價值爲七十五萬金圓云。噫、可謂鉅矣。

二兒童之嗜吸紙煙　日耳曼之煙客。多數爲兒童。如上所述。美國則市立學校學生。幾以吸煙爲通習。近日嘎利佛尼亞省羅山市學務監督報告云。市立學校十一歲以上之學生。百人中七十五人。皆有極深之煙癖。驟聞之似屬太過。然予嘗訪學務監督狄格萊氏。詢所報告果事實乎。狄君謂此報告自八年縝密之調查而來。可斷爲完全正確者云。若夫東方諸省兒童吸煙之數。亦必較尋常所料爲多。此則可斷言也。尤可訝者則煙兒之善瞞其父母也。予屢遇吸紙煙二三年而父母尚不之知之兒童。迨父母既知則癖嗜深矣。予確信戒除紙煙其難殆倍蓰於戒除嗎啡也。

三噫昔紙煙毒質論之錯誤　曩者以吸紙煙歸於吸煙一類者。此片面之解釋而已。蓋紙煙有神妙之魔力。令吸之者漸入癖嗜之途。不復能戒除之。故不得不別列一級。而異於煙管與雪茄者也。近日倫敦制症刀（醫學報之一種）從事調查。且實地試驗。以冀於此魔力何來之問題。放出一線之光明焉。其大旨謂(一)淡巴菰所含之尼哥丁。其分量何若。(二)淡巴菰所含之尼哥丁。與燃燒後煙餤中所含之尼哥丁。其關係何似。(三)淡巴菰用煙管式雪茄或紙煙吸之。此前項之關係因之而有變易否。

據查驗所得。無論紙煙雪茄或煙管之淡巴菰。所含尼哥丁僅百分之三。燃燒後煙餤中所含則三者大異。紙煙所產最少。雪茄次之。煙管則比較的極大。約在百分之七十與八十之間。由此觀之。則紙煙爲毒害最少之煙類。而以煙管吸煙者似宜疾趨而避尼哥丁之大毒矣。然此與昔日實地之觀察全不符合。故尼哥丁果紙煙中最毒之質與一問題。以起其實驗之結果他項之物質發現而紙煙毒質之辯論遂不更注意於尼哥丁之分量矣。

四可怖之副產物發現　淡巴菰燃燒後所發出之副產物。現在只略見端倪。尚不能加以科學之解釋。其中之一曰拂拂來。Eurfural屬阿里梯海得一類Aldehydes(阿里梯海得爲一種毒質粗製不精之威士忌酒中含之)一枚紙煙所含之拂拂來。與二盎司(合中權約一兩六錢半)之威士忌所含相埒。若用煙管吸。則僅有一塵之拂拂來。而雪茄幾絕無之。循是以觀。則紙煙所以有誘人入彀之魔力者其以此歟。

五　紙煙與疾病之關係

阿里梯海得類爲辛辣之物質。其激刺咽喉及肺臟之黏液膜甚劇。咽喉之疾。人固皆知爲紙煙之故。而自實驗家之說明。即紙煙爲肺結核之津梁是也。雖製造紙煙之方法。非常秘密。然固能知其有甘油蔗糖及其他香甜料加入製紙煙之淡巴菰也。此等物質。因燃燒而生出阿里梯海得類。其主要之毒質拂拂來。生出尤多。其毒殆五十倍於尋常之火酒。即其少許已足誘起驟然激刺之症。如肌膚起栗、週身發顫、臟腑燒渴等是也。吸紙煙之兒童。手易發顫。作書佶屈如蚓結。即其證也。少量之拂拂來。能引起抽搐痿痺等症。終竟則爲呼吸肌之痲木云。吸紙煙太過。其最普通之現象。爲咽喉及肺管上部之慢性炎。因之引起聲帶破縮、唾腺分泌太過等現象。如上所述。皆非尼哥丁之毒效。而阿里梯海得類之故也。製紙煙時。加甘油以潤淡巴菰之外。更和以硝。使易於燃燒。硝亦害人之質也。割症院之報告曰。紙煙之含有尼哥丁以外。其他之毒質。可斷言者。如阿里梯海得類之亞克路林。Aerolein 亦其一也。總之皆激刺劇烈之質耳。

六　紙煙與罪惡之關係

芝加哥市家事裁判所裁判官傑密氏最近之報告。謂有二萬五千以上之罪犯。經伊裁判。而大多數則指上均有黃色之斑。卽可見其爲久吸紙煙之輩也。又曰。無論男婦。失其赧顏之本能者。皆吸食紙煙者也。柯芬博士曾在嘎利佛尼亞感化學校任事數年。日前予往訪之。伊謂予曰。經過該校之罪犯。百人中九十八人爲吸紙煙者。其中九十五人。已成極深之癖嗜云。予嘗稽查兇惡之故殺犯及其他可怖之罪犯。而得同一之報告。卽該犯爲深嗜紙煙者是也。芝加哥近有殺人者曰康回。新聞記者某往探之。彼方踞坐牢中。狂吸紙煙與人雄談笑語。若罔所苦。記者詢曰。爾殺彼婦人。雖曰自衞。然亦有亂爾心者邪。曰。嘻是何言。此區區事何足亂我心哉。記者曰。然則爾何爲以繩縛如示人以死者自縊歟。康回坦然曰。且以紙煙授我。再答子之問。無事亟亟也。東方省某城。屢患火災。終之獲縱火者僅十二歲之幼童耳。其母謂新聞記者曰。孺子不可敎也。蓋紙煙已移其心志矣。有來我者曰。予有一子。弱冠矣。爲紙煙所殘。不能致心世事。迴憶曩者未沾惡習。穎悟異於常人。翩翩濁世之佳公子也。而今已矣。紙煙竟能移其心志。假使裸而入市。市紙煙亦必欣然不辭云云。以予測之。以上所述吸紙煙之結果。皆非過甚之辭。而係實情也。

七紙煙與國家之關係　紙煙之能力。使發育中之兒童。元氣毀。道德喪。有如前述。而翻然悟者何其鮮也。不觀夫中國乎。中國鴉片之毒。而以爲無傷。卒之全國人民。抑爲鴉片之奴隸。無復他望。每年輸出三千萬圓之金錢。若納稅然。迨稍稍自覺。乃欲自拯於凋敝之民生。滅亡之慘痛。血戰數年。始見克除。十二年前日本學校中盛行紙煙。一如今日之美國。既而日本衆議院提出禁阻二十一歲以下少年吸食紙煙之議案。於一千九百年四月一號通過。而著爲法令。提出此議案之議員根元君曰。此議案之所以提出者。因近來我國尋常學校之兒童。漸皆吸食廉價之舶來紙煙。其結果將使我國家墮入悲慘痛苦之境。若中國印度之鴉片。以麻醉之毒劑。供兒童之吞吐。使神經麻木不仁。心才能力薄弱。而國民之生命。忽遭致死之飛災。故自强國之政策觀之。實有不得不嚴禁少年之吸食紙煙也。又曰。若欲國民之淩越歐美。（此日本人夙志）則必不能任他日之主人翁尋常學校之青年吸食紙煙也。若欲使國民之光。普照環球。則必不宜蹈中國印度之前轍也。吁。洸痛哉其言也。夫跛一足攣一手之兒童。此生惟望人之矜憐而已。然使婚娶而生子女。必爲完手全足之人。若夫神經因吸紙煙而跛且攣者則不然。其子女亦必跛其腦而攣其心數世而後猶爲未已非其後裔盡滅不可且美國之法罪犯必逐之境外或拒之國門不使入境而此能使青年薰陶而爲罪犯者反貪彼區區數本尼（幣名）卑鄙齷齪之稅留而不顧吁、何其聰也

八　結論

紙煙之有害身心既如彼蠡賊國家又如此況復失時廢業禍害不可勝言賴蘭斯丹福大學校長姚濟氏曰吸煙之兒雖生人世無事業之可言他人均有成功效力於社會彼則奄奄無生氣矣鐵路大王海萊曼氏嘗曰吸煙之少年不可救藥者也與其雇用吸紙煙之人毋寧雇用瘋人院之狂人爲愈嗚呼甚矣乎紙煙之毒害也爲國者將袖手坐視其遺毒無窮乎將遏禁紙煙之製賣及青年之購吸以冀富強乎善謀國者當知所先務矣

論多飲冷水之有益

譯紐約獨立週報（錄青年）　菩生

輓近衛生專家。對於夏日衛生法。有一絕大改革。則飲用冷水是也。當十九世紀之末葉。美國盛行飲用多量冰水之風。當時歐洲人士。羣以爲大有礙於消化機能之發展。將致消化不良之惡疾。甚或非藥石所能見功焉。故反對之甚力。孰意此類危言。幸而不中。夏日飲用冷水。不特出於天性。抑亦合於衛生。今日者。歐人羣焉效之。一變其素

日排黜之心理。而樂於贊同之矣。此非衛生界之一絕大改革邪。

每屆夏初。紐約衛生部委辦。即布告合城居民。俾知飲用冷水或冰水。以至凡能令人祛熱生涼之物。皆屬無害而有益。蓋夏日飲用冷水。既爲性之所喜。則雖局外者以危言悚聽。要無當於健康之眞理也。今日則飯後飲用冰忌連之法。已得認爲有裨於消化。因胃臟受冷。頓生反應。循環加速。經過胃臟之血。因而加多。而黏液膜及黏液腺之神經調節作用。遂使胃臟之消化力。因之加健。時當夏令。循環作用。弛懈逾恆。非特軀體受其影響。即胃臟亦然。（按人至夏日每怠於操作食量尤驟減即由於循環弛懈之故）故軀體既利用冷水浴。以激起其反應。則胃臟之黏液膜。欲激起其反應。自亦當多飲冷水。內外雖殊。理無二致也。惟在身體柔弱者。則不能藉是激起反應。至如性嗜冷物之人。其效果之爲益而非損。誠有可斷言者。

學校中教授生理學者。莫不以食時飲水。爲能沖淡胃液。而大礙消化。直至近十年中。經多數之觀察及實驗。始知食時飲水。非但無礙於消化。且反較食乾糧者。能減少消化時之不快。增進吸收營養料之分量。曩所謂沖淡胃液者。特理想耳。非實事也。夫天性所嗜。即爲正當。彼醫學上之叱說。寧足恃乎。人當夏日。若告以任意飲淸冷之水。並無所損。無論何人。必將欣然首肯。則夏日飲水。固人類之天性。而亦何疑何懼之有。軀體外部。以冷水減其溫度。非但使人快適。且因熱而發之病。胥藉是而增抵抗力焉。舊說謂人當過熱之時。不可浸入水中。迨經多數之觀察。始知舊說之非。而否認之。蓋土耳其人出浴。必自暖室。立入水中。其益甚大。至於病人。則自華氏表百〇三至百〇五度。卽出浴於冰度之水中。當暑日。有中暑者。一入病院。卽以冷水或冰。祛其暑熱。而性命乃獲無虞。舊時父老之訓其子弟。每謂人性所嗜。大都有害。故多數患熱病者。欲飲冷水。乃吝不之與。卽與之。亦熱水也。若輩以爲熱病而飲冷水。縱不死。亦將增劇。甚則謂一觸冷風。亦足致其死命也。在今日患熱病者。方力求冷空氣之流通。盡闢窗牖。以療其病。卽患肺炎之小兒。亦必使居於空地或平屋之頂。蓋藉此以減降其溫度。奏效乃極佳。彼醫師非不知空氣中含有塵埃。吸其顆粒。卽有妨礙。而乃不懼夫風之作祟何也。蓋知空氣之爲患。非空氣之罪。苟能盡人力以滌除塵埃。風至不揚。決不至於爲祟也。

以下約舉夏日衛生之條件。

(一)當多飲冷水(煮沸濾淨之冷水)或冰水。如有特性不喜者。則不拘此例。

(二)當常食冷物。若物不適口。勿强食之。
(三)勿疑飯後飲冰及冰忌連爲有礙消化。蓋飯後飲冰。乃能激起胃臟之反應。使
消化更健。
(四)飯後飲茶或咖啡時。當待冷而後飲。
(五)著衣宜少。使多透冷空氣。
(六)勿畏風。彼海船中人。終日餐風。未嘗因此得病。
(七)身體外部。亦宜多用冷水沐浴。與內部之宜多飲冷水無異。
(八)當知人所嗜之物。能使人快適者。均有益於人。

要之夏日衛生。其作用全在以冷祛熱耳。然於此又有一例外焉。則凡酒類之冷者。飲之有不快適之反應。而終陷於可悲之結果也。

生理上之宜於冷。既如右述。而心理上之宜冷不宜熱。何獨不然。今旣不及詳論。姑舉其尤要者。則當去激刺。免煩憂。操作宜在早晚涼爽之時。日中炎熱時。勿宜勞及心神是也。吾人保心理之冷。較之生理之冷。尤爲緊要。雖初習之甚難。而屢行之。卽能甘之如飴也。

結婚之利害觀

丁福保

結婚爲人倫之大本與國民元氣之消長相關甚鉅世間之人未有不望子孫之蕃衍與子孫之强健者然若徒冀子孫之蕃衍强健而不講求結婚之性質則非特不能達其目的且傷及自己之健康甚至有因之而早夭者結婚亦詎可忽哉茲述結婚之性質如下

一　男子與女子之身體非至成熟期不可結婚

二　男女之年齡相距甚遠不可結婚

三　結婚之男女體格宜相適合

四　選定血統遺傳之善惡後方可訂結婚之約

五　不可據財產之多寡而訂婚約

六　血脈相近者不可結婚

七　宜選有教育之人相與結婚

八　尋常男子至十八歲女子至十六歲即有結婚者然自體格上言之男子二十歲女子至十八歲以上始可結婚蓋男子之春情發動期不過爲生殖機能開始之

時。非爲生殖機能成熟之時。遲一二年。待其成熟後始行結婚。乃能增其壽命。且得。強壯之子孫也。若反之。而一任春心發動。犯手淫。姦淫等之罪惡。身體損傷。絕不計及則至適當之結婚時。身體虛弱。精神抑鬱。記憶力減少。縱使得子。非羸弱。卽癡愚。甚至因營養不良而發育不完全。世間畸形者之多。實不外此野合早婚之結果也。

結婚之種類有四。情婚。體婚。背婚。合婚。是也。

情婚者何。卽男女以情投意合。而結婚之語也。凡體格之適否。年齡懸隔等事。皆非所問。此種結婚後之夫婦。愛情之摯。無可比擬。但欲擧健良之兒女。則殊難能。

體婚者何。卽男女以體格爲標準。而結婚者也。其性情之合否。勿計此種夫婦。雖易擧健良之兒女。然平素之愛情甚薄。婦人之操守不堅。棄前夫而從後夫者。往往有之。

背婚。爲極不良之結婚。此種結婚。世間頗多。不問男女之體格性情如何。或受父母之壓制。或羨豐厚之財產。或顧流俗之情誼。而強相配合。若是者。男女能具純良潔白之行。者寡矣。

合婚。爲最良之結婚。男女之性情。體格。咸相適合。結婚後。夫婦之愛情。甚摯。繁殖子孫。

亦易家庭間無喧爭之事而家運益趨於隆盛矣

早期結婚之害人所共知年幼之人胚種之成熟尚未達完全之境若即結婚則其所產之兒女必身體薄弱乏抵抗力精神及身體皆不强固或竟成畸形養之適以害之父母不能辭其咎也學業未竟之少年尤甚獨立之資格思慮尚未周密身體精神之發育未全結婚之後必亡失自己之生產力身心活潑之發育因之中止記憶力因之減少其不能遂修學之志向蓋可知矣故學業未竟之少年當待修學終結或達二十五歲以上方可結婚

結婚第一須注意身體之大小男女務得平均婦人以骨盤大者爲佳夫骨盤之腔內包藏生殖器泌尿器及腸男子之骨盤固是狹長婦人則宜寬大而短誠以女子之骨盤所以安置妊娠子宮且爲經營分娩之物骨盤大者其分娩自易彼骨盤狹小之婦人雖嫁强壯之夫懷妊後胎兒肥大分娩必非常困難甚至有陰部起裂傷者其爲害實不少也身體細小之女子骨盤之發育每不完全往往罹難產症世間之人競好細腰是惑之甚矣蓋腰大之婦人其體格之强健實過於腰細者也

健康强壯之親族互相結婚其成績雖無不良然若有遺傳病或身體不完全者則相

互之素質日趨於不完全之地而來日之健康亦不能保矣是必精查其身體擇體質完全者與之結婚乃可以免若夫血族結婚其害尤大究以不行爲是

日光與淸氣（錄靑年）

英國史谷飛博士著　浙杭王菩生譯述

意大利、埃及法蘭西等處。作文以論日光之利益者。僅想像中事耳。蓋此數處及印度。皆以躲避日光爲大問題。其視日光。殆如仇讐。所謂利益者。又何在得之。故在此數處。當作文而題之曰陰蔭與淸氣。或猶能得其歡迎。然在我國（指英國）則不然。人人以日光爲可寶。曝於日光中。雖黎黑其面目不顧也。故以此題作此文爲合宜矣。

日光之價値。非語言所可得而盡也。粗言之則可析其質爲光、熱及化合力三者。請解釋之如左。

（一）光　日之光乃最有力之消毒藥。撲殺微生物之利器。蓋微生物多在黑暗之處繁殖也。又爲數類生長上之直接興奮劑。如皮膚細胞因受日光而轉褐色是也。而其爲神經興奮劑。尤爲彰著。能使患神經病及腦病者復其本初。雖有時光力甚强。不可令直射人身。然其爲神經及其他之健康上之大興奮劑。而爲殺微生物及其他下等生物之利器。則鑿然無復可疑。

(二)熱　日之熱則性質又異。在多處以熱爲尋常危險之起源。予嘗至耶利哥之平原。而日之熱乃有獨絕之力。令予永不能忘。非以其熱度之高也。惟覺有重物壓人腦欲碎耳。夫熱至惟覺其爲重物壓人。則草帽日笠之屬。不幾無用乎。蓋熱力之穿過之。固易易也。故宜以厚而且重之物遮首。如天方國游牧伯土隱族人所用之羊毛或駝毛之頭巾。或以厚氈爲帽。中灌以氣。名曰日盔。總之氈帽必較草帽爲佳。

日之熱能助皮膚之調節。催血液之循環。大有益於吾人生理作用。如能行日光浴。甚有裨益。溫煖之日。能裸曝日光中尤佳。

予嘗在紐約附近之長島曝於沙灘。樂不可支。後則浴於大西洋中煖而且碧之濤。二者間作。此快令予永不能忘。

(三)化合力　以上所述。皆淺顯平易。然所謂化合力者。果何物乎。則自日光分光圖中紫色之部分所發出之力。亦猶光之發於黃色部。熱之發於紅色部也。

夫日不僅爲光與熱之根源。亦爲生命之根源。蓋凡生物之生理作用。(卽無休無間之新陳代謝)莫匪惟日是賴。而所謂化合力者。卽代表此作用之一名詞也。是故令葉綠質儲藏植物之養料者日光也。助生理組織體繼續進行者日光也。皆此化合力爲之也。

因日光有化合力。故晝夜循環。遂爲必不可少。蓋藉此而生理作用之勤作與休息。得調勻無頗也。弧光電燈亦有此同樣之性質。白熱電燈則無之。故弧光燈能催促植物之生長。興奮吾人之神經。而白熱燈則不能。因此有大銀行已易白熱燈而用弧光燈矣。

日光發生生命之力。爲一大可疑駭之問題。如上所述。足顯日光之在我國。爲何等可寶。且其可寶。不僅如上所述已也。故產兒室及育嬰室。必使面南。如是而兒童能長日居於日光中。至於病人。尤當視日爲可寶。且無論何人。如處日光中。必能補其元氣。奮其神經。故避暑之家。必擇日光最富之處爲上。

今姑舍日光而論清氣。清氣者。與日光爲同類之問題。苛言之則僅戶外之空氣而已。若室內之空氣。不論其如何流通。必不能如戶外空氣之清潔。蓋一般衛生學家所認爲清潔而可爲空氣流通法標準之室內空氣。所含之炭酸瓦斯。已較戶外空氣多至半倍。即戶外之清氣。含炭酸瓦斯萬分之四。室內之清氣。含炭酸瓦斯萬分之六是也。且也。室內之居人。能使空氣漸成汚濁。雖因空氣之流通。藉得化腐臭爲神奇。然滌之者不及汚之者之速也。戶外則無此患。因傍無門牆之阻。上無承塵之閡。空氣得以流行無礙故也。是以通世界無論何處。皆能守此萬分之四之比例。永不或差。室內則反是。設室之容積已足。(每人有一千立方呎)而空氣又十分流通。乃能常保此萬分之六之定例而不變。假使空氣不甚流通。而又人衆羣聚。擁擠非常。則且立升至萬分之十、萬分之二十乃至萬分之三十。使所增僅純淨之炭酸瓦斯。則有時於人類健康上。亦有關繫。猶非最有損害者也。無如室內空氣。又滿儲最汚濁最腐敗最有毒之物。卽人類呼出之氣是也。此呼氣者。設以其凝爲液體時之一滴。注入兎體。兎且立斃。吁。不綦毒哉。

吾人於享受清氣一端。愈能留意愈佳。請重言以申明之。則清氣者。僅戶外之空氣而已。故吾人必盡所能居於戶外。病人及兒童。尤宜視此爲不可缺。蓋戶外空氣治療法。非特於肺結核症。能收圓滿之效果。卽普通之疾病。無不能因此而獲占勿藥云。惟我國地氣潮溼。夜間露宿。似不甚宜。雖然與其汚濁。毋寧潮溼之爲愈也。

注意於夜間之空氣一事。少數人尙持故意立異之反抗說。就予觀之。空氣固無異。其爲空氣也。在日間謂之日間之空氣。迨夜斯謂之夜間之空氣耳。其爲空氣也。有以異乎哉。吾人僅當研究其果應求空氣之清潔與否之一問題而已。至若夜間之空氣有異於日間乎。可勿問也。夫清氣能愈貧血、營養不良、失眠及其他神經諸症。此類惡症。皆能使人成爲廢物者也。然則吾人夜間固當宿於戶外或洞開臥室之窗戶乎。抑將任其閉塞而飽儲毒質乎。從可知矣。

故兒童當爲特別豫備雨天遊息之所。除屋頂外。別無遮攔之物。使兒童得長日居於戶外。

吾國之强者宜東海濱。弱者宜西海濱。若北海濱則强弱咸宜。英格蘭之養病院。如格魯默。如馬該德。多面北也。海面空氣。含有鹽碘二質。於病者良適。故尤可寶。

貧人多不欲其室內空氣之清潔。非甘自戕賊也。當暖而畏寒。人之常情。清氣常冷而汚濁者常暖。故不欲去汚濁而之清潔也。雖然有策在。巨室之下層用火爐溫煖清氣（非用過之空氣）送至以上各層之諸室。則二者得兼矣。

斯策也。誠貧人之福音哉。願普天下貧人皆知其益之大。從前清氣上之恐慌。一旦滅盡。人皆知清氣亦能溫煖。而呼吸清氣。不至寒威逼人。庶有豸乎。

然在吾英國。日光與清氣二者。乃保護健康之大王。掃除疾病之神帚。不可須臾離也。

百斯篤之豫防及療法

泰興張彭年介侯譯述

本病之豫防法。最宜注意。患此症者。於潛伏期（五日以內）殆常咳嗽。自飛散之分泌物。直接傳於人體。故欲保持健康者。於二米以內不可與患者接近。庶無傳染之動機而患者。所住之家屋。宜施嚴重之消毒法。不得已而與患者接近。不可不勵行相當之豫防法及消毒法。個人的注意。爲呼吸器病。尤以豫防氣管枝加答兒及感冒。爲最要。肺百斯篤之療法。殆全無效。用多量之樟腦酒爾汤散等。雖能減輕病態。然不能治愈疾病。用愛爾珊氏血清作爲豫防的及治療的藥品。亦無效云。近來歐洲醫士。施以豫防接種。稍著效果。然接近患者之人。以感染百斯篤之故。施以豫防接種。其成績多不良。

百斯篤由於鼠蚤之媒介。經醫學家之研究。久成確說。故豫防之法。非先撲滅鼠蚤不可。而此蚤亦如痳刺里亞之蚊。先吸啜病鼠之血液。自其螫刺。移植病毒於人體。故附着病鼠之蚤。甚爲危險。其生命當飢餓狀態時。猶能生活於溫室及滓潤之空氣中。最長二十一日。溫度極高時。生存尤長。撲滅蚤之藥品。瓦斯體內。以福爾痳林蒸氣及硫黃瓦斯爲最良。用硫黃時。密閉室戶。於一立方米容積。燃燒二十五瓦之硫黃。二時乃至三時間。蚤可死滅。福爾麻林。殆收同一之效果。液體之內。以油、石油、台爾扁菁等。亦、可撲滅之。然是等之藥液屢起危險故一般多不應用最適用者。以石油一分。與一〇%苦列曹兒石鹼液二分混和之。此藥無燃燒之懼。二十秒時間。卽可殪滅。又以二乃至四%之加里石鹼液一二分。亦可撲滅之。故欲去室內物品等之蚤時。以加里石鹼液。滴置其上。經十分時間。卽可殪盡之。

一千九百十年十一月中。滿洲肺百斯篤流行。當時正値極寒之候。百斯篤菌以寒冷而增其毒性。人類以寒冷而屢起呼吸黏膜炎症。故病毒之侵入甚易。加之嚴冬之際。人皆蟄居一室。對於衞生多不良。而蔓衍尤甚。初自俄國業獵者罹之。後忽猖獗。至一千九百十一年四月。殆死數萬之人。其傳染之媒介自一患者之咳嗽而散布數萬之病原菌於室內直接傳染於人類故當流行之際而攜帶百斯篤菌之鼠並未發見又百斯篤菌一經通過人體其毒性亢進通過鼠體則毒性減弱腺百斯篤與肺百斯篤所異者唯流行於溫暖之季必自鼠蚤之媒介而後起傳染腺百斯篤之療法大概切開患部。塗布沃度丁幾爲最良。肺百斯篤用甫根氏血清。屢奏效果。然完全之免疫性非注射二回經過七日之後不能奏效又此血清之治療作用對於輕度之症甚著明。

效俄醫鳩爾伯氏檢查死亡於百斯篤之人體中其病原菌無論何日皆能生活究其成績人之屍體能藏一年以上有力之病原菌故罹百斯篤之屍體必附諸火葬而後可。

種痘新說

常州福音醫院王完白

牛痘與人人之關係　雖經初種必須再種

一歷史　天花禍人最速最烈。古今中外受其害者何可勝計。當西班牙人尋獲墨西哥時。墨國人口一千二百萬西班牙人有患天花病者。墨西哥人受其傳染。勢若燎原。因而死者居全國人口之半。毒焰之熾。可見一斑。雖亞洲及非洲北部已有接種之術。稍可防免。然法至惡劣。效果亦不甚彰。迨一七九七年。英醫健耨氏乃發明牛痘之法。戰勝天花。造福人類。爲醫學史放一異彩。

二原理　夫天花之毒。由於一種微生物曰天花菌者。侵入人體。致人於死。今向已患天花之牛身。取出天花菌之弱種。種入人體。血液卽能發生一種敵菌質。以滅天花菌。病菌既絕。敵菌質則仍留血中。至數年之久。故受種牛痘之後。雖遇天花菌。亦能撲滅而勿遭其害。

三初種　凡健全之嬰孩。生後二三月間。卽宜接種牛痘。以防天花黴之侵襲。若時當嚴寒酷暑。或嬰孩有疾。可暫爲延緩。此外無論何時。皆可接種。不必限定春季。

四再種　種痘後血液中所生之敵黴質。究能存留幾時。則因人而異。少或一年。多約十年。故數年之後。必須再種方妥。西國通例。多或三年一種。然據多數名醫之意見。大抵一生至少種四次。當可無虞。卽生後二三月四五歲十二三歲及二十歲。各種一次。此後縱染天花。亦必輕微。以血中已含有多少敵黴質。能抵抗病毒也。

五消毒　種痘手術。最要者須愼重消毒。施術者之手。受種處之皮。（或臂或腿只須一肢勿種兩邊加苦嬰兒）以及應用之器具。務必以消毒藥（如百分之三之石炭酸水等）浸洗。以除外界之毒。漿液既乾。則護以消毒繃帶。甲孩種後。其小刀必重行消毒。始可爲乙孩接種。否則甲孩或有疾病。必藉刀爲媒介。與牛痘之漿。同種於乙孩矣。

六現象　正當之牛痘。種後三四日則起小粒。四周呈紅暈。五六日成疱。七八日發育達於極期。體溫昇騰。人頗不寧。疱大而圓。內含清液。十日疱周之皮發熱。所含清液化爲膿。十一二日炎狀遂減。爾後痘疱漸次乾固。第二星期末。成櫻色之痂。三星期後。痂脫而現種痘瘢痕。再種之痘。症狀較輕。經過亦短。此外異常之症候。不一而足。茲篇不贅。

七禁忌　舊俗有種痘禁忌。如忌冲犯、忌孝服之人入室、忌月之十一十五受種。皆毫無價値。不待辯駁。近今醫家認爲當禁忌者。咸本科學之經驗而定。如飲食忌肥膩。衣被忌汚穢。房室忌幽閉。起居忌煩勞。皆所以求種痘者心身之安舒。以免兼患他症而已。

八傳漿　內地盛行傳漿之法。實爲大弊。蓋多種傳染性疾病。能由痘漿傳於他人。某醫曾實地試驗。從有遺傳梅毒之嬰孩。收取痘漿。以種已身。未幾種處卽成梅毒蝕瘍。急割除全瘍。數星期後。遍身已發梅毒症狀。其傳染之劇。有如此者。餘如痲瘋癆瘵瘡癩等症。亦皆能由痘漿傳染於人。故欲防免此弊。惟有純用新鮮之牛痘漿耳。

九成效　牛痘防免天花之成效。早爲舉世所公認。一八九六年。非律賓島人。死於天花者。逾四萬人。嗣由官吏派醫佈種牛痘。至一九零七年。死數漸減至三百零四人。後數年。竟有不死一人者。某年美人斐城天花流行時。病院中有七百醫學生護持病人。此七百人中。祗一人尚未種牛痘。後此人獨得天花之傳染。德國最嚴再種牛痘之律。

其結果三十年來。至無有以痘症死者。效力之偉。可以想見。

十結論　牛痘之功既著。故各國政府之提倡此術者。亦無微不至。日本自明治十八年。卽訂種痘之律。凡小兒產後一年以內。必行種痘。五至七年後。行再種。更五至七年。行三種。種痘既畢。須領醫生之種痘證書。呈於公署。違者處罰。一面於城市町村。廣設牛痘局。便民就種。法良意美。設備至周。吾國接種之法。發明甚早。（相傳鼻苗始於宋眞宗時）牛痘之益。自必易於領悟。深望人人能注意實行。在上者並立強迫種痘之法。以保我億萬之赤子也。

順次投入合劑壜中。使溶解之。

（二百八十四）

1 沃度
2 沃度加僧謨　各〇、五
3 酒精　一五、〇
4 蒸餾水　一五〇、〇

右爲吸入料。

秤取123。入於合劑壜中。加少量之4溶解之。後加4之殘餘。

巴布劑Cataplasmata

巴布者。以藥物細剉爲粗末。注加熱湯。使爲粥狀。以此包於紗布中。用罨法密覆於皮膚局處之謂也。然本劑由患者自製。唯給以材料耳。常用之藥物。爲大麥小麥之粗末、麪麭粉或亞麻仁末等。

（二百八十五）

1 芥子末　三〇、〇
2 亞麻仁末　三〇、〇

右以熱湯混和爲泥狀。外用。

秤取1 2混和之。

撒布劑Pulvis Adspersorius

撒布劑者。供外用之粉劑也。通常撒布於皮膚上。供撒眼用或嗅入用者甚少。本劑之調製法。雖不異於一般散劑。唯供撒眼用者。特須細末耳。

（一百八十六）1 亞鉛華
2 澱粉 各五、〇

右爲撒布劑。

秤取1 2。研和於乳鉢中。

（一百八十七）1 次沒食子酸蒼鉛 二、〇
3 滑石 五、〇
2 澱粉 三、〇

右研和。供外用。

依1 2 3之順序。投入乳鉢中研和之。

（一百八十八）1 篤僭貌羅謨石炭酸蒼鉛 三、〇

2 滑石　五、〇

右研和。供外用。

倣前法調製之。

(一百八十九)　1 單納忽爾謨　二、〇

2 澱粉　一〇、〇

右研和。用法口授。

倣前法調製之。

含漱劑 Collatarĭum Gargarisma

含漱劑者。以防腐性或收斂性之藥物。(用腐蝕性及痲醉性之藥物者少)作成水溶液。以供口內洗滌之用。本劑之調製法。與合劑同。

(一百九十)　二%鹽剝水　三〇〇、〇

薄荷水　二〇、〇

右爲含漱料。

倣(一百七十七)例調製之。加薄荷水混和之。

（二百九十一）　二%鹽素酸加僧謨水　三〇〇、〇

密兒拉丁幾　五、〇

右爲含漱料。

做前法調製之。

灌腸劑 Clysmata

灌腸劑者。注入劑之一種。特自直腸送入藥液之謂也。本劑有數種。即通利灌腸、滋養灌腸、興奮灌腸、止瀉灌腸等劑是也。通利灌腸劑。通常用溫水、石鹼水、蜂蜜或蓖麻子油乳劑等。滋養灌腸劑。用肉羹汁、肝油乳劑或以卵黃混和澱粉漿等。興奮及止瀉灌腸劑。亦以主藥作合劑或乳劑者多。

（二百九十二）　1　醋酸鉛

2　阿片丁幾　各一、〇

3　水　二〇〇、〇

右爲灌腸料。

將1溶解於3之半量。另以2混和於3之殘量中。後徐徐混和兩者之溶液。

（一百九十三）

1 硫酸麻偃涅曳謨 一五、〇

2 蜂蜜 二〇、〇

3 水 一〇〇、〇

右爲灌腸料。

（一百九十四）

1 蓖麻子油 一五、〇

2 卵黃 一個

3 蜂蜜 二〇、〇

4 水 二〇〇、〇

研磨1於乳鉢中。次加2研和之。後加3（溫湯）溶解之。

右爲灌腸料。

（一百九十五）

1 阿魏 五、〇

2 卵黃 適宜

3 水 一〇〇、〇

依乳劑之法。即倣（六十九）例調製之。

右爲灌腸料。

倣(七十二)例調製之。

塗擦劑 Frictions

塗擦劑係外用藥類似於日本藥局方之擦劑。通常塗擦於皮膚上。又與此相似之藥液。塗布於局處者。謂之塗布劑。本劑之調製法。與合劑同。

(二百九十六)

2 石灰水

1 肝油　各五〇、〇

右混和。供外用。

秤取1。入於外用壜。次加2振盪之。本劑肝油之一部分化生石灰石鹼。而與水分離。

(二百九十七)

1 昇汞　五、〇

3 依的兒　二〇、〇

2 古魯矢謨　二〇、〇

右外用。

取1投入乾燥淸淨之壜中。或酒精洗滌之小瓶中。秤取2加入其中。更秤取3。注加溶解之。

（二百九十八）　1　阿列布油　各五〇、〇

2　石灰水

右外用。

倣（二百九十六）例調製之。

（二百九十九）　1　硼酸　三、〇

2　倔利攝林　三〇、〇

右外用。

入1於小瓶中。秤取2注入之。溫於重湯煎上。使溶解之。或秤取2。入於試驗管中。熱於酒精燈上。注加於豫入1之小瓶中。

（二百）　1　依比知阿兒　五、〇

2　依的兒　一五〇、〇

右混和。供外用。

秤取2。入於小瓶中。秤取1於巴刺賓紙上。移於小瓶中混和之。

（二百一）
1 精製樟腦　〇、四
2 丁香油
3 的列並油
4 加耶布的油　各一、〇

右外用。

秤取1。入於乾燥或酒精洗滌之小瓶中。次加234混和溶解之。

軟膏 Ungūnta

軟膏者。軟脂樣之外用藥也。通常成自主藥與基礎藥。基礎藥（賦形藥）通常用豚脂、牛脂、凡士林或脂肪油與蠟之混和物等。今舉日本藥局方之軟膏製法如左。

製軟膏劑時。除特別記載之外。大概先將難溶性之物質熔融之。次和易溶性之物質。使全質均等混和。軟膏劑不可貯藏多量。恐日久有分解之憂。故臨用時調製之。

（二百二）
1 那布答林　〇、五
2 凡士林　一〇、〇

右為軟膏。

研磨1於乳鉢中。秤取2於玻璃壺內或巴刺賓紙上。注入研和之。或將磨細之1。置於瓷製膏藥板上。加2。以金屬鏟研和之。

（二百三）

1　精製樟腦

2　抱水格魯拉爾　　各一、〇

3　凡士林　　一五、〇

（二百四）

滴加酒精於1中。研磨於乳鉢中。使爲粉末。次加2研和之。更入3混和之。

1　沃度　　〇、一

2　沃度加僧謨　　二、〇

3　凡士林　　一五、〇

右爲塗擦料。

（二百五）

1　2中。加水一、〇。研和溶解之。次加3研和之。

1　沃度　　〇、二

2　刺納林　　五、〇

右爲塗擦料。

倣前法。入1於乳鉢中。滴加酒精。溶解之後。加2研和之。

（二百六）

1	沃度加僧謨	三、〇
2	蒸餾水	一、〇
3	豚脂	五、〇
4	刺納林	三〇、〇

右爲塗擦料。

採1入於乳鉢中。加2研和溶解之。之後加3 4及炭酸加僧謨〇、三研和之。

脂肪常分解而遊離脂肪酸。由是自沃度加僧謨遊離沃度。故加炭酸加僧謨中和之。

此際所用炭酸加僧謨之量。取沃度加僧謨之十分之一。

（二百七）

1	流動蘇合香	
2	阿列布油	各一〇、〇

右混和。

秤取1於巴刺賓紙上。移於乳鉢中。加2研和之。

（二百八）

1　木爹兒

2 阿列[illegible]油 各三、〇

右隔日外用

(二百九十七)例調製之。

做(二百九)

2 硫黃華 一[illegible]

3 格魯兒安母紐謨 一、〇

1 明礬 一、五

4 豚脂 四〇、〇

右爲軟膏。

研磨1 2於乳鉢中。使爲粉末。加3更研磨之。後加4作成軟膏。

(二百十)

1 硼酸

2 凡士林 各五、〇

4 剌納林 二〇、〇

3 百露拔爾撒謨 一、〇

取1之末。入於乳鉢中。加2 3研和之。更加4研和之。

（二百十一）

4	硫黃華	一〇、〇
2	炭酸加僧謨	五、〇
3	蒸餾水	二五、〇
1	安息香脂	三〇、〇

右爲軟膏。

取1研磨於乳鉢中。使爲粉末移於紙上。另秤取2 3。入於乳鉢中。溶解之後。加4及1之粉末研和之。本劑乃溼潤散劑。不得稱爲軟膏。故加適量之基礎藥而後始得軟膏之稠度以供應用。

（二百十二）

1	鹽酸莫兒比涅	〇、二
2	凡士林	二〇、〇

右外用。

採1 2於乳鉢中。或膏藥盤上。滴加一滴之傅魯給聖水（一%）研和之。

（二百十三）

1	霸王鹽（硫酸加僧謨）	二、五
2	豚脂	二五、〇

右混和。外用。

研磨1於乳鉢中使爲粉末。加2研和之。

(二百十四)

1 赤色酸化汞 一、〇

2 單軟膏 三〇、〇

右爲塗擦料。

取1入於乳鉢中。加少量之2研和之。漸次加2之殘餘。更研和之。

硬膏劑 Emplastra

硬膏劑者。以種種之黏着性藥物。而調製之外用藥也。其稠度較軟膏硬。於常溫雖難展延。逢體溫則顯黏着性。逢高度之溫則熔融。其基礎藥。常用單鉛硬膏。

(二百十五) 水銀硬膏 方五寸

右外用。用法口授。

取既製之硬膏。加溫軟化之。展布於布片。至均等之度爲止。

水銀硬膏之製法。取水銀三十分、無水刺納林十五分。親密研和之。投入黃蠟十五分、單鉛硬膏九十分之熔和物中。使全質成均等之度。

（二百十六）

3 單鉛硬膏　五、〇

1 沃度　〇、二

2 阿片　〇、五

右搓揑。展布於布片上。

盛3於膏藥鍋中。熔融之。次加1 2。不斷攪拌而搓揑之。展布於布片上。

彩粥 Pastae

彩粥者。以粉狀藥物。揑合混和於凡士林或液狀藥物（例如油類倔利攝林酒精水等）中。使為糊狀泥或軟膏樣之稠度。塗布於皮膚之局處。供防腐或腐蝕等之目的。

（二百十七）

3 那布篤兒　三、〇

4 精製硫黃　一五、〇

1 凡士林

2 加里石鹼　各一、〇

右為彩粥。用法口授。

研磨3於乳鉢中。使為粉末。加4研和之。次加1 2。再研和之。

坐藥劑 suppositria

坐藥除開拉菁坐藥外。大概以柯柯阿脂爲賦形藥。揑合收斂性、防腐性或痲醉性之藥物。插入直腸、尿道、肛門等。

插入直腸者。謂之肛門坐藥。或單曰坐藥。一個之重量約二瓦。長四糎。基底之直徑。約八粍之圓錐形。

插入尿道者。謂之尿道坐藥。一個之重量約〇、五。長五糎之長圓錐形。

插入膣者。謂之膣球或稱膣坐藥。一個之重量約二、〇乃至三、〇。作成球形。用橢圓形、卵圓形者少。

調製坐藥時將主藥納入磁製乳鉢中。加少量之柯柯阿脂研和之。漸次加全量揑合之。夏期依此而作較軟膏稍硬之稠度。即得坐藥之稠度。冬期加阿列布油揑合之。至適宜之稠度。移於紙上延展之。製成圓柱狀。次於截丸器之溝間附以標線。以篦截之。後卷紙片於篦輕回轉之。即得適宜之形狀。

日本藥局方之坐藥製法。述之如左

製坐藥時。除特別記載之外。大概以柯柯阿脂爲賦形藥。混和適量之主藥。劇毒藥及固形之藥品。處方中不記明時。不可充填於空筒坐劑中。肛門坐劑。通常長三乃至四糎。底面之直徑一乃至一、五糎。其重量約二乃至三瓦。

（二百十八）

1 阿片末　〇、二

2 莨菪越幾斯　〇、五

3 柯柯阿脂　二〇、〇

右作球十個。

依通則。研磨1 2於磁製乳鉢中。加3捏合調製之。

（二百十九）

2 硫酸亞鉛　〇、五

1 鹽酸古加乙涅　〇、一

3 柯柯阿脂　八、〇

右作球四個。

做前法調製之。

（二百二十）

1 依比知阿兒　一、〇

2 柯柯阿脂　六、〇

副睪丸炎者。初於鼠蹊部發疼痛。體溫昇騰。副睪丸腫起。其狀如茄。而覆於睪丸。觸之則感覺過敏。陰囊內有壓重之感。其豫後或良或不良。

月經困難

月經困難者。月經前或月經時。下腹、薦骨部、腰部等。發疝痛狀之疼痛。波及於腹部。發嘔氣、嘔吐、偏頭痛、眩暈等。其豫後概良。

子宮炎

一名子宮實質炎又名子宮實質煍衝又作子宮組織炎

子宮炎者。先惡寒、發熱。次骨盤內發劇痛。因起立步行等。而增加子宮腫大。壓之則知覺過敏。尿意頻數。裏急後重。月經閉止。有時過多。又有濃汁流出、惡心嘔吐、下痢或便閉及白帶下等。其豫後概良。

膣加答兒

膣加答兒者。膣黏膜赤腫。其溫度增加。劇症則發疼痛。插入手指。則知覺過敏。分泌物初減少。後增加。又有體溫增加、尿意頻數、裏急後重等。

白帶下

白帶下者。其主徵為白色黏液或膿性之分泌物。其量饒多。障害全身之營養。若膣黏膜弛緩。則僅脫下而發窘迫性疼痛。且陰門內有如挾外物之感。

蕁麻疹

舊譯作風團一名瘖瘤西名於底基喇

蕁麻疹者。爲發於皮膚之赤色或白色之疹。硬固且隆起。如大豆大。起煩癢、灼熱。時或發熱、浮腫。

匐行疹

匐行疹者。多發生於有毛髮之處。其毛髮荒蕪。表皮剝脫。爲赤色之疱癬。而蔓延於周圍。其痕跡變爲蒼白色。

溼疹

一名溼性溼疹一名小水泡疹一名膿疱一名溼瘑瘡日文名エクツエーマ西名闊思麻舊譯作溼癬南名水癬癩

溼疹者。以皮膚瘙癢、灼熱、腫起爲始。次發生赤色之疹。如帽鍼頭大。變成水疱。或至破潰。或結軟痂。

膿疱疹

膿疱疹者。多發生於顏面、頭髮部及手。初爲水疱。漸變爲膿疱。後破而結黃痂。

紅斑

舊譯作赤遊風西名謁戾的麻日文作エリテマ或作依賴地麻一名潮紅斑一名血風癩

紅斑者。爲皮膚表層之充血斑。多發於腹部、內股、手足之背面等局處。灼熱緊張。往往發熱。以指壓其紅斑部。則消退。

癜風 一名黃斑又有紫癜風黑癜風之名

癜風者。多發生於胸部。爲扁平圓形黃色之斑。或自淡褐色變爲暗褐色。有瘙癢之感而剝屑。

面皰 有蝕蟲殼嘴瘡面粉刺等名

面皰者。發於面部或背部。爲白色圓形之小腫起。小者如米粒大。大者如豌豆大。其尖頭有黑點。

酒精中毒

酒精中毒者。起眩暈、耳鳴、頭痛、精神昏睡、痲痺、痙攣、嘔氣、嘔吐、大便失禁、精液漏出、心動始躍終衰乘不整、脈搏歇代、呼氣帶酒臭等。

砒製劑中毒

急性砒石中毒者。可分爲兩種。(甲)頸部絞窄。乾燥。口渴。下腹劇痛。嘔吐。虎列刺狀下痢、腓腸痙攣、脈搏頻數不正。皮膚蒼白厥冷。呼吸促迫。卒以失神或痙攣而死。(乙)頭痛、眩暈。俄然陷於虛脫。發痙攣而死。

金鷄那霜中毒

金鷄那霜中毒者。起流涎。惡心、嘔吐。視聽障礙。蟻走。皮膚呈青藍色。起痙攣。卒以呼吸痲痺而死。

河豚中毒

河豚中毒者。若係重症。運動及知覺。猝然痲痺。脈搏微弱歇代。呼吸徐緩。經一二時間而死。輕症則起嘔吐、頭痛、眩暈、倦怠、知覺痲痺、舌運動及嚥下困難、皮膚呈青藍色、四肢厥冷、瞳孔散大不動等症。經數日而死。或能治愈者亦有之。

燐中毒

急性燐中毒者。每發頭痛、嘔吐(吐物帶蒜狀臭氣於暗處放光)腸胃炎、黃疸、肝臟痛、肝臟肥大而死。

水銀鹽中毒

水銀鹽急性中毒之由於內服者。口腔、咽頭及胃黏膜均腐蝕。有銅味之感覺。咽頭有絞窄之感。嚥下困難。灼熱嘔吐。胃痛。下痢。脈搏頻數不正。顏面蒼白。卒以虛脫而死。急性中毒之由於外用者。謂之水銀性赤痢。排泄血便。下痢。裏急後重。發汞氣性齒齦炎。

泌尿減少或絕止。

嗎啡及阿片中毒

嗎啡及阿片急性中毒者。起頭痛。眩暈。呼吸遲徐不正。嗜眠。昏睡。知覺脫失。神識缺乏。脈搏細徐。瞳孔縮小。皮膚蒼白。

石炭酸中毒

石炭酸中毒者。其在於內服。口脣、顏面、皮膚、舌及口腔黏膜。多被腐蝕。感灼熱、疼痛。嚥下困難。旋起眩暈。耳鳴。視覺障害。顏貌呈蒼白色。四肢呈紫藍色。卒以呼吸痲痺或心臟痲痺而死。

亞篤羅必涅中毒

亞篤羅必涅中毒者。其症候爲瞳孔散大。口內及咽頭乾燥。嚥下困難。聲音嘶嗄。視力障礙。瞳孔散大而强直。心悸亢進。頭痛。不穩。譫語。昏睡。蛋白尿。血尿。膀胱炎。疼痛性陰莖勃起。呼吸障害。痙攣。躁狂。發猩紅熱狀紅斑。全身搐搦。經二時間至三十時間。卽行死亡。

實芰答利斯中毒

實芰答利斯中毒者。其症候爲惡心。嘔吐。下痢。頸動脈劇烈搏動。胃部疼痛。煩渴。耳鳴。重聽。頭痛。眩暈。譫妄。瞳孔散大。(有時縮小)幻覺。腸疝痛。不眠。胸內苦悶。振顫。脈搏頻數。細小而不整。體溫下降。額流冷汗。皮膚呈青藍色。筋肉痙攣。卒死亡於呼吸促迫或心臟麻痺之下。

珊篤甯中毒

珊篤甯中毒者。其症候爲浮動症。瞳孔散大或縮小。黃色視。頭痛。眩暈。惡心。嘔吐。流涎。皮膚厥冷。幻嗅。幻味。嗜眠。搐搦。排泄之尿。呈綠黃色。如以加里滷汁煑沸之。則呈赤色。其爲重症。則起痙攣。呼吸困難。卒死於窒息。

安知必林中毒

安知必林中毒者。其症候爲起諸種之皮疹及內疹。其疹不一。有天疱瘡狀皮疹及薔薇疹或蕁麻疹狀之形狀。顏面浮腫。或發潰爛性口腔炎。又現頸部疼痛。聲音嘶嗄。是爲內疹發生於該部之徵。此外起胃痛、嘔吐、心悸亢進、脈搏不整、頭痛、眩暈、眼火閃發、昏懵、全身倦怠、嗜眠、痙攣、人事不省、呼吸促迫、心臟衰弱及虛脫狀態等。有時且至於失明。

留學日本愛知醫學專門學校學生楊煥周爲請設立醫學以重衛生事上巡按使稟

爲請設山東醫學以重衛生事。竊維國家之貧富强弱存亡。全視乎醫學之能否發明以爲斷。醫學陋。則國家必貧必弱且至於亡。醫學精。則國家必富必强且適於存。此固科學昌明時代所公認。而醫學居先導地位之德國之昂不爾厄所由主張醫術戰勝災厄說也。夫醫學之妙用。不惟醫病於已然。且可防之於未然。不惟消極的免人之災危。且可積極的躋人於健康。西人云。健康者幸福也。蓋以具體的論之。醫學發明可以培養强壯之身體。減少死亡之數目。使有用之國民日見其多。以抽象的論之。可以發明人之精神。增進人之聰明。使純正之理想日見其高。以多數强健之國民。補之以精純高尚之理想。以之爲學。則可進上乘。以之爲農。則能盡地利。以之爲工。則技術發達。以之爲商。則貿易擴張。敵愾疆場。可禦外侮。置身政務。可培國脈。故醫學發明。國家富强之基也。反之醫學衰陋。亦國家貧弱之階也。適者存。不適者亡。可不懼哉。不觀夫歐洲各國乎。法國於千八百七十二年。創設保健衛生會議。如巴里大學之大學長。醫科大學之各科教授。藥學校長以及市事務局獸醫課長。無不加入其中。此衛生會議實爲行政官之重要顧問府。故凡傳染病之處分。救助醫之組織。販賣食品混雜物之豫防法。新設公共建築物衛生設備法。凡一切衛生事項。事無巨細。悉於衛生會議就正焉。夫法國之所以注重衛生。因醫學發明也。醫學發明。衛生所以有效也。窒扶斯病之蔓延。爲法國人民繁殖之大梗。自醫學發明。注重衛生。窒扶斯病遂銳減其勢。十年間減去大半。至今幾乎全歸撲滅矣。德國自千八百八十年後。創設病院及消毒所。網羅醫學衛生學著名諸人。禁止傳染病之流行。而天然痘因之淨盡。又自千八百九十三年。設立衛生試驗所。與以無限之權力。傑森大學教授滑奇氏。黴菌學者唐羅兒博士及火亮博士。百計圖謀。杜絕病源。而哭列拉爲之絕滅。夫德國自千八百三十年迄千八百七十三年。哭列拉之流行共十四次。妨害商業。奪人生命。戕賊幼兒。滅絕全家。肆虐無窮。慘不忍聞。自講求衛生。發明醫術。而天然痘不得肆其暴虐。哭列拉不得逞其猖獗。日耳曼民族遂滋長競榮矣。不特德法已也。奧國建築隔離病院之後。人口之死亡比列。在千八百六十年前。多至千八中四十人以上者。至千八百九十四年。不足二十三人。比之三十年前。一年中保存生命。多至二萬以上。匈牙利自提倡衛生行政之後。人口之死亡比例。在千八百七十年前。千人中四十五人至五十八人者。後則減至二十五人以下。是每年保存生命達萬人之多。其他如比利時貧民病院。意大利之夜間急病施療所。所收效果。更不勝枚舉。是以歐洲國民。體格雄偉。智慧顯悟。哲理與實業並進。內政與外交兼長。富加全球。雄視五洲。夫歐洲治道所以達於極軌。果孰使致之。孰爲爲之哉。皆醫學發明有以養成之也。今之醉心歐化者。非不欲蕭規曹隨。極力倣效。夫庸知其歐化隆盛之大本在乎醫學之精深也。而我國爲何如乎。我國號稱神明。醫學發明爲各國先。遙溯殷周。伊尹作湯液。扁倉長禁方。漢晉以來。長沙以傷寒雜病斷。叔和以脈理顯。金元以後。河間丹溪東垣景岳諸輩。皆能著書立說。自成一家。其後每況愈下。若者拘守陳編。若者穿鑿附會。甚則不識病源。不辨藥性。藥與病違。人因醫死。豈但張冠李戴。魚魯亥豕之貽譏耶。如肝居右而以爲居左。腎製溺而以爲藏精。心運血而以爲主知覺。黃連能助消化。而以爲苦寒敗胃。石膏不堪入藥。而以爲能治傷寒中風牙痛等症。尤可怪者。至謂色青味酸入肝。色赤味苦入心。色黃味甘入脾。色白味辛入肺。色黑味鹹入腎。以色味强配五臟。眞所謂荒謬絕倫也。醫理不精。醫術更不堪問矣。草菅人命。庸醫殺人。吾國國民不死於病而死於醫者。每年不知其幾千萬也。寡人妻。孤人子。致人於身敗家亡者。亦屢見而不一見也。病不因醫而愈。乃因醫而死。不

上巡按使稟　　三

能醫病於已然。又焉能防患於未然。保持健康。躋人壽域。發達體育及智育哉。故吾國貧弱。醫術陋拙其絕大原因也。夫國於物競天擇優勝劣敗之場。國醫既不足恃。外醫卽乘間而入。故京津滬甯之間。口岸商埠各地。開設醫院。充當醫生者。幾不見漢人之蹤跡。因此開一絕大之漏巵。然雖糜費金錢。倘能爲吾國悉心診視。猶可也。無奈多督眼一視。卽置之不理矣。若係各國名醫。草率診視。猶可也。無奈多經其本國取締。早不得在其本國行醫矣。以既經取締之人。慣用操切之術。醫吾國之民。而吾國民猶不憚拋擲多數金錢。趨之若鶩者。皆吾國醫術不明有以驅之。嗟我國民。可哀亦可恥也。竊嘗思憶滿清末年。鼠疫盛行。東北國民。死亡無算。斷絕交通。糜款巨萬。民舍灰燼。市村邱墟。至今思之。猶爲寒心。使醫學發明。防疫有術。又何至遭此浩刦耶。然亡羊補牢。猶爲未晚。使今日急起研究。或可補救於將來。若仍漠然置之。恐將來貽害。不第東北數省也。夫醫學文明。富强之基也。故他種事業。關係尚輕。而醫學之關係獨重。他種事業。俱可從緩。而醫學之設。決不可緩。因敢下一斷語曰。醫學不興。中國決無富强之日。今之談治道者。皆以法律經濟爲當務之急。以爲法律可以伸民權。經濟可以裕民生。似也。殊不知資產出於人力。權利損於疾病。經濟首重勞力。無勞力則經濟無以充其量。

法律貴乎行使。不行使則法律無以神其用。不有醫術以發展其身體。活潑其精神。安有擴充經濟與運用法律之能力乎。不但此也。經濟學。法律學。又豈委靡不振神經錯亂之病夫所能勝任乎。而醫學衞生。與人力經濟之關係。更有可以統計顯著者。人口十萬之市內醫學衞生之發達。死亡之數。百人減一。十萬之衆。可減百人。而死亡疾病統計之比例。平均死亡一人。患病者以三十四人爲率。死亡之數減少百人。患病之數可減少三千四百人。疾病有輕重。休養有長短。疾病統計。平均須經二十日恢復。則患病之人數。減少三千四百人。廢業時日。可節六萬八千日。每日傭給所失。醫藥所費。平均以一圓計之。則每歲人口十萬之市。所減損失可達六萬八千圓之多。由是觀之。醫學衞生。不得視爲分利耗費之業。有裨於富強之道。其理顯然。是醫學者。法律經濟之根本。尤法律學經濟學之根本也。故不以法律經濟爲當務之急則已。如以法律經濟爲當務之急。尤不可不先以醫學爲當務之急。而世人不察。以醫學爲個人職術。係營業性質。不知診視疾病。爲醫家末技。而不足盡醫學之長。猶辯護訴訟爲律師末技。而實不足括法學之用也。德醫谷霍氏細菌學出。於療病衞生之學。大爲改觀。於人類爭存之道。亦大有裨益。蓋醫學者。可以補法律道德之缺。考歐美各國。悉以法律神醫三者爲社會教育。蓋法律所以保護權利。神學所以感化道德。醫所以保全健康。三者有密切之關係也。是諸先進國。對於醫學未嘗偏廢。且中國人士。偏重仕途。以致政界擁擠。百弊叢生。豈好爲此哉。無自立之學問。以謀生活也。若醫學推廣。醫學專家相繼而出。救人災危。謀已生活。可以殺政界之潮流。保國家之和平。由是言之。醫學之設。誠不容緩矣。今中國政治刷新。百端具舉。獨醫學一門。除北京上海天津設有三處外。其餘各省。均屬缺如。我山東交通便利。人烟稠密。醫學之設。似較他省爲尤急。生負笈東瀛。從事醫學。數年於茲。外觀醫術之精美。內審醫學之墜落。貴賤藥品。仰給外人。東西醫生。盤踞中土。竊愁焉憂之。素仰我

公督理民政。計畫遠大。規模宏深。各等學校之設立。諒早經卓定。無俟瀆陳。生明知譾陋之見。無當高深。但一得之愚。不安緘默。用敢將請籌辦山東醫學各情由冒昧上陳。

恭候

鈞裁。敬請

勛安

著名良藥

商標 'KEPLER' TRADE MARK

COD LIVER OIL WITH MALT EXTRACT

商標 解百勒

麥精魚肝油

解百勒麥精魚肝油。含有兩種最可貴食物要素。即純鰵魚肝油與解百勒麥精是也。○鰵魚肝油。醫學界久已承認爲消耗諸症與疾病匱乏育質者之最妙食品。惟其氣味每爲病者厭惡。又胃消化力不强者。亦常不能受容。因此不能得其實益。是爲憾事。自有解百勒麥精魚肝油以來。此種缺憾悉行解除矣。因鰵魚肝油一化入麥精中。其滋味便成佳美。不第食性乖僻者。易於進服。即虛不受補者。亦可得其化育之功。○解百勒麥精涵有茁壯大麥之濃厚育素。亦有消化作用之糟粕。以增鰵魚肝油之效力。且使別種食物。亦易消化。○解百勒麥精魚肝油。既有此兩種寶貴食物。則其自爲各症匱乏育質之妙品。癆瘵瘰癧虧弱人服之。其恢復元氣之效力。堪稱無雙。病者藉此强壯之力。得以止遏病勢。更因此得以健痊。其於肺體炎症以及各種熱病。難進飲食者。惟此可容納而消化之。○久病未痊重症新愈。此爲至寶至美之食品。○稟賦柔弱。小兒單薄。按法投服。獲益匪淺。力量增加。○乳母日常服之。身體强健。乳汁濃厚。○解百勒三字。爲此品之商標。如果所服者爲眞解百勒品。其獲益也。必如願以償。　此品有大小瓶兩種。

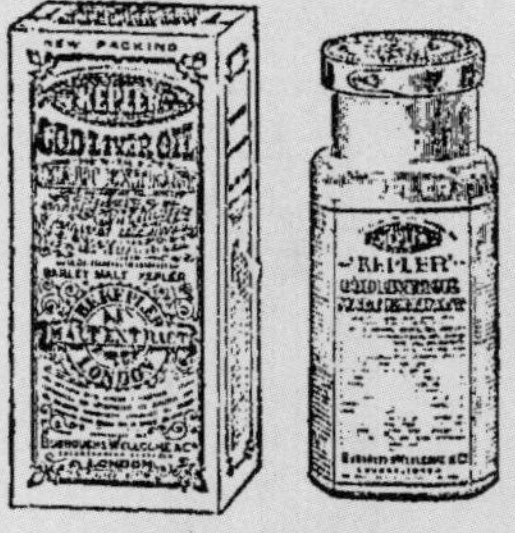

此圖由眞式縮小

上海 英京 寶威大藥行

中華民國四年五月出版

中西醫學報

第五年第十期

本期之目錄

本報全年十二冊本埠洋八角四分中國境內洋九角六分日本臺灣洋一元零八分香港南洋各島洋一元三角二分零售每冊洋一角上海英大馬路泥城橋西首龍飛馬車行西間壁三十九號丁福保醫寓發行

半夏消痰丸

每瓶大洋一元

功效 一治濕痰、寒痰、燥痰、濕痰、以及老年痰多等症。二治各種痰之不易吐出者。能將氣管內之分泌液化薄故爲袪痰藥。三治晨咳、夜咳、燥咳、寒咳、勞咳、以及傷風咳嗽等症。故爲鎭咳藥。四治呼吸器病之喘息。及心臟病之喘息故又爲呼吸困難之緩解藥。有此四端所以咽頭炎、氣管支炎肺勞病百日咳流行性感冒、氣管支喘息、肺炎、肋膜炎等。皆可治之。

用法 每食後服四粒至五六粒爲止、一日三次、用開水過下、

衛生 房內空氣宜流通。嚴禁煙酒。宜習練深呼吸法。深呼吸者。在日。光下。潔淨之。空。氣。中。挺身直立緊閉其口。將肺。內。之。濁。氣。從。鼻。孔。盡。力。呼。出。呼。至。不。能。再。吸。於。是。將。外。面。之。清。空。氣。從。鼻。孔。用。力。吸。入。吸。至。不。能。再。吸。第。一。次。行。完。後。休。息。片。時。再。行。第。二。次。每。日。朝。暮。可。作。二。回。每。回。可。作。十。餘。次。其。效。果。能。使。肺。臟。擴。張。肺。內。之。容。積。變。大。肺。葉。之。尖。因。深。呼。吸。之。鼓。動。力。亦。能。盡。其。功。用。以。營。其。呼。吸。預。防。肺。病。之。法。莫。妙。於。此。

無錫丁氏監製

上海英大馬路泥城橋西首龍飛馬車行西間壁第三十九號醫學書局

屋佛沐丁爲最新最效之滋養品

按屋佛沐丁 OVOMALTINE 係瑞士國新出之一種滋養品。用麥精、牛乳、鷄蛋三種物所製成。有養身補腦之要素。服之能增加永久的精力。增益身體健爽之神彩。如積勞孱弱之人。服之尤易獲益。非他種滋養品可比。鄙人用此品已歷試多人。均能得美滿之效果。敢以一言介紹。凡海內諸君欲購買此屋佛沐丁之滋養品者。可直向上海英界靜安寺路派克路口三十九號敝醫寓內購買可也。　丁福保附識

原　素

屋佛沐丁係用麥精、牛乳、鷄蛋等物之滋養素併合而成。具有呵咕香味。形色爲純潔易化之粒體。與一般麥精食物不同。因其絕無小粉縷絲與糠末等質也。據衛生學理考察食物。凡增益體力補養精神之飲食品。必須含有三質。（脂精脂油炭輕酸）凡食物之祇具其一或含其二者。要不能稱爲滿足養身之品。屋佛沐丁包含充分之養身原素。皆在宜於消化滋養之地位。且蛋黃內含有一養身燐質。（立雪芹）即爲養腦補神所不能缺。增加紅血球所不可無之原素也。惜此原素之滋養力。往往爲普通燒煮之法所毀滅。又麥精與牛乳之滋養力。亦爲沸滾熱力所減少。故製造屋佛沐丁者。用特別秘法。不使高度熱力。消滅各料養身原素之滋養力也。

服用方法

加一或二茶匙屋佛沐丁於一盃熱牛乳或開水中而調和之。即能立時融化。不留精滓。切勿先加屋佛沐丁於盃。而後加熱牛乳或開水。因如此豫備。恐融化不如前法之易。食時可隨意加糖少許。惟斷不可煨煮。蓋沸滾熱力。必減少其滋養力也。

滋　味

屋佛沐丁具有一極甘美之呵咕與麥精的香味。與一般飲品不同。且其滋味能使恆久食之。而不生厭惡心。若較上列分量。多加屋佛沐丁。則其味更近於麥精。若減輕則呵咕之味較强。故可按個人所好。而配求一適口的飲食品也。

補藥品屋佛沐丁具有極大的補益效力。蓋其極易消化。而即能化爲養身補腦之原素世。有以各種酒精支撑衰弱之體力者。不久即退若久飲之則反受其害不如屋佛沐丁之能增加永久的精力增益身體健爽之神彩而於積勞孱弱者服之尤易得美滿之效力。

養身品 凖以測量食物養身力之表計算凡一盃屋佛沐丁。除去牛乳或糖料幾及五倍呵咕的養身力且較爲適口而易化。又二茶匙的屋佛沐丁與一茶盃牛乳之養身力足及二大湯匙的麥精或魚肝油入酒盃的肉或麥精酒或三十盃的牛肉汁。

調養品 凡乳母或覺飲食無味者皆當服用屋佛沐丁。因其容易消化。而復具極大之滋養力。

孩童飲品凡孩童生長神速。而胃力不足。且不可飲茶或咖啡者屋佛沐丁可爲一種完美的飲料。蓋其滋味甘美適口。孩童莫不喜飲之。

勞力者 凡於多用腦力與經營大商業者。活潑之腦力。與辦事的耐苦力。皆爲不可缺之物。而此二物俱本乎體健。而完美之飲食。又爲該二物之本源。屋佛沐丁爲養身强體、防禦疾病、增益體力、鞏固神經之聖品。若以之作每日早餐。或隨時進食之飲料。其功效之偉大。決非他種滋養品所可同日語也。

睡前晚餐人多患夜不成寐之病。不知此病乃因腦部受胃中餘料消化汁之感觸。以致不能熟眠如在未之睡前。飲屋佛沐丁少許。則此感觸可立止。而得安眠熟睡矣。

介紹內外科兼長之西醫

啟者近風氣大開。各處信用西醫。日見繁多。倘海內諸君有欲聘請內外科兼長之西醫者。鄙人用敢代爲介紹。請即通信上海英界靜安寺路派克路口三十九號敝寓內可也。

丁福保謹啓

外科總論豫約券

是書爲日本醫學士下平用彩原著。江陰徐雲、無錫萬鈞合譯。計四十三萬餘言。內附最工緻之圖四百二十八。是書內容豐富。理論新穎。爲吾國數千年來獨一無二之巨著。共五編。第一編外傷及炎症總論。分五章。第一章外傷論第二章炎症論第三章創傷傳染病論。第四章動物毒傳染論第五章慢性傳染病論。第二編各器官之外傷及諸病總論。分十三章。第一章皮膚及皮下蜂窩織之外傷及諸病。第二章黏膜之外傷及諸病。第三章血管之外傷及諸病。第四章淋巴管及淋巴腺之外傷及諸病。第五章神經之外傷及諸病。第六章筋膜及筋之外傷及諸病。第七章腱及腱鞘之外傷及諸病。第八章黏液囊之外傷及諸病。第九章骨之外傷及諸病。第十章關節之外傷及諸病。第十一章體腔及其他諸臟器之外傷及諸病。第十二章銃傷。第十三章壞疽。第三編腫瘍論。分二章。第一章腫瘍總論。第二章腫瘍各論。第四編外科手術及療法總論。分十五章。第一章外科手術及其準備。第二章麻醉法。第三章手術中血液儉節法與愛斯氏人工驅血法。第四章防腐的手術之施行、手術中不快之偶發症及手術之後療法。第五章諸組織分割法。第六章止血法。第七章創液排導法卽排膿法。第八章諸組織接合法。第九章皮膚之手術。第十章血管之手術。第十一章神經之手術。第十二章筋及腱之手術。第十三章骨之手術。第十四章關節之手術。第十五章切斷術及關節離斷術。第五編繃帶術論。分六章。第一章創傷繃帶概論。第二章其他之創傷繃帶、創傷療法。第三章卷軸帶及布帛繃帶。第四章患者安置法與安置裝置。第五章不動固定繃帶及伸展繃帶。第六章義裝法。末附按摩法。吾國譯述之各外科書。從未有是書之詳備者。分裝三巨冊。定價大洋五元。外加郵費。本年陽曆八月出版。先售豫約券以一百部爲限。售實洋二元五角。不折不扣。外加郵費五角。滿限後。須照原定價出售。

總發行所上海英大馬路泥城橋西首龍飛西間壁三十九號醫學書局書款可從郵局匯寄

紹興醫藥學報繼續出版廣告

吾越自有醫藥團體以來。即有學報刊行。以資研究。消數亦不尠。出版至四十四期。其價值可知也。前因報價欠收不能週轉而中止。際此競尚學術之時。不謀繼起。何以圖存。同人等有見於斯。爲此零集資本。續行發刊。自陽曆七月起。仍月出一冊。改訂洋裝。另售每冊一角。豫定半年五角五分。一年一元。郵費每冊加一分。代派十份以上皆八折。五十份七折。百份六折。廣告每行三十字二角。每半頁二元。豫訂連登三期者八折。六期者七折。一年者六折。凡登長期廣告者。每月贈送本報一份。如蒙投稿。酬答從豐。可直寄紹城汕車衖內醫藥學報編輯所。如定報及承認代派。或惠登廣告。請寄紹城諸善衖口紹興醫藥學報發行所可也。

少年之模範

勸善之書。汗牛充棟。類皆言不雅馴。爲通人學者所不樂觀。無錫丁君福保特選錄二十四史中之嘉言懿行。足爲少年進德修業之模範者。分門別類。彙爲一編。名曰少年之模範。書凡十二章。第一章勤學之模範。第二章自治之模範。第三章孝之模範。第四章弟子之模範。第五章兄弟之模範。第六章夫婦之模範。第七章交友之模範。第八章尙武之模範。第九章服官之模範。第十章敎子之模範。第十一章殉國之模範。第十二章雜識。每條皆注明出於某史。一則講解時便於檢查。一則使學者知出於正史。非稗官雜書之可比也。　每部大洋三角　總發行所上海英界靜安寺路三十九號醫學書局

無錫侯子勤先生所著古杼秋館遺稿詩文集兩種及禹貢古今地理注釋四卷由無錫吳禮讓堂印送傳世倘蒙海內外　大文學家或圖書館敎育會等處索閱請說明何種將寄法詳示並附郵票十分逕寄江蘇無錫大成巷中吳日永收接示後謹當由郵掛號寄贈無誤也

夏令暑氣蒸人往往身體軟弱疲乏不堪此無他因暑熱而致血液淡薄無力之故耳即如各種軟弱病狀衰殘常覺無力疲乏難以勝任耳鳴眼花胃失消化飲食減少背痛腰酸腦筋衰殘易於惹怒頭目暈眩胡思妄想神思恍惚昏悶倦睡等症是也身體衰弱爲患最險因虛弱之軀易於受病故每見虛弱者常染時疫霍亂痢疾猩紅熱症天花等症以及各種暑天疾病是也

身體倘殘者以韋廉士大醫生紅色補丸療治之正屬相宜蓋此丸爲地球上熱帶中養血補腦之聖藥在天下各處已曾治愈數千萬人爲彼等所信賴轉弱爲强之要素也

紹興八世醫士顧杏莊君

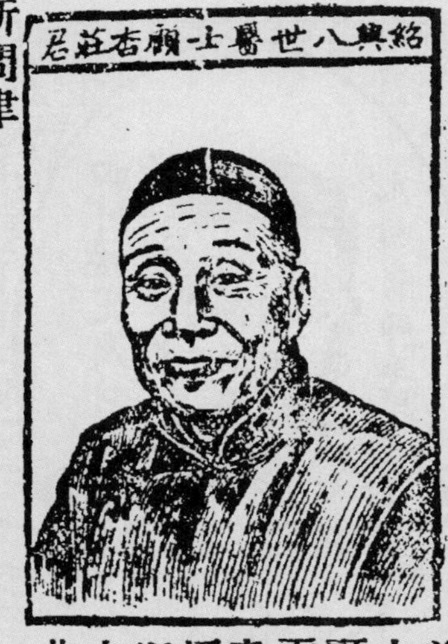

顧君杏莊乃紹興著名外科醫生已歷八世其來函云

韋廉士大醫生紅色補丸功效卓著名震寰球早經五洲諸名醫贊賞療治各疾有極大之奇功是以鄙人診治各症以韋廉士大醫生紅色補丸與之服用無不應手奏效足見功歸實濟贊化調元非虛譽張揚者可比特作證言俾世之抱病者有所問津

韋廉士大醫生紅色補丸所造之新血能滋補週身各部壯筋健骨調元益髓并使精力充足且是丸男女均可服用功效相同專治血薄氣衰諸虛百損少年斵傷胃不消化瘋溼骨痛皮膚黃萎山嵐瘴瘧等患以及婦科疑難雜症無不靈效凡經售西藥者均有出售或直向上海四川路八十四號韋廉士大醫生藥局函購每一瓶英洋一元五角每六瓶英洋八元郵力在內

創辦盧氏醫院及新醫學校緣起敬告國民

盧謙

緒言

鄙人曾畢業於陸軍醫學校。供職軍醫。已有年矣。竊憾軍醫設備。頗不完全。所用不足以盡其所學。遂於民國元年。託病辭職。於津門南馬路。創辦新醫學診治所及講習社。冀以展其所學而開通醫學智識。非徒爲生計計也。數年以來。以個人之能力。得以支持至今不致隕越者。固由鄙人性質堅忍。亦以頗得社會一部分之信仰故也。嗣以診所狹隘。不敷應用。遂於昨年冬。遷至東馬路。改名盧氏醫院及新醫學校。屈指至今。又將半載矣。刻因夜班額滿。擬附設日班。以饜學者。幷述鄙人創辦醫院及醫校之緣起。登諸報末。願閱者一垂察焉

(甲)創辦醫院之志趣

我國之有醫院。自西人來華始也。其後日人踵之。遂盛行於各都會焉。近且有在內地建設醫院。置地產權之要求。其用意。無非隱操我國民之生命。踵西人之故智也。我國醫家之留學於外洋。畢業於內地者。除利祿薰心。不復講學外。未嘗無人爲創辦醫院以圖抵制者。顧以財力有限。規模未宏。加以國民盲從外人之劣根性。深入腦筋。以致

有志莫償半途而廢者比比也其碩果僅存落落可數者以鄙人所知上海有自新醫院為汪惕予個人捐產所創辦其規模稍為宏大北京則有華人自辦之醫院數處其規模皆稍替焉其次則津門有中華及晛青醫院又其次則鄙人所辦之醫院也夫以財力有限規模未宏若此國民盲從外人之劣根性深入腦筋若彼則吾人所辦之醫院其前途之隱憂亦可知已

或曰無傷也國民信西醫者究占其少數其大多數皆信中醫也不知中醫學說承數千年之流弊晦盲否塞已達極點而社會之信仰仍居多數者以人智未進也二十年後人智大進中醫學說必歸天演淘汰所敢斷言彼時外人之為西醫者遍於國中設醫院者遍於內地華人之為西醫者不見信於國民設醫院者寥寥若晨星則我國民之生命盡為外人所把持其危險孰甚徵諸近事我國之飛行家鄭鴻君以肺病求治於某國醫院而遭其毒害則將來我國之有奇材異能而盲從外人者恐不免供其犧牲矣此非鄙人之過言蓋前事之不忘後事之師也

今有數言敬告我國民曰華人之為西醫者欲博社會之信仰必孜孜矻矻研究醫術而不怠勿以為不若外人也信仰者愈多則其醫術必愈進步而醫業亦隨之發達必

有能抵制外人之一日是能抵制外人者固在我輩而能助之使得成功者則社會也然非除去盲從外人之劣根性則我輩雖有靈心妙手終無緣以表現致湮沒無聞鬱鬱以終此則社會之咎也

今請不避繁瑣。說明信仰外人及華人之利害如左。

(一)信仰外人之害。

(1)利權外溢。

(2)言語不通。諸多隔膜。

(3)病之治愈與否及其生死。莫名其故。

(4)有奇材異能之士。不免蹈鄭鴻之覆轍。

(二)信仰華人之利。

(1)利不外溢。

(2)言語相通。毫無隔膜。

(3)病之治愈與否及其生死。必使病家明其原因。

(4)奇材異能之士。尤為醫者所欽敬。斷無草菅人命之理。

以上所言。利害相反如此。何去何從。願吾國民自擇之。

(乙)創辦醫校之希望

鄙人創辦醫院之志趣。已如前述。至創辦醫校之希望。可得而言焉。夫西醫之在今日未見發達者固由國民無正當之醫學智識亦由爲西醫者皆致力於仕途沈迷於酒色求其以開通社會爲己任者不可多得也上海有丁仲祜者醫學家文學家且算學家也創醫報譯醫書設立醫學傳習所函授新醫學講義數年以來風行南北潛移默化者無處無之醫界革命丁君有焉然亦富於財力有以助之也今之醫學家有富於財力而無文學者有長於文學而無財力者有富於財力長於文學而無丁君之志者余則無文學無財力而有丁君之志者也竊不自揣曾於南馬路開辦夜班刊行醫報數年之間頗收成效茲爲擴充起見遷至東馬路再招第二次夜班而醫報以程度過高南方尙銷多數北方則能閱而知其義者罕焉可知新醫學之程度不及南方遠矣遂暫行停刊而專注重於醫校此幷設日班之所由來也日班之課程幾與教育部所訂者相同畢業期限以四年爲滿其標本儀器力能購置者隨時添辦力不能致者則暫擬借諸他校苟此班成立者則四年之後再招一班即可一躍而成完全正式之醫學校此即余之所希望也或曰爾以一人而兼診治及教授能勝任而愉快乎不知余自畢業後於醫學各科未嘗或輟其所預備即爲今日況診治與教授各有定時兩無妨礙且余除研究醫學外無他嗜好其精力專注於此自無不勝任之理前人有言曰彼丈夫也我丈夫也吾何畏彼哉舜何人也予何人也有爲者亦若是余固以此自勵者也。

余之希望。尤願來學者。有三種人焉。一爲中醫學家非借西醫之力不能改良固有之醫學也二爲文學家非長於文學不足以鼓吹醫學也三爲理化學家無理化之基礎不能發明醫學也然此三者頗難招致何也中醫學家頑固性成無虛心求學者文學家視醫爲小道不屑爲之理化學家亦未有注意及此者也不得已而思其次則凡漢文清通者及在高等小學畢業者欲以學醫爲謀生計之一道則余亦不得不降格以求冀以漸次達其目的蓋醫學不僅於個人之生計爲得策於強國強種尤有關焉而其效用之範圍亦甚廣非若開業醫僅以治療爲事也如檢查飲食物之良否鑒識藥物之眞僞則需警察醫防傳染病之發生厲行清潔消毒法則需防疫醫關於軍隊之衛生及軍陣之外科則需海陸軍醫注意學校之衛生檢查學生之體育則需學校醫檢索毒物判斷死傷則需法醫其他工廠局所公私醫院亦無不需醫將來政治改良實業發達教育普及則醫之用途亦隨之而增加而此數者非西醫不能當其任中醫僅以治療爲事固不能與西醫抗衡也然西醫之用途既若是其多而醫學之人才則殊見其少此則由於國立之醫學校僅有此數而私立者尚無人倡辦也津門之有私立醫學校請自隗始

結論

或曰爾自述醫院之志趣及醫校之希望敬聞命矣然爾自創辦醫院醫校以來未聞有名公鉅卿爲之揄揚富紳大賈爲之補助而爾且以清高自賞雅不願奔走於公卿之門鑽營於紳商之側亦未嘗於報界鼓吹以沽名而釣譽亦不聯合同志藉羣策羣力以進行致吾人不知爾之底蘊疑爾爲徒餔啜者流而爾亦不屑辨惟以個人能力冀達其目的吾恐與移山塡海等耳余曰個人之能力其盡在我信仰與否來學與否其權在人苟信仰者日衆來學者日多則余之目的達矣否則余之能力即止於此余甯埋沒自甘不願屈身於人也人各有志何能相強孟子嘗言窮則獨善其身達則兼善天下子休矣不必爲我過慮也或曰然則盍登報以明志余曰可爰述其緣起如此

論中國當籌防病之方實行衛生之法

英國康勃烈治大學醫學博士　五連德

中國醫學。最先發明。溯黃帝迄今已四千餘年。即以周朝而計。亦遠距三千餘載。嘗稽周禮考醫之篇。略云邦之有疾病者。使醫分而治之。歲終。則稽其醫事以制其食十全爲上十失一次之十失二次之十失三次之十失四爲下。並區醫官爲食醫疾醫瘍醫三等。食醫調護於未疾之前疾醫內科也。瘍醫外科也更有醫師總其成比其術之高下而奠其食祿。且有衛生之語。取潔淨之義且知疏導溝澮。汚水之旁。栽以樹木。當是時也。歐洲所崇拜一摩而病愈之耶穌。尚未降生醫道更茫如滄海。今則一躍千丈。日抵精微。而我中國舊學既失其精華。新學又懵不加意藉詞遵古實較之數千年前。轉形退步。問有如周朝之考醫否乎。無有也。問有食醫調護於未病之前乎。無有也。既無學校之教育。又無醫官之考驗略誦數篇歌訣。即可挾其術以衒鬻。日以古方爲口譜。叩其古法。則啞無以應。即前清太醫。以侍御內廷之重。亦惟循資挍年。不求學術。其輕視醫學。爲地球上所罕有。日本從前風氣未開。其醫學悉本於中國內經靈素各古方藥。近五十年以來。殫精竭慮。日圖進步。現城鎮鄉村醫校林立。非經考驗註册。得有政府文憑者。不准業醫。海陸軍人。均有專醫。看護其身體按段分區。時有衛生醫官。勸導民間。俾家喻戶曉。上下社會。男女婦孺。莫不俱知衛生之理。其醫學可與列强並駕齊驅。國勢所以蒸蒸日上。我中國四萬萬人民。官設醫校。統計尚不及六所。餘皆爲外國教會所設立。實有裨益於中國。蓋學業風俗。半自染濡。故有一外來之西醫。可信能產出百西醫於我國。奈杯水車薪。於國無濟。而一般頑固中醫。既不愧不學無術。以人命爲草菅。而反造謠謗。大有不與西醫兩立之勢。不知優勝劣敗天演難逃。應在淘汰之列。尚能存在者。不過暫時而已。斷不能徒懷忌妒。即可爲公例所優容也。不存公益之心者。數千年來。吾國之通病。偶有所得。祕而不宣。則日久漸就湮沒。而各國則反是。有所發明之理。惟恐人之不知。朝得一方。夕徧全國。且不旬日而傳布環球。我之所得。既不以告人。人有所得而告我者。又如聾瞶。英國醫士(遐輝)於三百年前。即發明人身血脈之流行。係由心上房到心下房入肺。由肺復入心左房。運出總血管分血管入微絲血管到迴血管。復還心上房。週身之血。照此流行不息。而我國迄今。猶指迴血管爲青筋。血脈之跳動。謂爲六淫六氣。作妄誕不經之揣測。而迷信中醫者。又十居七八。按脈說症。信口雌黃。間有目不識丁者。亦懸壺於市井。而通經博古者。則以誤承誤。雖極有確據之事。亦執其成見。妄肆譏評。茲且將顯而易見者。分列而比較之。西醫謂人骨二百零六塊。牙不在內。中醫則謂為三百六十五塊。西醫謂肺有五葉。中醫則謂有八葉。西醫謂肝在前脾在後。中醫則謂肝在後脾在前。西醫謂肝居右脾居左。中醫則謂肝居左脾居右。西醫切脈。不過診病中之一法。更有聽筒寒暑表顯微鏡照骨鏡。並察驗大小便及血質與痰等法。然後可以定症。中醫雖有望聞問切之語。均臆度之方。而臨症全以三指按脈。謂為寸關尺三部。凡皮膚臟腑骨節諸病。無不一按而知。西醫謂傳染病係由於微生物。或從呼吸飲食而得。或由蟲類吮侵。核疫由鼠蚤。瘧疾由蚊。下痢由不潔不熟之水及蒼蠅之屬。其治法均用除滅微生物隔離病人。射入藥漿。以殺病菌在血之中。釀出毒質。中醫則謂為狐鬼為祟。或地氣所生。其治法則例重禳醮行儺。打鑼擊鼓。種種顛倒。難以枚舉。

現各國新奇之法。理腦剖腹。湔腸續骨。能以銀絲紮繫。尤中醫歷古所未聞。西醫則時施其技術。不若漢華佗之為曹操理腦。乃徒託於寓言。人身猶機器也。凡工匠必知機軸之構造安設。並其質料或屬五金。或屬膠木。瞭然於心。而後有所損壞。方能施法修整。何況生理之微。苟不明肺腑骨肉質素功用。其能以擬度之見而醫其疾病乎。現我政府已頒解剖人體條例。已無從前之阻礙。若集一般之守舊中醫及稍為通達者於一方。解剖實驗。一一爲之指證而說明。則守舊者始悟所拘之虛拘。而通達者亦可得所資以研究。又中醫時以西藥劇烈爲口實。當更導以化學之理。使知西藥之製法。悉本人身所要需之質。凡身體必各部所含之質適合。則疾病不生。其有病者。非何質缺乏。即何質增多。服藥即以增減病時缺乏與增多之質。使藥石無有功效。何足以資治療。東哲曾云。若藥不瞑眩。厥疾弗瘳。非如中藥多用蟲類骨類人溺獸糞陳腐朽敗之物。謂可生死人而肉白骨也。泰西百年以前。即發明生理物理微生物諸理。凡有教育之國。無不本之以治病。如戰爭之礮彈艇艦。時出新奇。舊藥已成淘汰。何能故步自封。執迷不返。以致疾疫時乘。無法挽救乎。各國咸謂傳染病起於中國。聞之不勝憂憤。豈我國能生產此病者。觀諸西經所載。從前法力才人在亞夕度、格夕、愛崙等處。死有五萬人之衆。更有可畏之病。如痲瘋等類。並言耶穌治愈痲瘋之人。可證泰西各國有史以來。亦即多傳染之病。祇以近來注重衛生之道。漸次消滅。而我國不講衛生。未能除此災厲。致冒不韙。近數年來各地方。固亦舉辦衛生事務。但無深知衛生之醫官。悉假手於巡警。雖多費金錢。未克實收效果。更有數處。較之十年以前。固亦潔淨。街道之蓄穢。時經巡警飭除。但人民之習慣。依然吸水不知擇潔。隨地亂唾痰涎。居處閉塞。塵穢不除。礙人身體康健。傳染病因之綿延不絕。衛生之學。吾國上流社會人物。尙不如美國數齡之兒童。每見患癆病者。閉處房中。日光不能透入。任意咳嗽吐痰。妻子爲其傳染。則歸諸遺傳。各國人民。從幼時卽知吐痰爲污劣之性。及長則嗓中痰亦漸減少。當二十年前。美國死亡表屬癆症者。七居其一。今則十中尙不及其一。現時中國欲辦衛生。實不十分困難。因我國人天姿聰穎。苟有人指導。如草被風。捷於影響。甚惜辜負聰明。於數百年應辦之事。迄今尙置之度外。法人拔士德。發明微生物。德人高告。發明留存微生物以供試驗。英人力士德。更本以上兩人之學而求進境。發明防備微生物。不令侵入割症傷口。之三人者。名震環球。有光歷史。拯救億萬萬之生靈。繼起者亦時有所發明。卽我先哲。亦非寂然無聞。創製寒暖適宜之衣服。烹飪熟食。卽殺除微生物之意。更知作息有時。不可毀傷髮膚身體。迄今成爲不易之文化。所以我國於小腸炎熱症霍亂大腸闌尾炎傷風氣管炎癆病之外。若心病腎病肝病各種酒病癲狂等症。較之列國。獨爲減少。縱以未能研究病菌外科新法及蟲類傳染之理爲缺點。然列强此理亦由逐漸發明。苟我國人。嗣後能各自樹一幟。對於新理。隨有臻進之機。安見所新發明者。不層見疊出。何至陳陳相因。落人之後。現時無上政策。莫大於改革醫學。謀進衛生之法。著者所不厭贅繁者。豈有成見於其間。無非欲爲國家人民增福利耳。蓋欲建事業。必藉精神。苟身體病弱。則精神缺乏。豈能更圖建樹。然使徒以衛生二字爲談柄。而衛生之實理。漠不講求。於己於人。有何增益。故惟畎畝之農夫。責任稍微。於斯理或可從緩。其餘羣衆。則各宜注意於此。而縣令爲親民之官。巡警有地方之責。教習負培養之義務。學生爲異日之模型。於衛生之理。更非知之有素。不足以化俗移風也。茲就切要應知者。僭單列之如左。

(一)傳染病皆由微生物而來。此微生物雖小。顯微鏡可以窺見。並可養之玻璃管中。種於人身獸體之上。

(二)此微生物謂之病菌。傳染之原因。有由人直接而傳染。有由蟲類間接而傳染。癆病白喉天花痘。其菌多由人而來。核疫由鼠蚤。瘧疾由於蚊。小腸發炎洩瀉由於蠅。黃熱由於虱。瘟熱由於臭蟲。

(三)傳染病防範得法。原可滅除。故凡寢食居處之間。務求潔淨。各種害病之蟲。除之務盡。隨時查驗鼠子有無疫氣。並設法除滅之。

(四)吐痰於地上。最爲汚濁害人之事。幼時即宜習慣不吐痰。因能傳染病恙。肺病癆病。尤爲劇烈。在學校之中。一人可波及於全校。

(五)天花痘症雖危。但肯豫種牛痘。卽可以防之。若一室之中。有起此症者。急宜施行隔離之法。

(六)汲飲之水。必擇清潔。而汚穢者亦不堪沐浴。因能令人生出劇烈蟲病及脾變大血薄下痢等症。極宜互相告誡。不可傾倒汚水於汲飲河中。

(七)黑溼塵埃。爲滋生微生物之處。光亮乾潔。爲殺除微生物之區。可知人所居處之地。必須日光常及。淨潔通敞。方爲適合。

(八)辦理衞生事宜。必須地方官廳與紳商贊助。使上下流品。悉遵辦理衞生所立規則。方能除扞格而收良效。

(九)痲瘋毒瘤皮膚種種惡症。防備得法。本不至遺傳後人。各國謂中國爲地球上最不清潔之國。相傳成爲話柄。若能急起痛除諸弊。則國家與個人之名譽。不難恢復。數十年之內。全國成爲淨土。吾將刮目竢之。

現時泰西醫學。實加乎東亞前代。猶如鎗彈之勝弓矢。若猶不知改革。何能更在世界占一地位。中國幅員廣漠。倘能醫校林立。人人均具有普通衞生知識。實爲萬幸之事。

一時雖未能辦到。但使鼓吹有人。毅力提倡。未必不能達到目的。民國三年三月間。著者曾上改良醫道意見書於大總統。（已登載中國醫學報）並說明當在教育部專設管轄全國醫學機關。已得教育部同意。如果見諸實行。則一切應辦醫學事宜。方有進境。故現時我國對於衛生之道。有急不容緩者數端。更爲詳擬之於下。

（甲）初等學校。爲啟發童蒙知識之始基。陶鑄學生之德性。故爲男女教習者。皆當具有普通衛生之學識。

（一）應知潔淨之道。時常沐浴。早晚拭牙。勤換褻衣。戒止亂吐痰涎。寢處房屋。必求通暢。

（二）食物必擇有益。並當知動植物之關係及運動之法。

（三）當明一切病菌爲害。如痳疹天花痘白喉肺病小腸發炎熱症下痢等病之原。及可由蚊蠅蚤虱之類傳染。以籌豫防之法。

（四）宜以懇摯之詞。牖啟學童生理之觀念。使青年時即知提防各種危險之事。不至妨礙身體健康。

（乙）各地方設立衛生局。官廳紳商聯絡之外。更須有名譽學識者臂助。並當聘請精於醫學之人督理。庶能實收效果。經費宜就地方籌畫。近來人民對於已經辦理之地方業已具有觀感。知此舉實足以保人類之康寧。增進營業之發達。不至如何掣肘。其辦法略有數端。

（一）潔淨街衢。收拾汚穢之物。設法而消滅之。最不可以鄰國爲鑒。及徒事掩飾目前。

（二）查檢房屋及工場礦廠等處。

（三）實行責令人民報告生死。此法不特便於調查戶口。如逢意外之事。亦易措施政策。且生死之實在人數。不至錯誤。可與各國無異。

（四）凡屬傳染病。均當報之衞生局。俾便實施防備之法。（天花痘亦在其列小兒非施種不可）並當設立養病院以療治此類病人。

（五）市場屯倉。均宜查驗有無腐敗臭爛各種之食物。

（六）取締製藥賣藥之鋪。以防作僞及有嗎啡鴉片各種毒藥。攙和害人。

（七）取締大小客棧。查驗上下娼寮。該兩處實爲傳染病之藪。前東省患疫時。最爲劇烈者。即在工人麕集之處。竟至殘害六萬人之生命。殊堪借鑑。

(八)宜供給民間日用所需之清潔水飲。自來水最佳。

(九)隨地掩埋棺柩。最爲惡習。且大礙衛生。故當取締購買墳地之人。非經准許之地。不許任意私相買賣。

(丙)地方公益會社。多係有勢力才學者所組織。但必先明瞭衛生之理。始足以救助窮困之人。夫病菌無情何分貧富。惟視防衛有方與否而已。況一人能防。尤貴人人能防。庶不受其波累。現我國男女兩界。頗有多數欲從衛生方法。協力相助。以除滅地方穢汚者。果能積極進行。斷可達到國人共知衛生之目的。故社會辦理公益人員。務當以此舉爲責任。湖南長沙地方。辦理公益之會社。頗有成效。實足爲各處之模範。然所屬望於該團體者。尤有兩種之義務。第一、亟應拯救窮苦之人。使知如何防病之法。僱畢業看護。隨時過從採望爲其助理生產之事。及導以普通衛生之知識。並覓空曠之地、有益之食物。給其孩童遊戲及飲食。次則勸誡不事生業之男女。戒除賭博。並爲之演講癆病夭壽之理。俾知警惕。然尤必爲其代籌消遣之事。如小說圖畫影戲及博物標本新聞紙之類。以抵其喝雉呼盧之思想。以上兩舉。屬於慈善性質。青年會會員。頗多踴躍資助。若與之協商辦理。更見事半功倍。

(丁)中央宜設衛生總機關、蓋衛生之道必使全國週知。庶能實收效果。京城消息靈通。既可先立模範。復能隨地指揮監察成效。而全國生死之表。亦有所專屬。更能逐漸籌備。設一機關自行調查化驗製造中西藥品。凡瘟疫白喉小腸發炎牛痘瘋獸蛇蝎咬傷。所用射入肉䐈之藥漿。均可以由牛馬之身種出製成。以供全國之用。不必仰給外洋。豈但挽保利權。且可發揚我國亦能製造之名譽。惟此機關開辦之始。五年之內。所用器皿藥料。需款頗鉅。以後製出各種藥料藥漿。則不必再資公款。斯時民風丕變。國是發皇。各省之醫校廣開。地方之穢濁悉滅。癘疫不作。種族壯強。則列強之譏評。自無形而消滅矣。

心理之衛生(錄女子世界)　天虛我生

吾書每期所刋衛生一門。類都近於醫學及保姆學。閨中人以爲皺水生春。不干我事。輒卽掩卷而不欲觀。毋亦辜負之甚哉。內子且慫予曰。立此一門名目。已自覺其陳腐。安有所可發揮一種新思想哉。予曰否。若令吾人而言衛生者。固別有在也。玆試列舉之。

女子多愁乃始善病卿其一也夫天下事大都歸於不可自知之數必以人力而爭是

直徒自苦耳故讀書宜多則見解自廣無論如何悲苦失意之事古今來必有同病之人其人卽前車之鑑也大抵世之短命死者必非曠達之人而享天年者必不屬於牢騷之士煩惱爲致病之根故衞生上第一事卽除煩惱何以除之則有數法在焉列如左

遇失意事則舉古人之失意甚於我者譬之我必較勝一籌舉古人之失意而復得意者爲我後來之希望則此心卽能自慰而不致於疾病

遇危難事則思危難或不止乎此然充其極殆亦不過一死耳旣抱死志則無日不可死也何必亟亟焉以求其死鴻毛泰山之念旣存乎其中則其時之心境自安而無煩躁

遇無聊時則取所愛種類之小說閱之且以小說中人引爲知己己身彷彿爲書中人也則其心情自然怡悅若閱哀情小說雖不免爲之唏噓太息然一念及天道之無常人事之靡定正足以悟澈一切而心地爲之放大光明

遇遠別時則譬其人爲已死試念吾人之身若使竟爲未亡人者則其孤苦更當何如由是而思則復回顧目前必覺家庭之中陡現祥和之氣而覺目前之幸福實匪淺鮮

雖使牛衣對臥。朝不謀夕。亦轉覺其樂融融也。遇貧窘時。試一思衣不蔽體。食不成餐者流。又將何如。以彼例我。則雖典衣沽酒。折屋爲炊。猶覺綽綽乎有餘裕也。鳥語有云得過且過。以鳥之曠達。且猶如此。可以人而不如鳥乎。抑且天下芸芸。吾人縱擁有萬金之產。亦且不免慮爲盜賊所有。如此則反不如貧而無憂也。由是一念。心必泰然自適。

遇沈悶時。則宜出玩風景。毋向綠窗悶坐。顧後思前。自尋煩惱。蓋在重闈瑣闥之中。顧影自憐。惟見一我。以爲我之煩苦。至於極矣。蔑以加矣。然使一出門。則見世間生存之人。煩苦者甚繁多。正不獨一我也。今且不論其遠。但就目前接近者論之。車夫也。負擔者也。販夫之僕僕於道途間者。牛之耕於野。犬之守其門。馬之曳其車。飛鳥之翔於林間。游魚之唼於水面。何莫非覓食而然也。盖爲覓食求不死耳。我乃飽食終日。日求煩惱。以迓其病。而速其死。死而無害於人。則亦已矣。然而吾之父母。吾之夫。吾之子女。必將因我之死。而絕其生趣。是則不可死也。明矣。由此一念。則必不致於病。病亦不致於死。

遇疾病時。試念吾人之身。若何寶貴。我雖不自寶貴。而視我之身爲寶貴。莫與衡者。正有人也以我之病而致寶貴我者之戚戚擔憂我病脫不起則其人亦且因我而病是我之病必求速愈故凡些些小病亦斷不可大意必速就醫診治服藥以杜其病之漸萬不可稍自隱忍或為經濟狀況而惜藥餌之費蓋小病不治將成大病果成大病則醫藥之費必且倍蓰是直非徒無益而又害之也故遇小病必當譬如大病若遇大病必當譬如竟死權其關係之輕重則必望治心殷定收藥到病除之效蓋心理學實為療病之良方也然而吾說果行則醫生之生涯且蒸蒸而上矣吾將更以祛病之方以餉讀者用以抵制醫生

醫學上之女性觀

丁福保

邇來關於婦人問題之議論。日見繁多。然欲解決此問題。必須先自科學上研究女性之如何。夫女性亦爲人類。據此單純之理由。當與男子受同等之高等教育。或對於國家之立法機關。有參預政治之能力。唱是等之說者。一若人類均屬平等。絕無差別。打破古來之階級制度。爲一種之社會主義無疑也。惟由吾輩之眼光觀之。男女之間。自原始以來。卽行分立。女子必立於男子範圍之下。欲享同等之位置權利。不可得也。蓋女性之天賦職務。爲姙娠分娩育兒。女子之身體。亦準此天賦職務而成。故女性除生殖之外。無他種之價值。可斷言也。雖近世社會進化。女性以生存競爭而營個人生活者頗多。然女性之身體及精神狀態。受直接間接之生殖機能影響。欲與男子爲伍角逐於生存競爭之場。實爲難能之事。

女性之天賦職務。爲生殖。觀其體質。自可知矣。昔德國哲學家曲噴氏。自身體上之外觀。評論女性曰。人類中之女子。臀廣而脚短。發育之程度頗低。此言雖有嘲罵女子之意。然實際上女子之身體。確如其所言。不能否認之也。蓋女子體質之發育。較男子爲低。與小兒模型相近。其根本的原機。如碩學者哈伯氏斯賓塞氏之說。生殖機能之與身體發育適成反比例詳言之則生殖機能之分擔較大者其身體發育之程度較低生殖機能之分擔較小者其身體發育之程度較高男子之生殖機能本極單純僅排泄精蟲而已女子之生殖機能則非常複雜妊娠分娩之外尚須哺育其兒故消耗體質之有機成分實多身體之發育遂爲之抑制加之每月一次之子宮出血(卽月經)亦足以制限身體之發育也德國之解剖學家守爾質氏當千九百零六年於烏雅之學會內演說。其標題爲人類學的考察之女性。詳論女性之筋肉及體力較男子爲弱。又其體內之臟器。大半呈小兒模型。實原於生殖之消耗體力。(卵子之產生及月經之定期性來潮爲生殖機能之基礎）易言之。男女間之體質其所以有顯著之差異者要不外分擔生殖機能之大相懸殊也此體質之差異在生殖機能旺盛之三四十歲時代最易區別。

比較男女。一見而知者。爲身長之差異。據歐洲人之統計。男子之身長。平均約一、七二適當。女子之身長。平均約一、六〇適當。此身長之相差。在初生兒時代。卽可見之。懷希氏謂初生女兒之身長。較諸初生之男兒短〇、五仙迷乃至一仙迷。原始時代之野蠻人。其男女間亦有身長之差異。是乃岡督氏之報告。氏就普拉奇爾蠻人(在石器時代）之骨格而計測之。男女間身長之差異。約十仙迷。女子之身長既較男子為短。則其體重自較男子為輕。男子之體重。平均六十五瓩。女子之體重。不過五十八瓩。

男女體質之差異。其最顯著者。筋肉之發育。男子較女子為強。女性之身體。其所以十分軟弱者。職是故耳。茲據布畜氏之檢查成績。男子體內之筋肉。四一、八%。脂肪一八%。女子之筋肉。三五、八%。脂肪量二八、二%。可知女性之身體。脂肪較多。而筋肉之發育較弱。是亦為生殖機能之關係。蓋女子有授乳養子之天職。身體內若無過多之脂肪。即不能授乳。女子之筋肉既不發育。故無男子之活動力。由是觀之。女性之宜靜止。抑亦明矣。

男子之血液。含赤血球甚多。女性之血液。富於水分而少赤血球。據烏哀爾氏之計算。男子之血液。一立方密迷中。約含五百萬之赤血球。女子不過四百五十萬之赤血球而已。夫赤血球與空氣（自肺臟吸入）中之酸素相抱合。分配於身體組織。諒為世人所共知。女子之赤血球既少。則攝取酸素之量亦少。故身體組織之新陳代謝機能。較男子為弱。

細觀頭蓋之狀態、腦髓之容積。女子較男子爲小。類似小兒模型。據華爾泰氏之計測成績。男子之腦量平均約千三百七十二瓦。女子之腦量平均約千二百三十一瓦。其他如體內之諸內臟。其容積重量。女子均較男子爲小。以上所述。乃女性身體之生理的構造。與男子有顯著之差異。其原因如前之所述。爲生殖機能之根本的差異。約言之。蓋妊娠分娩哺乳之生理的任務。實有抑制女性身體發育之勢也。此身體上之差異。在高等動物。益形顯著。有名之解剖學家華爾泰氏。當千八百九十五年。在加旨攝爾地方所開之人類學會。曾論及之。氏謂動物及人類。愈趨於高等地位。則雌雄男女間之分化愈大。徵諸現代歐洲之文明國民。男女間身體構造之分化。最爲著明。其中如骨盤之形態。實具特別差異之標徵。夫類人猿等。其雌雄間骨盤之差異。不若人類之顯著。野蠻人之男女。其骨盤之差異。亦不若文明人之顯著。此事實乃輔列氏、亞爾斯氏所證明者也。彼住居於南洋及南阿等野蠻婦女之骨盤。不若歐洲婦人之短闊。非明證乎。男女間之聲音。亦極差異。是乃世人所共知。據利爾氏之說。野蠻之人種。其男女之音調。幾全相同。氏又謂三百年以前之處女容貌。自今日觀之。與男性容貌無異。又中世紀時代天使聖女之像。(出諸畫工之手)與現代女性之像不同。且帶男性輪廓也。據此記事考之。古代男女間之差異。（就容貌體質而言）決不若今日之甚。又據伯拉圖氏、野果夫氏等之說。原始之人類。男女合體。女子由原始人夏娃分出。由此以觀。亦可知原始時代之男女。其身體間之差異。不甚顯著也。

男女間身體之生理的差異。隨人種文明之程度。次第擴大其範圍。究其原因。乃男女間分業之結果。其由分業而起之根本的原機。乃身體構造之差異。（原於生殖機能之不同）夫原始時代之人類。男女間亦有生理的差異。故起分業狀態。女子在內。掌育兒等之事務。男子在外。營種種之活動。此分業之結果。遂爲生生理的差異之原因。而男女間體質之差異。益行顯著。遂呈今日之狀態。據此以觀。社會愈進化。分業之範圍愈廣大。男女體質上之差異愈顯著也。

綜觀以上所述。女性之負擔生殖機能。如姙娠、分娩、育兒等事。非常繁重。故身體上之構造發育。較男子爲弱。不特此也。卽精神上之進化。亦劣於男子。是乃本諸自然之天理。無法以補救之。哀利思氏、布路芝氏等曰。女子之身體與精神。均近於小兒。女性之身體及其生活。爲生殖機能所左右。實爲一顯著之事項。夫女子卵巢成熟之後。卵子卽易排出。此時女性之身體成熟。乳房膨大。骨盤廣闊。皮下之脂肪增加。呈豐滿豔麗之容姿同時月經來潮（月經爲子宮出血當卵子自卵巢排出時發現每月一次）而女性身體之生活現象遂有顯著之變動月經來潮之前凡筋肉之力呼吸作用體溫等之生活現象達於極點自月經之初期下降漸次低下以後復漸亢進至次回之月經前又達於極點是種之現象乃女性所特有者男子無之故女性身體之生活現象隨月經之來潮一進一退是爲女性生活之波動。

其次論生殖腺及精神之影響。有名之德國精神病學家克列倍氏。曾著一書。內論女子除去卵巢之後。往往起精神病。哀利思氏等所著之罪人及犯罪一書。內言女子之犯罪者。其生殖機關。大抵有病的變化。德國法律家懷尹氏所著之生殖機能及於女性犯罪之影響一書。其論文中亦揭一實例如下。謂有三十歲許之婦人一名。屢屢犯竊盜之罪。詢其既往。則二十四歲之時。尚爲一正直勤勉之婦人。一旦罹卵巢病後。藉醫師而摘除之。其性行突然改變。遂爲毒婦。又龍布氏所著之女性犯罪人及賣笑婦之女性一書。其論文中揭一實例。謂女性犯罪人中生殖器異常。於八九歲時卽漏泄月經。哀利思氏所著之書中。亦謂女性罪人之月經。大抵無一定之規則。

當月經來潮之時。女性之意識障礙。且減自制之機能。對於刺戟之衝動性。頗形亢進。

彼放火、殺人、竊盜等之犯罪及自殺、讒誣、猥褻等之行爲。大抵起於月經間。徵諸精神病及刑事人之經驗。自覺瞭然。吾人當注意者。卽近年受高等敎育之女子。罹月經痛者頗多。此事實爲恩克氏及其他之學者所證明。

據畢爾之氏之調查。女性之自殺與生殖機關之異常。有一定之關係。氏調查自殺之女子二百十一人中。有百分之三十六係月經期之女子。又自殺之女子三百二十二人中。有百分之二十二爲生殖器病之患者。可知生殖機關之異常影響於精神上。興奮其衝動性。往往誘起自殺之念。非細故也。

女子受高等敎育。過用腦力。其結果起妊娠性障礙。古來之學者。唱導頗多。又媚畢烏氏曰。學校內之成績愈佳。艮產褥之狀態愈惡劣。考其理由。大抵女子爲人之母。腦髓之功用。劣於男子。故女子之使用腦力。若與男子相等。便有害健康。生殖機關蒙其影響也。

由是而論。女子身體及精神上之生活。與生殖機關有直接之關係。其生殖機關之異常。有顯著之影響及於意識之方面。其平日之行爲。不過爲生殖機能所左右耳。懷尹寧氏曰。女性乃性慾。誠中肯之論。

前不云乎。男女間之生理的差異。乃分業之結果。兩性間之差異。漸次顯著。故分業爲進化之源。自此之後。非擴張男女間分業之範圍不可。若忘此進化基本之分業原理。謂世間之女子。不當立於男子範圍之下。是謬論也。蓋女性爲惟一之生殖者。除生殖以外。便失女性之價値。又女性之身體及精神。受生殖機關之刺戟。而爲之動搖。不能爲學者或政治家。活動於社會之表面。祇可困守家庭。從事育兒。以盡其天職。不宜與男子同受高等敎育。此種學說。自外表觀之。一若侮蔑一切之婦人。細考之。則大不然。蓋爲生殖者之女子。其職務在養育新國民。實爲一絕大之事業。歷史之繼續。人國家社會之維持者。莫不出於女性之胎內。故凡爲女子者。當知其天然之職務。非常神聖高尚。若忘此天職。主張女性之自由獨立。以奪男子之位置。是吾人所不得不反對者也。

看護嬰孩之方鍼(錄女子世界)

常覺覺迷合譯

是篇爲美國紐約省普斯脫格拉德醫學校 Gradute Medical School 兒科教授醫學博士特奈脫 Dr. Dennett 所著。載在美國婦女雜誌 Woman's Home Companion 於看護嬰孩之方鍼。言之頗詳。亟譯之以供獻於女子世界。

著者曰。吾人對於子女。不第當負養成道德智識之義務。并當養成子女體格之健全。而爲母者於看護嬰兒之外。必兼其他種種之職務。不能專注於嬰兒之身上。然在昔日之爲母者。外出必攜嬰孩。居家則懷抱之而理家政。縫紉時嬰兒必傍母而坐於搖籃中。至於今日。爲母者更勿如昔日之着心矣。良可歎也。

嬰孩之踵吾門而求治者至多。大概因其體格瘦弱。或多啼哭。至於其他一二種之徵象。則反不注意。蓋在彼之心理。以爲此種徵象。幾視爲嬰孩之普通性。或以爲嬰兒之特性。要與嬰孩之體格無關緊要。噫。是何言歟。此皆由於爲母者不知看護嬰孩之方鍼所至也。要知嬰孩無論若何年齡。爲母者須知下列之八則。(一)嬰孩每日睡眠當有適當之時間。(二)嬰孩宜使少哭。(三)嬰孩之胃納須旺。(四)嬰孩身量須與食量俱進。肌肉須堅硬。骨骼當合度。(五)嬰孩之肌膚須使清潔。而肌膚之色。又須使其滋潤美觀。(六)嬰孩每日之尿屎須適當。(七)勿使嬰孩嘔吐。(八)行動須使其發達。人類之智識。按期而發展。然自有世界以來。無論若何時期。嬰孩體格之發育。與其動作之階級。從無改轍。故吾人可從此推立一適當之表準。則凡嬰孩於發育與動作二事。有不合格之處。吾人當立爲矯正。不至於不及。吾今舉其數事立一表準。而爲世之爲母者立方鍼焉。

初生之三月

嬰孩於最初之三月。知覺最木。至聞高聲能使其驚者。則吾始知其能聽。如見烈光能使其瞬者。則吾始知其能視。然嬰孩於最初之三星期內。固已能聽能視矣。必至三四月之後。始知有手。迨伸其手而自爲玩弄。此時各官乃漸活潑。故引之能笑。四月之後。始能舉其首。六月之後。設以枕靠其背者。亦能使之坐矣。此時期內。亦知認其母而怕驀生。其手亦知取物。或伸至其口矣。在此時間有一事足奇者。卽漸生其齒牙也。八九月之後。能自爲起坐。或竟能爬。然有竟勿能者。此時爲母者。如加以誘掖。要無若何之危險。惟總勿使之過分耳。恐其腦筋所受震動太過也。而爲母者亦勿常引其笑。引其貶。亦勿使衆人傳抱。或出訪戚友。亦勿攜之同出。至於嬰孩行走。能保其足骨堅硬。更不用人爲之扶持。倘出以勉强。則反有腕屈足蹩之虞矣。當知同一嬰孩。其行走之時期。有截然不同者。故有九月之後。即能舉其兩足而立。或有一年之後。賴人扶之。始能行走。其自然行走。總在十八月以前。倘逾十八月之後。仍弗能行走者。則必有特別之原因。此時爲母者。須察知原因。立施救濟之方法。要知行走之事。雖屬身體上固有之動作。然亦關乎心理學上之一種也。至於能自行走之後。即當除去其尿布。弗使於行走時有所擱阻。因此時間。如爲母者敎之適當。祇須穿一襯袴已足。固無須乎尿布矣。

學語之時期

嬰孩行走時期之後。即爲學語之時期矣。蓋周歲之後。在理能呼其父母。隨後遂能舉其習聞習見之物而呼其名。自後亦且能以語助詞。稍稍連屬。而於兩歲之後。能舉其簡單之語言。表示其意思矣。爲母者當知嬰孩於學語之時期。勿使之多言。多言則適足以傷其知覺。然有嬰孩亦有學語之時期特遲者。此或爲嬰孩賦性之懶。或由爲母者之疎忽。而嬰孩核子病。Adenoids 又爲遲語之大原因。總之嬰孩一歲半至兩歲之後。猶勿能語者。爲父母者須防其啞。或由於心力之不足。致嬰孩學語時。有大舌刀舌缺舌等病。爲父母者當於最初時期袪除之。幷當加意驗得其有何缺憾之處。

此時期之嬰孩之智識。發展最速。每一月內。必獲得其新智識。爲父母者亟當引之使趣於正軌。嬰孩有言語動作。爲父母者亦勿攔截。亦勿襄助。此爲養成其獨立之觀念。而驅除其依賴性質。是則將來成人時之大關鍵。爲父母者弗可不注意焉。尤要者。則此時期之內。日間勿使之閒空。而於四五歲時更當注意。因此時嬰孩之時間。已爲過去。應從事於正當功課之時期矣。吾於此乃力贊幼稚園之不可少焉。

嬰孩之心思。既日發展。然其身量。亦須同時並進。不第體格欲使其豐碩。其長度亦須與之並進。其頭部四肢之發育。當與其軀幹適合。頭部須挺直齊整。設有偏者。即爲軟骨之徵象。初生時。頂門凹進。一歲時稍平。至二歲時當完全平復。齒牙亦當於適當之時間生出。亦須整齊。不使腐爛。胸當闊而勻。不使之偏。肚當突出而堅。與別部之肌肉同。嬰孩初病時必哭。爲母者必撫其肚。或有因其堅而駭者。實則嬰兒之肚固當堅。殊不足駭。若嬰孩哭時臍如突出者。則當注意之耳。嬰孩坐車時當使之整坐。或有其他不適當之姿勢。爲父母者均須糾正之。

健全之嬰孩俱肥

吾爲此言。當於健全二字上注意之。嬰孩初生時。重量約爲七磅。數日之後。減去數盎斯。自後乃逐漸加增。每一星期約增六盎斯左右。六月之後。當較其初生時之重量增一倍。自後每一星期之增重。乃減至四盎斯。至期歲之後。較其初生時之重量增至三倍。自後增量亦愈緩。每年約增五磅。直增至八九歲。然亦有健全之嬰孩不循此例者。蓋嬰孩或於數星期內。不增加其重量。此外無他疾病。即勿必慮。祇須其肌膚結實。筋絡堅硬而已。亦有肥碩之嬰孩。其體格竟極弱者。因其所食之物。使肥碩其體。初弗能使之結實堅硬。故此等嬰孩雖肥。不足云健全也。更有嬰孩頭部與胸部生而不相稱。或奇大之腕骨突出。亦因飲食之原因也。故嬰孩於飲食一端。最關緊要。

嬰孩之重量。爲其身體發育之表識。健全之嬰孩。每一星期秤一次已足。否則適惹起無謂之驚恐。記其重量之紙。當留存以備參攷。然弗因欲使其重量滿意。强使加增飲食。

凡秤嬰孩。當於飲食沐浴以前。脫去其衣。安嬰孩於秤盤中秤之。最爲適當。若用商人秤雜貨之秤尤佳。因桿上刻有盎斯之記號。而其錘能於桿上自行活動。此種秤可秤至二十五磅。一端有秤盤。置嬰孩於秤時所用特製之籃中。而置於秤盤之上。期歲以後。每間二三月秤一次足矣。祇須知保育得當與否耳。

健全嬰孩之睡眠

嬰孩第一步之生活。爲食眠兩事而已。蓋嬰孩初入世時。驚恐稍殺。即安然而眠。醒而食。食後又眠。每一次眠。必有兩次之擾及。一次爲哺乳。又一次爲其小運動。即哭也。故嬰孩初生時。每日二十四小時內。眠時至有二十二小時之久。然則吾人當有問題焉。曰眠時當呼之醒乎。必曰否。蓋初生之嬰孩。其睡眠時間。每間三小時一醒。有時或二小時半。或竟二小時後即醒。照準期而論。必少眠半小時至一小時。設每每如是者。則飲食太少之故。當增其飲食以補救之。然爲母者哺乳。又何能使增其乳量。而每間二小時哺乳一次。亦爲最短時間。兩三月之後。嬰孩醒時乃增多。六月之後。每日祇眠十六小時矣。蓋自晚間六點鐘時眠起。至明日六點鐘時醒。上午眠二小時。下午眠二小時。設於下午眠之過晏。則晚間六點鐘時即弗能安眠。故下午之睡眠。三點鐘時即當使醒。二歲之後。日間更無須使之睡眠矣。因日中果眠之者。晚間即弗能安眠也。惟吾人上午當使睡眠一次。直至四五歲而止。此時每晚六點鐘必令之眠。勿任其爲外誘所感而失時。四五歲至七歲之時間。每日當眠十二小時。十二歲減至十時。勿再減少其時間。因多數嬰孩面無血色。身體孱弱。概因少眠之故也。

對於嬰孩當禁止者

嬰孩睡眠時。弗令含母之乳頭而睡。爲母者須哺畢後始眠於嬰孩之牀上。勿搖之使睡。勿當睡於有光之室內。睡時勿當有人作伴。但令一人獨臥。褥須堅硬而無枕。最初之數月。爲母者須時爲轉側。過兩星期後。臥室無論冬夏窗須洞啓。惟不使臨風而眠。被褥一切須取其暖。若嬰孩勿能安眠者。須請醫生診察。

湯火傷之救治法

萬鍾伯英

湯火傷者。由熱湯、火焰、蒸汽及腐蝕藥等。損傷身體之一部分而起。普通湯火傷之症狀。約得以分之爲三種。第一種之湯火傷。皮膚呈潮紅色。疼痛而稍腫起。第二種之湯火傷。皮膚發生數多之水泡。水泡內有水樣之透明液。或帶黃色之液。第三種之湯火傷。皮膚壞爛生痂皮。呈灰白色或褐色。（黃黑色之無光澤者謂之褐色）或黑色。若湯火傷甚劇烈。則往往有發熱、譫語、搐搦等之狀態。間有因此種劇甚之湯火傷而喪失其生命者。第一種之湯火傷。宜直灌冷水而冷却之。然後塗油或撒布麪粉。以綿花掩覆。其被湯火傷之局部。宜常以冰囊冷却之。於第二種之湯火傷。則宜以鍼刺破其水泡之一部分。以稀釋之石炭酸水洗去其水泡內之水液。切不可去其被膜。然後以含亞鉛華（亞鉛華一名酸化亞鉛）軟膏液。或麪粉液之溼布纏絡。宜安靜患部。并於其患部以冰囊冷却之。於第三種之湯火傷。以冷水冷却之。施石炭酸溼布。如患者而有渴感。可令其飲冷水。如作寒發冷。可令其飲熱茶或白蘭地酒。湯火傷劇甚者。則速延外科醫生治之。至於受腐蝕藥之創傷。則直以清潔之水洗滌其局部。然後塗牛乳或石鹼（卽肥皂）水。近日美國某醫院救治被火燒傷之人。均用鹽水。有良好之結果。其救治之方法。用綿花浸漬於鹽水。取此綿花以敷患處。外紮以布帶。紮後將布帶橫剪。開一口如門。俾不致騷動患處。可再漬鹽水入內。敷此浸漬鹽水之綿花後。極能止痛。而肉芽之發生亦極迅速。此爲最簡便而最有效之方法。但所用之鹽及水。以潔淨者爲最關緊要。此種救治法。行之甚易。故再行摘錄於此。設遇有被火燒傷之患者。可卽以此法救治之。至其被火燒傷之重者。則被傷之部分必廣闊。或有惡寒發熱之狀態。則當延醫生爲之調治。

右作球二個。

倣前法調製之。

（二百二十一）

1　鹽酸古加乙涅　〇、〇五

2　抱水格魯拉爾　二、〇

3　柯柯阿脂　七、〇

右作球三個。

由通則調製之。本劑由2與3之接觸。著明軟化。故夏期調製。甚覺困難。然置於巴刺賓紙上。以冰冷却之。則能得適宜之稠度。

（二百二十二）

1　硫酸亞鉛　〇、五

2　松脂　八、〇

右作坐藥五個。

納1於乳鉢中。碎爲粉末。加2研和之。溫於重湯煎上。使熔融之。冷後卽得適宜之稠度。放置於巴刺賓紙間。依通則調製之。

（二百二十三）

1　單甯酸　一、〇

2　柯柯阿脂　一〇、〇
右作坐藥五個。

依通則調製之。（二百二十四）
1　沃度仿謨　〇、二
2　柯柯阿脂　二、〇
右作球一個。與以三個。

倣前通則調製之。（二百二十五）
1　麥角越幾斯　一、〇
2　柯柯阿脂　五、〇
右作坐藥三個。

倣通則調製之。（二百二十六）
1　阿片　〇、一
2　柯柯阿脂　適宜
右作坐藥五個。

做通則調製之。

（二百二十七）

1　硫酸亞鉛　〇、〇五

2　柯柯阿脂　適宜

右作尿道坐藥五個。

依通則調製之。

（二百二十八）

1　硝酸銀　〇、〇二五

2　柯柯阿脂　三、〇

右作膣坐藥一個。與以五個。

依通則調製之。硝酸銀觸於有機體則分解。無適當之賦形藥。不能止之。故用柯柯阿脂。

（二百二十九）

2　沃度仿謨　〇、五

1　鹽酸古加乙涅　〇、〇二

3　柯柯阿脂　三、〇

右作坐藥三個。

倣通則調製之。

(二百三十) 1 列曹爾珍 〇、一

2 柯柯阿脂 適宜

右作尿道坐藥五個。

依通則調製之。

附錄

日本藥局方藥物極量表(對於大人一回一日之極量)

藥品名	一回之極量	一日之極量
安知歇貌林	〇、五	一、五
亞砒酸	〇、〇〇五	〇、〇一五
石炭酸	〇、一	〇、三
稀青酸	〇、一	〇、三
亞迦里欽	〇、一	
鹽酸亞剎莫兒比涅	〇、〇二	〇、〇六

苦扁桃水	二、〇	六、〇
杏仁水	二、〇	六、〇
派苦知水	二、〇	六、〇
硝酸銀	〇、〇三	〇、一
溶製硝酸	〇、〇三	〇、一
沃度砒素	〇、〇〇五	〇、〇一五
硫酸亞篤羅必涅	〇、〇〇一	〇、〇〇三
安息香酸曹達咖啡涅	一、〇	六、〇
撒里矢爾酸那篤僧謨咖啡涅	一、〇	六、〇
咖啡涅	〇、五	一、五
貌羅謨樟腦	〇、三	一、〇
羯答利斯	〇、〇五	〇、一五
蓚酸攝僧謨	〇、三	一、〇
抱水格魯拉爾	二、〇	六、〇

鹽酸古加乙涅	〇、〇五	〇、一五
燐酸古埡乙涅	〇、一	〇、三
硫酸銅（為催吐藥頓服之量）	一、〇	
別臘密童	〇、五	一、五
亞克尼篤越幾斯	〇、〇一五	〇、〇五
印度大麻越幾斯	〇、一	〇、三
古魯聖篤越幾斯	〇、〇五	〇、一五
菲沃斯越幾斯	〇、一	〇、三
阿片越幾斯	〇、一五	〇、五
加刺拔爾豆越幾斯	〇、〇二	〇、〇六
商陸越幾斯	〇、五	一、五
莨菪越幾斯	〇、〇五	〇、一五
麥角越幾斯	〇、二	〇、六
番木鼈越幾斯	〇、〇五	〇、一

實芰答利斯葉	○、二	一、○
非沃斯葉	○、三	一、○
卡野古羅	○、三	一、○
藤黃	○、三	一、○
疊別利亞草	○、一	○、三
貌羅謨水素酸忽滿篤羅必涅	○、○○一	○、○○三
昇汞	○、○二	○、○六
赤色沃度汞	○、○二	○、○六
黃色沃度汞	○、○二	○、○六
黃色酸化汞	○、○二	○、○六
赤色酸化汞	○、○二	○、○六
撒里矢爾酸汞	○、○二	○、○六
沃度仿謨	○、二	○、六
沃度	○、○二	○、○六

結列阿曹篤	〇、五	一、五
沃度砒素汞液	〇、五	一、五
亞砒酸加僧謨液	〇、五	一、五
篤利亞那兒	二、〇	四、〇
鹽酸奇阿攝知兒莫兒比涅	〇、〇〇一	〇、〇〇三
鹽酸莫兒比涅	〇、〇〇三	〇、〇一
硫酸莫兒比涅	〇、〇〇三	〇、〇一
巴豆油	〇、〇五	〇、一五
阿片	〇、一五	〇、五
巴剌亞爾埵非度	五、〇	一〇、〇
弗那攝精	一、〇	三、〇
燐	〇、〇〇一	〇、〇〇三
撒里矢爾酸比蘇斯知偓密涅	〇、〇〇一	〇、〇〇三
硫酸比蘇斯知偓密涅	〇、〇〇〇一	〇、〇〇〇三

鹽酸必魯加兒必涅	〇、〇二	〇、〇六
古魯聖篤非沃斯丸	〇、五	一、五
醋酸鉛	〇、一	〇、三
莨菪根	〇、一	〇、三
藥剌巴脂	一、〇	三、〇
剝度比爾謨脂	〇、一	〇、三
珊篤甯	〇、一	〇、三
麥角	一、〇	五、〇
番木鼈	〇、一	〇、二
吐酒石	〇、二	〇、六
金硫黃	〇、二	〇、六
硝酸斯篤里幾尼涅	〇、〇〇五	〇、〇一五
斯爾仿那兒	二、〇	四、〇
芫菁丁幾	〇、五	一、五

藥名	一回量	一日量
古爾矢屈譔丁幾	二、〇	六、〇
古魯聖篤丁幾	一、〇	三、〇
實芰答利斯丁幾	一、五	五、〇
開爾攝米譔丁幾	〇、五	一、五
沃度丁幾	〇、二	〇、六
魯別利亞丁幾	一、〇	三、〇
阿片丁幾	一、五	五、〇
莨菪丁幾	一、〇	三、〇
斯篤落仿司丁幾	〇、五	一、五
番木鼈丁幾	一、〇	二、〇
沕拉篤利湼	〇、〇〇五	〇、〇〇一五
古爾矢屈譔酒	二、五	六、〇
芳香阿片酒	一、五	五、〇
硫酸亞鉛(為催吐藥頓服之量)	一、〇	

安知歇貌林中毒

安知歇貌林中毒者。安知歇貌林於醫療上爲常用之藥物。故因之而起中毒之例者。甚爲繁多。安知歇貌林中毒輕者之症候。惟皮膚呈靑藍色。至重者之症候。則加以人事不省。醒覺之後。尙苦全身倦怠、胸內苦悶及呼吸促迫等。脈搏頻數而且不正。體溫昇騰。皮膚發疹。又呈重篤之神經症狀。如譫妄、複視、瞳孔開大及帝答尼狀痙攣等。如安知歇貌林而久用之。則現慢性中毒症狀。皮膚呈靑藍色。幷起呼吸困難、貧血、全身衰弱等。

硫酸中毒

硫酸中毒者。其中毒之特徵。爲口腔、咽頭、食道、胃黏膜劇烈之腐蝕。所患黏膜變爲白色。在於重症則變爲黑色。成潰瘍性炎症。由是現劇烈之疼痛及口內灼熱、煩渴、惡心嘔吐、（吐物無臭呈黑色）下痢、嚥下困難、胃痛等。乘之以神經性症狀。陷於苦悶狀態。發四肢震顫及痙攣。呈虛脫症狀。尿量減少。尿內往往混有蛋白與血液。硫酸中毒者而在於輕症。其能治愈雖屬不少。然其食道則多留瘢痕性狹窄。幷留神經痛與知覺過敏。豫後概爲不良。

硝酸中毒

硝酸中毒者。其症候爲口腔黏膜變黃。流涎。嘔吐。（吐物有硝酸臭氣呈黃色）脈搏細小。皮膚厥冷。并起昏睡、無尿症等。至嚥下硝酸後所發之症狀。雖與硫酸中毒相同。其腹部分則發生數多之瓦斯而膨滿。伴高度之嘔氣。吐物中往往混暗色之血液及黃色黏膜之破壞片。

鹽酸中毒

鹽酸中毒者。腐蝕性變化及中毒症狀。與硫酸中毒相同。而其口腔及咽頭部分。往往起實扶的里狀被膜。嘔吐。（吐物有鹽酸臭氣呈褐色）下痢。血尿。呈虛脫症狀。并發穿孔性腹膜炎。

蓚酸中毒

蓚酸中毒者。其局處症狀。同於硫酸中毒。而其口腔及食道等處。往往起灰白色之結痂。并起嘔吐、赤痢狀下痢、搐搦、痲痺、知覺變常、心臟衰弱、虛脫、昏睡、腎臟炎等。其所發之神經性症狀。則有如指尖之蟻走感覺及知覺亡失、牙關緊急、强直性及間代性痙攣是也。尿透明而減少。甚至發無尿症。尿中含有血球、蛋白、圓柱、腎臟上皮細胞、異性血色素及多量之蓚酸加里結晶。有時含有砂糖。經過三日至五日以後。即成爲尿毒症而死。

格魯謨酸及格魯謨酸加里中毒

格魯謨酸及格魯謨酸加里中毒者。其中毒之症狀。爲嘔出黃色之吐物。或嘔出類赤色之吐物。刺戟腸部。發生炎症潰瘍。如吸收於血液中之際。則往往有血尿及蛋白尿之漏泄。

撒里矢爾酸中毒

撒里矢爾酸中毒者。其症候爲耳鳴、昏憒、呼吸困難、發汗、血尿、黑內障、腎臟炎等。排出之尿。如加入一半格魯兒鐵。則呈紫色。撒里矢爾酸中毒經過常爲急性。急性中毒由遊離撒里矢爾酸而發者。其原因以在於醫療上爲多。然亦有以魚類防腐之目的。用遊離撒里矢爾酸而發本病。遊離撒里矢爾酸之作用。頗爲劇烈。往往刺戟呼吸器黏膜。發劇甚之咳嗽。且每咯出血痰。

格魯兒酸加里(鹽剝)中毒

格魯兒酸加里中毒者。由於含漱及內服而起。其症候在使用多量者。則起胃痛、嘔吐、下痢、呼吸困難、皮膚呈紫藍色等。尿未現變狀時卽行死亡。否則起頭痛、嘔吐、下痢、黃疸色等。尿呈褐赤色至暗黑色。

酸化炭素中毒

酸化炭素中毒者。最多由於用煤氣而起。其症候爲眼花閃發、呼吸促迫、搐搦、痙攣、强直、瞳孔散大等。未幾而現運動痲痺與知覺亡失。陷於昏睡狀態。呼吸停止。然在於惟吸入炭煤者。其先則起强度之頭痛、眩暈、耳鳴、黃視等。繼之以嘔吐與筋肉萎弱。陷於昏睡狀態。

硫化水素中毒

硫化水素中毒者。如吸入硫化水素之後。卽起中毒症狀。硫化水素中毒所起之種種症狀。爲頸部之壓重、頭痛、眩暈、嘔吐、下痢、眼目疼痛而發赤、呼吸促迫、心悸亢進、脈搏幽微、皮膚呈靑藍色、昏憒、譫妄、搐搦、肺水腫等。重症則卒然昏倒。有如被雷擊者然。顏面呈蒼白色。口腔內則吐出泡沫。瞳孔散大。呼吸心動減衰。卒因是而死亡。死後則非常强直。

硫化炭素中毒

硫化炭素中毒者。其中毒所起之種種症狀。爲頭痛、眩暈、視力障害、嘔吐、下痢、知覺亡失、麻醉等。

炭酸中毒

炭酸中毒者。起於久吸多含炭酸之空氣。然推其原因。非炭酸之中毒。實由於空氣缺乏酸素所致。故其症狀現窒息症狀。發胸內苦悶。眩暈。心悸亢進。惡心。嘔吐。人事不省而昏倒。反射機能消失。

硝酸銀中毒

硝酸銀中毒者。其在於急性中毒之症候。則口腔內往往起白色之結痂。幷起腹痛、嘔吐、(吐物雖爲白色如曬於日光下則變爲黑色)痙攣等。其在於慢性中毒之症候。則皮膚往往變爲灰色。

冰醋酸中毒

冰醋酸中毒者。其症候爲腹痛、嘔吐、眩暈、心臟衰弱、體溫下降、人事不省、肺水腫等。呼吸氣有醋之臭氣。

安母尼亞中毒

安母尼亞中毒者。由於吸入或內服而起。吸入中毒。其症候爲窒息狀態、咳嗽、肺水腫、聲門痙攣等。內服中毒。其症候爲口腔、咽頭、食道、喉頭及氣管等處。現重篤之纖維素性炎症。呼氣帶安母尼亞之臭氣。消化器道起劇甚之灼熱性疼痛。幷起腹痛、嘔吐、下痢、血尿、流涎、嚥下困難、咳嗽、呼吸促迫、聲門痙攣等。其在於重症。則起眩暈。全身搐搦。呈全身衰脫之狀。

苛性加里及苛性那篤倫中毒

苛性加里及苛性那篤倫中毒者。由於多量所起之種種中毒症狀。其症候爲口腔、咽頭、食道等處。發劇烈之疼痛。現聲門水腫、痙攣。吐出血色玻璃狀之黏稠物。口腔感灼熱性煩渴。苦於流涎。口腔、咽頭、食道等處。往往發生格魯布性義膜。且多以穿孔性腹膜炎之症候而死亡。由於少量所起之種種中毒症狀。其症候較輕。被侵蝕之部分。雖有成瘢痕性狹窄。然其部分柔軟。而易於破潰。

硝石（一名硝酸加僧謨又名硝剝）中毒

硝石中毒者。其症候爲嘔吐、下痢、腹中疼痛、皮膚厥冷、疼痛性筋肉收縮等。在於重症。則現搐搦及昏憒。

格魯兒中毒

格魯兒中毒者。由於吸入或內服而起。吸入所起之種種中毒症狀。其症候爲起劇甚之局處性腐蝕作用。現强度之咳嗽、呼吸困難、聲門痙攣、鼻加答兒、噴嚏、流淚、血痰、頭痛、眩暈、精神朦朧、昏睡等。內服所起之種種中毒症狀。其症候爲起胃加答兒、下痢、脈搏頻數等。

沃度中毒

沃度中毒者。分爲急性中毒與慢性中毒之二種。急性中毒、所起之種種症狀。其症候爲皮膚先呈蒼白色及青藍色。脈搏細小而頻數及嘔吐。後則皮膚呈潮紅色。兼致厥冷。并起尿閉、蛋白尿、安魏那、結膜炎、鼻加答兒、嚥下困難、虛脫等。慢性中毒所起之種種症狀。其症候爲鼻加答兒、結膜炎、眩暈、咽頭加答兒、咳嗽與陰萎等。兼有沃度發疹。(面皰及紅斑)

沃度仿謨中毒

沃度仿謨中毒者。其症候由經過之長短與發現之遲速。而別爲急性及慢性之二種。在於急性症。則以大創面撒布多量之沃度仿謨而起。頭痛。眩暈。患者之精神。有時初呈發揚狀態。後則變爲鬱憂狀態。食慾亡失。脈搏細小而頻數。略呈譫妄。起腦性刺戟症候。(卽項筋强直運動麻痺)以昏睡及虛脫而死亡。在於慢性症。則以徐徐而起者爲多。由沃度仿謨之久用而發。其症候雖與急性症相似。然患者之鬱憂狀態益强。刺戟狀態較爲輕微。終則以漸次衰弱而死亡。

貌羅謨(臭素)中毒

貌羅謨中毒者。由於吸入或內服而起。吸入所起之種種中毒症狀。其症候爲呼吸困難、流淚、流涎、聲門痙攣、眩暈、頭痛、咳嗽等。呼吸氣有貌羅謨之臭氣。內服所起之種種中毒症狀。其症候爲口腔黏膜變黃及腫脹、嘔吐、呈昏睡狀態等。急性症與格魯兒中毒相同。在於慢性症。則現全身倦怠、記憶力減退、思考力消失、口蓋及咽頭之反射消失、消化器障害等。兼以陰萎貌羅謨面皰。

依的兒中毒

依的兒中毒者。由於吸入或內服而起。吸入所起之種種中毒症狀。其症候爲興奮、麻醉、呼吸麻痺等。呼氣帶依的兒之臭氣。內服所起之種種中毒症狀。其症候爲腹部成瓦斯。呈麻醉的狀態。

嗚此變之善也吾國醫學前途革新之希望其在斯歟其在斯歟

第六節　新醫派之發剏

新醫學者以研究最新穎之學理。而區別中國舊時醫學之謂也。易曰。窮則變。變則通。通則久。新醫派之發剏。蓋由窮變而來。即伊尹所謂用其新、去其陳、病乃不存是也。嘉道間有王清任者。實驗屍骸數十年。著醫林改錯。訂正古書言臟腑之錯誤。謂古人論脾。既謂脾動不安。何又云脾聞聲則動。動則磨胃化食。脾不動則食不化。其論肺。既謂下無透竅。何又云肺中有二十四孔。行列分布。以行諸臟之氣。其論腎。既謂兩腎爲腎。中間動氣爲命門。何又云左腎爲腎。右腎爲命門。其論肝。既謂肝左右有兩經。何又云肝居於左。左脇屬肝。其論心。既謂意志思慮智五者皆藏於心。何又云脾藏意智。腎主技巧。肝主謀慮。膽主決斷。其論胃。謂飲食入胃。精氣從賁門上輸於脾肺。宣播於諸脈。殊出情理之外。謂小腸化食水自闌門出。尤爲千古笑談。其論心包絡。既謂有名無形。何又云手中指之經。乃是手厥陰心包絡之經也。其論三焦。不可以指屈有形無形。尚無定準。何又云手無名指之經。是手少陽三焦之經也。既誤其形狀。更誤其功用。矛盾差訛。王氏爲之訂正不少。此新醫派發剏之萌芽時也。及嘉約翰輩以醫術名於廣東。

趙靜涵譯述泰西醫籍。西洋醫學之輸入此新醫派發挀之雛形時也。及丁先生仲祜倡譯日本醫籍。日本醫學之輸入此新醫派發挀之成立時也。丁氏醫學叢書總序有言曰。近世東西各國醫學之發達。如萬馬之騰驟。如百川之匯萃。磅礴浩瀚。駸駸乎隨大西洋之潮流。渡黃海岸。注入東亞大陸。俾不才肆其雄心。窮其目力。逞其廣長之舌大陳設而吸飲焉。豈非愉快事哉。然吾人雖如千手觀音向醫學中各科目悉張其神臂。無一刹那頃之已時。而各學科光怪陸離之新理新法。一若對萬花鏡之回轉循環使人應接不暇。雖日寫五千言。積以數年之久。猶不足盡譯其長以供醫林之參考。甚矣。夫醫籍之浩博也。嗚呼。丁氏醉心歐化。力闢蠶叢。獨開新境。不阿附前人而獨樹一幟。曰新醫學。輸灌新理新法。可謂新醫派中之仲景矣。不然處今日競爭之世。美雨西來。歐風東漸。百斯篤之症。傳染及於海隅。虎列拉之名。流播遍於人口。倘猶是拘守舊聞。自封故步。不能闡明新理。何以抵制外人。竊恐優勝劣敗。此絀彼贏。非特數千年固有之利權。將拱手而讓之異族。且併四萬萬同胞之生命。亦俯首而委諸他人矣。嗚呼。新醫泒之發挀於近世。豈非吾國醫學界之榮幸歟。

第七節　學派之變遷

嗚呼。吾國醫學學派屢變遷矣。屢變遷而終不一變也。唐代因佛敎與醫學之關係。及局方以後。務便易喜溫燥素靈仲景之學派。至唐已一變遷也。及金元四大家各主一說。河間與易水之學相爭。丹溪之學。與宣和局方之學相爭。以及明代張景岳與河間丹溪相爭。而唐宋時之學派。至金元明又一變遷也。及清代喻徐葉薛陳尤黃王諸子。或阿附前人。或獨開新境。或融會古今。或因陋就簡。而金元明時之學派。至清代又一變遷也。雖然。唐宋元明清醫學學派屢變遷矣。然未聞有能踰越素靈仲景之範圍而獨樹一幟者。故吾國醫學學派屢變遷而終不一變也。清代自王清任氏著醫林改錯。謂余於臟腑一事。訪驗四十二年。方得的確。繪成全圖。意欲刊行於世。惟恐後人未見臟腑。疑余故叛經文。欲不刊行。復慮後世業醫者受禍相沿。又不知幾千百年。細思黃帝慮生民疾苦。平素以靈樞之言。下問岐伯、鬼臾區。故名素問。二公如知之的確。可對君言。知之不確。須待參考。何得不知妄對。遺禍後世。繼而秦越人著難經。張世賢割裂河圖洛書。爲之圖註。謂心肝肺以分兩計之。每件重幾許。大小腸以尺丈計之。每件長若干。胃大幾許。容穀幾斗幾升。其言髣髴似眞。其實臟腑未見。以無憑之談。作欺人之事。利口不過虛名。損人却屬實禍。竊財猶謂之盜。偷名豈不爲賊。千百年後。豈無知者。

嗚呼。王氏此說發現。非特爲清代醫學派之變遷。抑且爲吾國數千年來未有之奇變遷也。王氏生於嘉道間。而咸同光宣時西洋醫學、日本醫學又相繼輸入。儼然成新醫派。故清代道咸後之醫派。較諸以前之醫派。又不可同日論矣。近所分爲守舊派與維新派者。守舊派以揚中抑西爲主旨。維新派以舍舊從新爲目的。在守舊派輒自詡爲純正。而詆維新派爲浮夸。在維新派輒自詡爲開通。而詆守舊派爲頑固。意見相爭。各是其所謂是。各非其所謂非。殆即因學派之變遷來歟。雖然新舊意見日深。交訌日益劇烈。中西是非得失。天演公例。難逃清代醫學派之變遷。又安知非吾國改良醫學之起點也哉。

第八節 疾病史

第一 傳染病

沿門闔境。人人俱病。如徭役之役者。曰役病(疫病)古人謂四時不正之氣。即爲虛邪賊風。入人體內。有從口鼻毛竅等侵入之說。自疫病之意義考之。不外今日之所謂傳染病。

傳染病之大研究。其緒言有言曰。傳染病自古有此病。請以吾國之舊籍徵之說文。疫、

八代詩菁華錄箋註序

詩至於近代古法蕩然矣大抵語直意淺句俗脉露音韻散緩而迫促其甚者叫噪怒張殊乖忠厚之風又有挾其佻巧之姿曼音促節競效裾裙脂粉之語者蓋以下劣詩魔先入其肺腑以蒙蔽其眞識背道而馳愈騖愈遠風雅之道掃地而無遺矣余篋中存有漢魏晉南北朝詩菁華錄箋註四卷雖少時編輯之本然選擇頗愼博而不蕪簡而不陋其評語及箋註又極詳盡歷歷若辨淄澠而析毫末漢詩古樸純雅直接三百篇建安後曹氏父子遒文壯節抑揚哀怨悲離之作尤極於古黃初後惟阮嗣宗有建安風骨晉詩舍傅玄陶淵明外惟左太沖高出一時陸士衡獨在諸公之下宋詩顏不如鮑鮑不如謝謝詩如初日芙蓉非人力所能爲也齊梁陳隋之際其君自好之詩愈麗而氣格愈卑往往極其陶冶彫鏤之力與寒士爭尺寸有以空梁庭草而見殺者六代波靡世風日下余選之益

一

加約焉學者苟由此而入則植幹於漢魏擷豔於六朝辨其家數則有蘇李曹劉陶謝徐庾之分識其體格音節復有高古深遠雄渾飄逸悲壯淒婉之別玩而索之觸類而長之心領意會庶不眩於旁門小道俯視近人之作猶躋太華而小邱垤臨溟渤而卑澗溪矣未始非挽回風雅之一道也余縱覽各家選本往往博而寡要得其糟粕失其菁華然人懷敝帚自過千金燕礫之藏襲而爲寶雖俛焉日有孜孜吾實爲茲選懼焉丁福保

擬蘇李詩據藝文類聚古文苑當作李陵今作無名氏白頭吟據宋書樂府詩集當作古辭今作卓文君從通俗之選本也阮籍詠懷詩趙李相經過顏延年以爲趙飛燕李夫人固非楊愼以漢書谷永傳小臣趙李當之亦非是案漢書何竝傳輕俠趙季李欵多蓄賓客以氣力漁食閭里竝曰趙李傑惡當得其頭以謝百姓籍用趙李正出此校刊已畢不及更正故附識於此福保又識

全漢三國晉南北朝詩緒言

無錫丁福保仲祜

一 總論

余十四五歲時即喜搜集漢魏六朝人詩每讀必屛絕人事讀必數十過如是者有年嗣後奔走南北所至見有漢魏六朝人別集或總集必購以歸嗜之成癖根著膠固每獲一異本則津津喜見眉宇意世間所謂樂事無以易此如是者又有年余書室中漢魏六朝人詩略備矣惜余之所謂略備者以後世編輯之書爲多如漢書藝文志歌詩二十八家三百一十四篇隋書經籍志漢魏六朝各家集散佚已久今皆不可得而見也

唐以前詩之見於別集者不過二十餘種（蔡邕集曹植集阮籍集嵇康集潘岳集陸機集陸雲集陶潛集謝靈運集鮑照集謝惠連集顏延之集謝朓集沈約集梁武帝集梁昭明太子集梁簡文帝集梁元帝集江淹集任昉集陶宏景集何遜集陰鏗集徐陵集庾信集）見於總集者亦不過二十餘種（梁昭明文選陳徐陵玉臺新詠宋郭茂倩樂府詩集元左克明古樂府明馮惟訥詩紀李攀龍詩刪陸時雍詩鏡梅鼎祚八代詩乘及古樂苑曹學佺歷代詩選楊德明建安七子集汪士賢漢魏名家二十一集張溥漢魏六朝百三家集臧懋循古詩所張之象古詩類苑鍾惺譚元春古詩歸屠畯情采編唐汝諤古詩解）除文選玉臺樂府外大半

一

爲明人纂輯本惟明人刻書往往泥沙雜糅愛博而無所持擇又喜任臆改竄變亂舊帙次第竟有顚舛百出無知妄作者此豈明末士習輕佻放誕之所至歟有清一代之總集採輯唐以前之詩者亦不過數種（王士禎古詩選沈德潛古詩源張琦古詩錄劉大櫆列朝詩約選王錫光詩義標準王闓運八代詩選）往往爲明人所誤謬種流傳如塗塗附其疵纇亦指不勝屈也茲就其紕繆之大者言之顏之推曰讀天下書未徧不得妄下雌黃余讀書不多妄欲以雌黃滅誤余滋愧矣

二　人名之宜改者

古文苑有李陵錄別詩八首又有蘇武答李陵詩別李陵詩各一首皆標明蘇李所作宋章樵注古文苑因大蘇疑文選中蘇李贈答五言爲僞作遂並以此十首爲非眞明人選刻古詩竟列此於無名氏之中改其題爲擬蘇李詩十首故有清一代之各選本無不削蘇李之名而以爲後人所擬然蘇章二氏之所疑者皆憑空臆度之辭非有眞實確據也且此等詩在趙宋以前亦無有疑其僞託者試觀藝文類聚之所載皆確定爲蘇李況二鳧俱北飛初學記亦指爲蘇武別李陵詩杜子美

二

云李陵蘇武是吾師子美豈無見哉東坡晚年跋黃子思詩云蘇李之天成尊之亦至矣其曰六朝擬作者一時鄙薄蕭統之偏辭耳蓋東坡亦自悔其失言也故余以此十首宜從古文苑及藝文類聚等定爲蘇李所自著不可從古文苑之注及詩紀等妄定其爲後人所擬也

栢梁一詩考宋本古文苑之無注者每句下但稱官位而無名氏有姓有名者唯郭舍人東方朔耳自章樵增註妄以其人實之以致前後矛盾因啓後人之疑至顧炎武日知錄據所注姓名駁其依託詩紀詩删古詩選古詩源八代詩選等亦仍其謬而不知考藝文類聚卷五十六亦載此詩乃於每句之上各署作者首句有皇帝曰三字次句有梁王曰三字以下則但稱其官而無姓名有姓有名者亦唯郭舍人東方朔與無注古文苑同章樵妄增之姓名宜删

白頭吟各選本均以爲卓文君作其實非是馮默菴曰宋書大曲有白頭吟作古辭樂府詩集太平御覽亦然玉臺新詠題作皚如山上雪非但不作文君並題亦不作白頭吟也惟西京雜記有文君爲白頭吟以

自絕之說然亦不著其辭或文君自有別篇不得遽以此詩當之也宋人不明其故妄以此詩實之如黃鶴杜詩注合璧事類引西京雜記之類並入此詩詩紀因之詩刪選之今人（指譚元春而言）遽云有此妙口妙筆眞長卿快偶可笑可憐

蘇伯玉妻盤中詩據玉臺新詠宜置晉傅玄詩之後各本均以爲漢詩者誤也宋本玉臺列於傅玄詩後不別題蘇伯玉妻乃嘉定間陳玉父刻本偶佚其名非傅玄作此詩也滄浪詩話稱蘇伯玉妻有此體見玉臺則嚴羽所見之本實題伯玉妻名又桑世昌回文類聚載盤中詩亦題蘇伯玉妻近見王壬秋先生八代詩選卷二十竟以蘇伯玉妻盤中詩爲傅玄作非是

魏武帝樂府塘上行共有四說或曰古辭或曰甄后作或曰魏文帝作或曰魏武帝作見文選陸機塘上行李善注考舊本玉臺新詠爲魏武帝作鄴都故事以爲魏文帝甄皇后作故新版玉臺及明清兩朝之詩總集皆改魏武帝爲甄后余謂此篇決非甄后作宜仍作武帝爲是檢

宋書卷二十一樂志塘上行爲武帝辭沈休文作史志必有依據不取鄴都故事之雜說其證一又檢樂府詩集卷三十五亦作武帝辭其證二曹子建浮萍寄青水一篇卽和武帝作黃初二年甄后賜死之時卽灌均希旨之日文帝日以殺植爲事敢和甄詩以速禍耶其證三鄴都故事云甄后賜死臨終爲詩此事陳壽魏志本傳所無裴松之注采掇極博亦無此詩梅鼎祚古樂苑疑詩中猶幸得新好不遺故惡非臨終詩其證四詩中有結髮辭嚴親之句更與甄氏先嫁袁熙後爲文帝納不類其證五謝靈運山居賦自注唐上奏蒲生詩感物致賦亦不云甄后作其證六此詩之末四句曰邊地多悲風樹木何脩脩從軍致獨樂延年壽千秋甄后居鄴何得云邊地又何爲有從軍之語耶其證七所以元左克明古樂府依宋書題爲魏武者是也

晉歐陽建答棗腆四言詩詳其文義確是贈石季倫詩因疑藝文類聚有錯誤及見文館詞林作答石崇贈積年之疑一旦豁然故此詩題宜改正

王融有所思一首藝文類聚樂府詩集均載詩紀詩鏡均誤爲范雲作宜更正

西園遊上才一首見樂府詩集在王胄之後無名氏詩紀古樂苑等遂以爲王胄所作誤也

詩紀詩鏡等所載陳後主楊叛兒曲考樂府詩集作隋後主唐人每稱煬帝爲後主則此曲宜歸煬帝改隋作陳非也楊升菴又以越王侗當之選詩拾遺並改其題爲京洛行更爲妄誕

十索曲丁六娘僅四首無名氏二首見樂府詩集及古樂苑楊慎馮惟訥以無名氏二首併於前四首改爲丁六娘六首宜更正

陳蘇子卿有梅花落一首方回誤以爲漢之蘇武宜更正

三　濫選之宜刪者

古詩類苑詩紀等往往將箴銘頌贊及賦後之歌詩隨意剽掇而不知文章各有體裁著述各有斷限不可以非詩而妄以爲詩也

班固兩都賦後有明堂等詩張衡思玄賦後有系曰云云定情賦後有

歎曰云云皆賦後所述非別篇也明人選本每割兩都後爲明堂等詩割思玄賦系曰之後爲思玄詩割定情賦歎曰之後爲定情詩後學往往爲其所誤不能辨別又如梁簡文之蓮花賦歌陳江總之南越木槿歌亦皆賦末所係也均宜刪賦至南北朝時其後有詩歌者甚多豈可一一割之而自爲一詩乎明臧懋循竟以庾信諸賦之句雜七言者收入古詩所鍾譚二氏竟將焦氏易林選入古詩歸尤爲割裂冗雜茫無體例此所謂變本加厲也

詩紀古詩源等載蔡邕樊惠渠歌考舊本蔡中郎集第六卷有京兆樊惠渠頌即此歌也故藝文類聚第九卷渠部亦以此篇列入頌類非詩也不可將頌妄爲割裂而列入於詩猶不可割釋誨之末段而爲琴歌也然詩紀詩歸古詩源等竟以琴歌列入矣

詩紀有王吉射烏辭考風俗通引漢明帝起居注曰王吉射中之祝曰云云則是祝非詩也不應加辭字而選入詩

東方朔有誡子一篇載藝文類聚卷二十三誡字下此誡也非詩也如

八

曹大家女誡王肅家誡類也詩紀詩刪詩歸古詩源等遂於誡子下添一詩字變爲誡子詩以選入詩中紕繆甚矣然詩紀詩歸八代詩選等又將高義方淸誡選之入詩均宜刪周詩遺軌詩紀詩鏡詩歸古詩源等又將司馬相如封禪頌選入頗爲不倫息夫躬絕命辭與小山招隱淵明歸去來辭皆騷體也不可入詩詩紀詩歸八代詩選等濫收此辭於體例亦乖卽謝靈運王子晉讚維摩經十譬讚巖下見一老翁四五少年讚雖與五言相近亦例同頌誡不可混收陶宏景華陽頌亦不得稱詩均宜刪之

四　僞詩之宜刪者

梅鼎祚八代詩乘漢魏詩中有蘇武妻答外詩頗爲士林口實又古樂苑有隋煬帝之望江南採摭僞撰之小說均宜刪楊愼詞品曰傳奇有煬帝望江南數曲不類六朝人語傳疑可也

詩紀詩鏡所載漢詩有孔融失題一首云歸家酒債多門客粲成行高談滿四座一日傾千觴此乃截取李白贈劉都使詩中四句也又詩紀

八代詩選等載古兩頭纖纖詩二首其第二首云兩頭纖纖靑玉玦半白半黑頭上髮膒膒膞膞春冰裂磊磊落落桃初結此乃王建七古詩也安得闌入漢詩

古詩爲焦仲卿妻作守節情不移句下後人添入賤妾留空房相見常日稀二句試檢藝文類聚卷三十二樂府詩集卷七十三皆無此十字宋本玉臺新詠左克明古樂府亦無之惟明重刻本已臆爲竄入矣

新婦初來時小姑始扶牀今日被驅逐小姑如我長馮默菴曰此四句是顧況棄婦詩宋本玉臺無小姑始扶牀今日被驅逐十字樂府詩集左克明樂府亦然其增之者蘭雪堂活字玉臺始也初看此詩似覺少此十字不得再四尋之至竟是後人妄添何以言之逋翁一代名家豈應直述漢詩可疑一也逋翁詩云及至見君歸君歸妾已老則扶牀之小姑何怪如我此詩前云共事三二年始爾未爲久則何得三年未周長成遽如許耶正是後人見逋翁詞妄增入耳幸有諸本可以確證今蘇郡刻左氏樂府反據詩紀增入更隔幾十年不可問矣古書之日就

散亡可爲浩嘆

選詩拾遺詩紀八代詩選等均載龐德公於忽操三章此乃宋王令逢源之所作也見宋文鑑卷一百二十九宜刪

詩紀詩鏡詩歸等所載岑之敬當罏曲乃楊昇菴所僞撰也馮默菴曰明月二八照花新當罏十五晚留賓二句本之敬棲烏曲載在樂府今截此二句添回眸百萬橫自陳一句別題當罏曲楊君之妄不待言矣

詩紀及五言律祖有丘巨源詠扇詩四韻宜刪馮默菴曰丘巨源詠七寶扇詩玉臺初學藝文俱載中有畫作景山樹圖爲河洛神句五言律祖妄造首尾作八句律詩必也古今謂無一人讀書始可任其亂說耳

詩紀詩鏡等所載陳後主小窻詩有夕陽如有意偏傍小窻明之句按姚寬西溪叢話云此乃唐人方域詩宜刪

詩紀詩鏡等載簡文帝夜夜曲二首其第二首曰秋人夜獨傷滅燭臥蘭房祇恐多情月旋來照妾房此乃唐王偃詩見樂府詩集卷七十六不可誤作簡文

五　誤字之宜改者

漢武帝李夫人歌見於漢書藝文類聚樂府詩集偏何姍姍其來遲偏皆不作翩詩紀詩鏡古詩選古詩源等皆誤作翩字

昔有霍家姝後世選本皆改姝字爲奴檢宋刻玉臺新詠樂府詩集俱作姝蓋古時士之美者亦曰姝如干旄之詩稱彼姝者子是其妄改者不得藉口霍光傳有監奴馮子都之語也試檢明初趙則古學笵亦作霍家姝此時尚未經後人妄改故仍作姝字

宋子侯董嬌饒考玉臺藝文樂府諸書皆作饒幷無作嬈者卽以唐詩證之亦然元稹詩爲占嬌饒分李商隱詩風蝶强嬌饒又重疊贈嬌饒溫庭筠詩昔年於此見嬌饒又麝臍龍髓憐嬌饒杜甫詩佳人屢出董嬌饒自宋毛晃增注禮部韻略卽誤改杜詩董嬌饒爲董嬌嬈而饒字幾廢矣明人之選詩者又不知其誤竟改饒字爲嬈以致數百年來各選本無不承襲其謬亦可怪矣試檢古詩選古詩源古詩錄等尚有作饒字者否

十一

顧炎武日知錄曰。近日盛行詩歸一書。尤爲妄誕。魏文帝短歌行長吟。詠歎。念我聖考。聖考謂其父武帝也。改爲聖老。評之曰。聖老字奇。此皆不考古而肆臆之說。豈非小人而無忌憚者哉

代劉勳妻王宋詩第二首末一句不得共之。共字各本誤作往。玉臺吳兆宜本又誤作並。共與重字。奉字。爲同韻。宋坦齋通編可證也

漢豔歌行。斜柯西北眄。樂府。玉臺。俱作斜柯。自詩紀改作斜倚。詩刪因之。而此字亡矣。考梁簡文帝遙望詩。斜柯插玉簪。舉曜情人玉淸歌。善踏斜柯能獨立。段成式小小寫眞聯句。斜柯欲近人。則斜柯原是古語。當爲欹側之意。後人誤改爲斜倚耳。亟宜更正

曹植名都篇。寒鼈炙熊蹯。李善注。今之腊肉謂之寒。即今之凍肉也。寒當讀如寒涼之寒。五臣妄改寒爲炰。各選本均盲從之。宜仍改作寒

陶淵明擬古第二首。宋本作聞有田子泰。若流俗本則作田子春。考三國志卷十一。魏志田疇字子泰。陶詩指田疇而言。然田子春亦有其人。漢書卷三十五劉澤傳注。晉灼曰。楚漢春秋云。田生字子春。故流俗本

作田子春亦通惟考二人事迹當從子泰爲是

陶淵明讀山海經詩形夭無千歲曾端伯以爲上下不相貫改爲刑天舞干戚後世刻本均從之按酉陽雜俎卷十四形天與帝爭神帝斷其首葬之常羊山則形夭之夭不可作夭折解與無千歲三字文義亦上下相貫宜仍從宋刻江州陶靖節集作形夭無千歲爲是

黎庶昌在日本翻刻文館詞林第一百五十六卷一百五十七卷一百五十八卷皆四言詩吾國散佚者約十之九以其未佚者與此相校則錯誤脫落不勝枚舉皆宜更正吾國所久佚者亦宜補入

舊本亦有誤字不可堅執以爲不誤如宋本玉臺張衡同聲歌訛恐慄爲恐瞟訛莞蒻爲菀蒻之類愼勿以古字假借曲爲之說也又如文館詞林改淵爲泉改民爲人改虎爲獸等皆避唐諱也不可據此誤改

六　杜撰詩題之宜改者

各選本皆載蒲梢天馬歌按漢書作西極天馬歌史記曰馬名蒲梢則此歌當題西極天馬歌不得作蒲梢也

樂府詩集有趙幽王歌漢書曰趙王餓乃歌各選本皆作幽歌不可杜撰題目宜改爲歌一首此外如廣陵厲王之瑟歌廣川王之望卿歌脩成歌戚夫人舂歌烏孫公主悲愁歌李陵別歌晉高祖之讌飲歌等各本皆同其題亦爲杜撰均宜删作歌字

子建閨情一首見藝文類聚美婦人部無題閨情二字亦後人妄加也此篇宜歸失題類

藝文類聚雨部熱部有傅玄詩二首皆無題而詩紀等妄添其題曰苦雨曰苦熱宜仍改爲無題

詩紀載晉陸沖雜詩二首見藝文類聚卷二十八無題此雜詩二字亦是後人妄加

宋南平王鑠有無題詩見藝文類聚秋部詩紀及古樂苑等名曰秋歌其題亦杜撰也

陶淵明挽歌詩嚴霜九月中與自祭文律中無射之月相符蓋出於屬纊之際者是以昭明采此詩入選止題曰挽歌詩此乃陶公自挽之辭

也故有飲酒不足之恨後世編次陶集者乃妄加一擬字改爲擬挽歌辭各選本亦盲從之宜據文選刪擬字

庾信詠懷詩見藝文類聚此子山自詠其懷耳後人以爲效法阮嗣宗妄增一擬字遂改爲擬詠懷詩宜據藝文刪擬字

詩紀詩鏡等載簡文帝泛舟橫大江三首其第二第三首俱出樂府詩集題作隴西行非泛舟橫大江也其題宜改

七　章節次第之宜改者

徐幹有室思六首見玉臺新詠明人截其前五首名曰雜詩以入靡不有初一首仍爲室思嗣後之選詩者皆承襲其謬而不知更正如漁洋古詩選有徐幹詩二首一爲室思一爲雜詩而不知其所謂雜詩者即室思也此詩非但載於玉臺又見藝文卷三十二又有宋武帝擬作可證此種謬誤各選本皆不能免宜據玉臺藝文校正之

顏延之秋胡詩文選作一首玉臺分爲九章亦作一首此正如關雎三章原只一篇自詩紀分之爲九首而詩刪遂摘取三章矣有淸一代之

選本無不承襲其誤分之爲九首此宜仍合爲一篇

王融和南海王詠秋胡妻詩藝文文苑樂府俱作一首而詩紀等又分爲七首仍宜合之爲一

晉傅玄董逃行一首十二章各選本誤分爲十二首宜據宋刻玉臺仍作一首

詩紀等載晉楊方合歡詩二首雜詩三首樂府詩集卷七十六玉臺新詠卷三皆作合歡詩五首不可割後三首爲雜詩也

孔德紹王澤嶺遭洪水詩高廷禮妄載入唐詩品彙而改徒知懷趙景終是倦陽侯二句於木梗誠無託蘆灰豈暇求之上宜據初學記文苑英華更正之

八　結論

以上各種謬誤老師暨儒遞相傳述明固不足論矣有清一代號稱精於考核然漁洋不能正之於前湘綺不及訂之於後承學之士耳目瞀亂迴遑歧路而莫知所適從承譌踵謬三百年於此矣邇來國學淪喪

著名良藥

商標 'KEPLER' TRADE MARK

COD LIVER OIL WITH MALT EXTRACT

商 解百勒 標

麥精魚肝油

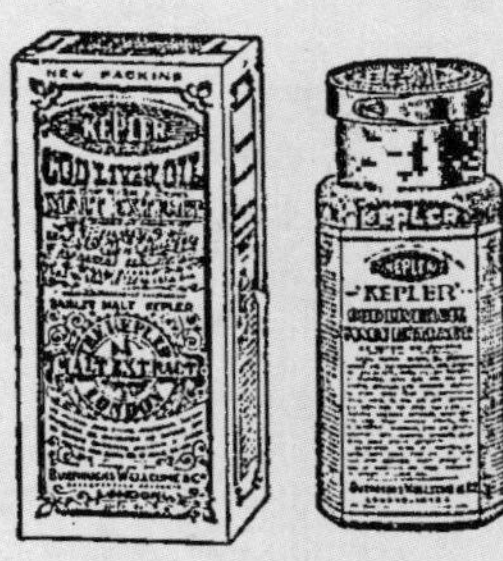

此圖由眞式縮小

解百勒麥精魚肝油。含有兩種最可貴食物要素。即純鰵魚肝油與解百勒麥精是也。○鰵魚肝油。醫學界久已承認。爲消耗諸症與疾病匱乏育質者之最妙食品。惟其氣味每爲病者厭惡。又胃消化力不强者。亦常不能受容。因此不能得其實益。是爲憾事。自有解百勒麥精魚肝油以來。此種缺憾。悉行解除矣。因鰵魚肝油一化入麥精中。其滋味便成佳美。不第食性乖僻者。易於進服。即虛不受補者。亦可得其化育之功。○解百勒麥精涵有茁壯大麥之濃厚育素。亦有消化作用之糟⿰米每。以增鰵魚肝油之效力。且使別種食物。亦易消化。○解百勒麥精魚肝油。既有此兩種寶貴食物。則其自爲各症匱乏育質之妙品。癆瘵瘰癧虧弱人服之。其恢復元氣之效力。堪稱無雙。病者藉此强壯之力。得以止遏病勢。更因此得以健痊。其於肺體炎症以及各種熱病難進飲食者。惟此可容納而消化之。○久病未痊。重症新愈。此爲至寶至美之食品。○稟賦柔弱。小兒單薄。按法投服。獲益匪淺。力量增加。○乳母日常服之。身體强健。乳汁濃厚。○解百勒三字。爲此品之商標。如果所服者爲眞解百勒品。其獲益也。必如願以償。　此品有大小瓶兩種。

上海 英京

寶威大藥行

中華民國四年六月出版

中西醫學報

第五年第十一期

本期之目錄

本報全年十二冊本埠洋八角四分中國境內洋九角六分日本臺灣洋一元零八分香港南洋各島洋一元三角二分零售每冊洋一角上海英大馬路泥城橋西首龍飛馬車行西間壁三十九號丁福保醫寓發行

外科總論豫約券

是書爲日本醫學士下平用彩原著。江陰徐雲、無錫萬鈞合譯。計四十三萬餘言。內附最工緻之圖四百二十八。是書內容豐富。理論新穎。爲吾國數千年來獨一無二之巨著。共五編。第一編外傷及炎症總論。分五章。第一章外傷論。第二章炎症論。第三章創傷傳染病論。第四章動物毒傳染論。第五章慢性傳染病論。第二編各器官之外傷及諸病總論。分十三章。第一章皮膚及皮下蜂窩織之外傷及諸病。第二章黏膜之外傷及諸病。第三章血管之外傷及諸病。第四章淋巴管及淋巴腺之外傷及諸病。第五章神經之外傷及諸病。第六章筋膜及筋之外傷及諸病。第七章腱及腱鞘之外傷及諸病。第八章黏液囊之外傷及諸病。第九章骨之外傷及諸病。第十章關節之外傷及諸病。第十一章體腔及其他諸臟器之外傷及諸病。第十二章銃傷。第十三章壞疽。第三編腫瘍論。分二章。第一章腫瘍總論。第二章腫瘍各論。第四編外科手術及療法總論。分十五章。第一章外科手術及其準備。第二章麻醉法。第三章手術中血液儉節法與愛斯氏人工驅血法。第四章防腐的手術之施行、手術中不快之偶發症及手術之後療法。第五章諸組織分割法。第六章止血法。第七章創液排導法即排膿法。第八章諸組織接合法。第九章皮膚之手術。第十章血管之手術。第十一章神經之手術。第十二章筋及腱之手術。第十三章骨之手術。第十四章關節之手術。第十五章切斷術及關節離斷術。第五編綳帶術論。分六章。第一章創傷綳帶概論。第二章其他之創傷綳帶、創傷療法。第三章卷軸帶及布帕綳帶。第四章患者安置法與安置裝置。第五章不動固定綳帶及伸展綳帶。第六章義裝法。末附按摩法。吾國譯述之各外科書。從未有是書之詳備者。分裝三巨冊。定價大洋五元。外加郵費。本年陽曆八月出版。先售豫約券。以一百部爲限。售實洋二元五角。不折不扣。外加郵費五角。滿限後。須照原定價出售。 總發行所上海英大馬路泥城橋西首龍飛西間壁三十九號醫學書局書款可從郵局匯寄

南洋新加坡商人

郭君惠卿現寓上海用韋廉士大醫生紅色補丸瘋濕治愈之後且得強健逾恒也

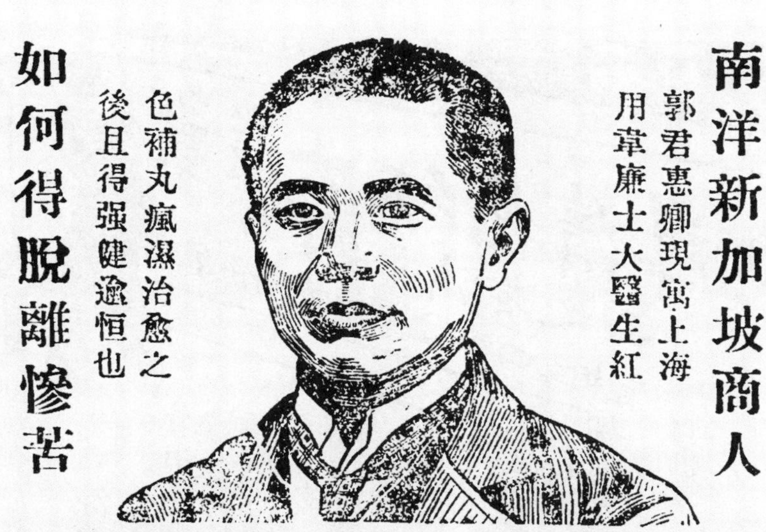

如何得脫離慘苦

如有疑慮下列證書請面詢或致信於郭惠卿君現寓上海甯波路六十五號門牌郭晉餘士棧便知眞實且郭君無不歡迎並極願將獲愈情形奉告如左

云

余數年前在南洋新加坡勿基八十二號怡南隆號經理之時曾患瘋濕骨痛重症腳骨甚痛足踝腳腕骨節紅腫炎熱疼痛難忍以致精力憊甚腳不能屈難以舉步幾同癱瘓慘苦莫可言狀

如是者纏綿數月其時胃口全失每夜睡臥不安必須痛醒數點鐘之久自期難以就痊據醫士云余之氣血枯乏已造極點故百藥罔效也

余之契友見余慘苦如此竭力勸服韋廉士大醫生紅色補丸據云此丸爲補血之聖品強余試服之迨余服用韋廉士大醫生紅色補丸之後即覺見效胃口頓開夜能安眠連服數瓶即能起牀服藥二星期後足腕骨節腫痛全消余耐心續服直至十分全愈而後已現下強健逾昔皆韋廉士大醫生紅色補丸之功

郭惠卿君不過千萬中之一分子爲韋廉士大醫生紅色補丸調補氣血復得康健之樂者也全球馳名獨一無二補血補腦之聖藥天下各處大藥房凡經售西藥者均有出售或直向上海四川路九十六號韋廉士醫生藥局函購每一瓶英洋一元五角每六瓶英洋八元郵力在內

屋佛沐丁為最新最效之滋養品

按屋佛沐丁 OVOMALTINE 係瑞士國新出之一種滋養品。用麥精、牛乳、鷄蛋三種物所製成。有養身補腦之要素。服之能增加永久的精力。增益身體。健爽之神彩。如積勞孱弱之人。服之尤易獲益。非他種滋養品可比。鄙人用此品已歷試多人。均能得美滿之效果。敢以一言介紹。凡海內諸君欲購買此屋佛沐丁之滋養品者。可直向上海英界靜安寺路派克路口三十九號敝醫寓內購買可也。　丁福保附識

原素　屋佛沐丁係用麥精、牛乳、鷄蛋等物之滋養素併合而成。具有呵咕香味。形色為純潔易化之粒體。與一般麥精食物不同。因其絕無小粉縷絲與糠末等質也。據衛生學理考察食物。凡增益體力補養精神之飲食品。必須含有三質（肥精脂油炭輕酸）凡食物之祇具其一或含其二者。要不能稱為滿足養身之品。屋佛沐丁包含充分之養身原素。皆在宜於消化滋養之地位。且蛋黃內含有一養身燐質（立雪芹）即為養腦補神所不能缺。增加紅血球所不可無之原素也。惜此原素之滋養力。往往為普通燒煮之法所毀滅。又麥精與牛乳之滋養力。亦為沸滾熱力所減少。故製造屋佛沐丁者。用特別秘法。不使高度熱力。消滅各料養身原素之滋養力也。

服用方法　加一或二茶匙屋佛沐丁於一盃熱牛乳或開水中而調和之。即能立時融化。不留精液。切勿先加屋佛沐丁於盃。而後加熱牛乳或開水。因如此豫備。恐融化不如前法之易。食時可隨意加糖少許。惟斷不可煨煮。蓋沸滾熱力。必減少其滋養力也。

滋味　屋佛沐丁具有一極甘美之呵咕與麥精的香味。與一般飲品不同。且其滋味能使恆久食之而不

生厭惡心。若較上列分量。多加屋佛沐丁。則其味更近於麥精。若減輕則呵咕之味較强。故可按個人所好。而配求一適口的飲食品也。

補藥品 屋佛沐丁具有極大的補益效力。蓋其極易消化。而卽能化爲養身補腦之原素。世有以各種酒精支撑衰弱之體力者。不久卽退。若久飲之。則反受其害。不如屋佛沐丁之能增加永久的精力增益身體健爽之神彩。而於積勞孱弱者服之尤易得美滿之效力。

養身品 準以測量食物養身力之表計算。凡一盃屋佛沐丁。除去牛乳或糖料。幾及五倍呵咕的養身力。且較爲適口而易化。又二茶匙的屋佛沐丁與一茶盃牛乳之養身力。足及二大湯匙的麥精或魚肝油入酒盃的肉或麥精酒或三十盃的牛肉汁。

調養品 凡乳母或覺飲食無味者。皆當服用屋佛沐丁。因其容易消化。而復具極大之滋養力。

孩童飲品 凡孩童生長神速。而胃力不足。且不可飲茶或咖啡者。屋佛沐丁可爲一種完美的飲料。蓋其滋味甘美適口。孩童莫不喜飲之。

勞力者 凡於多用腦力與經營大商業者。活潑之腦力與辦事的耐苦力。皆爲不可缺之物。而此二物俱本乎體健。而完美之飲食。又爲該二物之本源。屋佛沐丁爲養身强體、防禦疾病、增益體力、鞏固神經之聖品。若以之作每日早餐。或隨時進食之飲料。其功效之偉大。決非他種滋養品所可同日語也。

睡前晚餐 人多患夜不成寐之病。不知此病乃因腦部受。胃中餘料消化汁之感觸。以致不能熟眠。如在未之睡前。飲屋佛沐丁少許。則此感觸可立止。而得安眠熟睡矣。

美人之中國醫學評論

李奉藻醫生述

美國洛其化鏬氏(卽煤油大王)富甲全球。亦一大慈善家也。生平潛心醫學進益。於數年前創立一宏大之研究院於鳥約。聚環球名醫數十人。專事研究一切癖症。發明甚廣。舊歲因偶念及中國醫學教育前途。特派代表質臣坡波地兩博士與一書記員來華考察。聯合駐漢口美領忌連君。遊歷各大市鎭。調查一切。其述甚詳。今略譯其對於擇國文問題。以供研究。據云欲敎授中國人醫學者有兩端。卽用外文抑華文之分別也。緣此問題。經北京醫學校提議。由敎員解決贊成用華文者八人。用英文者七人。附和用華文者有濟南及漢口醫校。主張用華文理由其義有五。(指中國現在情形、急需多數之醫生、至宜速成以實習學、以濟時艱、卽使譯醫報醫書、亦一種事業、豈可長用外國著作乎、)

一、爲定用國文之方鍼。將免耗費光陰太久於外國文字。

一、以敎員之數年中文豫備而得爲終身之用。假使生徒習外文。則每級學生當需五六年之豫備。方纔入選。

一、凡旣習數年之英文。且習數年之醫學。不免忘却其固有之中文。於中國內。祇具有外文智識。其學術恐難達於世。卽交際上亦有不便處。故深於英文者。其中文程度必低焉。

一、爲醫學文字。將必歸於中文。豈可永用外文以混雜之。

一、爲具有外文智識。而能習醫者。當以其所學出而應世。甚少再欲費數年之醫學經歷。（贊成用英文者、亦別有意見、爲欲推醫學與外國平衡、當必用外文、外文中以英文爲最合時宜、）

一、以中學畢業生考選。當有學醫之資格。

一、爲醫書現未甚廣。所有者不過少數之譯本。而且多是舊作。若用英文。當有無窮之書籍文藝。

一、若用英文。當能擇程度高尚之教員。但合格之教員。鮮有願虛耗數年之中文豫備。贊成此端者。有長沙耶路醫學堂、上海約翰書院、哈佛醫學、福州醫學堂、嶺南學校。表同情者。德國之青島與上海學堂、天津北洋醫學及多數外洋畢業醫士及尙新之教育家。以中文辭彙不一。博醫會或日本名詞。均未妥善。如用所譯名詞。不若直學英文教本之便捷。以日本而論。凡入大學習醫之生。需五年之英文豫備。又習德文三年。卽次等之醫校。亦有四年之德文程度。故日英德文著作皆能普及之。至教授亦常用德文。固深知譯本之不足恃也。觀其國內各大醫院中記載病歷。多用德文。此可知其重於外文之一端。但今之日文著作。亦漸推廣。以其前途之發達。皆由界內多諳外文也。

以中國現在情形。所謂畢業醫士。其程度罕有完善。卽普通行世之資格亦不足。只可爲醫院副員而已。夫以多數之不及格醫生。不能行其應有之責任。於世何益。較不如造小數之程度高尚者。以濟時需焉。欲造高級之醫生。非用外文教授。則不能達其目的。查中國內有中學四百餘所。皆有設外文格致之科學。若能整頓其內容。力圖進益。卒業於其間者。當能入醫校之豫科焉。教會所設之高等學校數所。亦可選生於其間焉。凡學校應設豫科。俾生徒在內習兩年。然後歸於正班。其科學應仿效外國。俾能與時幷進焉。

論瀕死時之情景

丁福保

人生世間莫不喜生而惡死。故聞死之一語。已戰慄而莫可名狀。不知生老病死之新陳代謝。實爲生物界自然之法則。雖吾人無論如何喜生惡死。均不能逃於死亡之外。

人當未死之前念及財產家屬不忍拋棄又有種種恐怖之心受精神上之痛苦最多若將死時則身體上一無痛苦也

所慮者人類瀕死之際全身之筋肉起痙攣發喘鳴流冷汗在傍觀者一若有莫大之苦痛其實瀕死時之痙攣不過爲反射的或自動的之現象瀕死者之自身絕不覺其苦痛也故醫士蒲來發氏曰恐怖死亡惟健康之人爲然病者之自身絕無怖死之念彼呻吟於病牀卒以身體衰弱而死者一若有莫大之苦痛授諸病人豈知病人之能覺苦痛惟在神經系統反應力尚存之時及至逼近死期已不能感覺苦痛恍若處安樂鄉也考過去之歷史或日常之生活足以證明死之絕無苦痛者其實例甚多有名之生物學者開皮愛氏當瀕死之際自行計算最後之脈搏以定其最後之結果夫此種之舉動豈感苦痛時所能者哉又裴痕氏當將死之際曰噫余將執筆記述死亡之若是易易又英國之名醫烏衣里馬氏當瀕死之際曰余若有執筆之力當詳細記述死之容易及愉快觀此等之例亦足證明死亡之無苦痛矣不特此也將死之人偶有一二得慶更生者詢以將死時之苦痛伊亦對以絕無何等之苦痛此種之實例試舉一二於下昔著述家蒙推氏嘗自馬墜地謂當墜下之際已無意識不覺苦痛及至恢

復之後有氣力與意識方感莫大之苦痛也又有一英國人曾墮於冰下於萬死中得慶更生該氏曰拔齒折腕之苦痛勝於死之百倍吾人之死如睡眠然絕無苦痛存乎其間又旅行之中爲猛獸所襲卒至拔除毒牙救生於萬死之中者例如利皮氏百治氏朋治氏等均謂人當將死之際恐怖與苦痛已不能感知其他英國有名之登山者霍伊氏曰余自山間墮下之際意識已全喪失恍若行哥囉仿謨麻醉之病人傾跌之際絕無感覺又濮富氏提督幾至溺死幸被人救起氏謂余溺於水中之後全身之力既盡則感情與恐怖均消失亦不知溺死之不幸反覺心意中有無限之快樂存焉

死之非苦痛徵諸古來偉人之抱負亦克知之蓋古來之偉人目死亡一事爲加以幸福之救助者也蘇格臘底對於宣告死刑之判官曰吾人將死之際各種之感情均消失如睡眠者然且無惡夢以是論死則死實爲吾人之最樂境也又曲噴氏曰死之瞬間非如熟眠將醒之時乎

處斬首之刑者其死時絕無苦痛據死刑執行者之論述謂罪人當行刑之時意識感覺均已消失如在夢中故不覺身體上之苦痛況斬首之後神經系統之連絡已斷猝起麻痺自理論上論之確無感知苦痛之能力也又用哥囉仿謨或炭酸瓦斯等之窒

息而死者爲絕無苦痛之死縊死及絞死亦然何則蓋縊死及絞死不特窒息且爲臟之血行障礙(原於壓迫頸部之動靜脈)之結果而意識卽行消失況頸部之迷走神經受壓迫刺戟後意識猝然消失也華氏以壓迫迷走神經代麻醉藥據患者之所述若遇電擊而卒倒者然又生理學家坦霍氏之門人曾以手指壓迫自己之迷走神經而意識卽因之消失夫絞死縊死自傍人觀之一若非常慘酷有莫大之苦痛者究其實則意識業已消失在死者自身絕無異常之苦痛千八百七十八年奧國維納府有一女子扼殺事件確可證明其理當時有一某店之女子突然爲盜賊絞扼頸部以致卒倒經數時間後復克蘇生據該女所述謂余之喉頭爲盜手所觸尚克知之此後意識消失便不知處若何之境遇也

要之死之時不知苦痛原於感覺機能之麻痺呈無痛覺及知覺脫失之狀態故畢雅氏曰死時之無苦痛恍若睡眠之時普通人士之所謂苦痛乃就死之一字而論又哲學家康德氏曰世間之人其所以怖死者非眞怖死也當健康之時惟恐死期之將至而已

身心健全之原理（錄靑年）

馬爾騰

美國哥倫比亞大學羅塞爾博士。近在科學會中演說實用教育之原理。其略曰。人身各病。大半在襁褓時代。與健康之軌道。相背而馳。遂有不可避之惡果。故教育兒童之先務。不在送入何校。而在與以何種食品。蓋教育之最上乘。在獲得健康而已。博士此言。可謂洞明育才根本之法。而於造就國民之資格。大有裨益焉。

故世界之文化。無論若何進步。科學發明。於人生之境遇。無論若何改觀。而人生快樂利達之一要素。不外身心同在健全而已。此而有所缺憾。金錢雖多。無所用之。學問雖博。亦無所用之。故無論人世何種享用。皆與健康有密切之關係。如輪輻相依。不可或離。是以教育國民。當在嬰兒時。早致之於健康之路徑也。否則無健全之軀體。作之基礎。則既無憑藉。安有發展心才之餘地乎。世雖有以廢疾之軀。而成不朽之事功者。然此特例外之事。不能數數遘也。

體養之得當。不唯能助心才之發達。尤與道德有極大之關係。彼社會中作奸犯科者。大抵由於體育之不適宜。遂致肆意妄爲。終則貽害於人羣。倘使兒童自幼及壯。即得正當之營養。幷於休息衞生等事。皆無遺憾。則可免於種種流弊。以健全之各個人。組成健全之社會。其景象爲何如乎。蓋人之爲善。固有其原本。而其淪陷罪惡。恆於幼年種其因。幼年而善爲敎養自易入光明之坦道。及至年已長。惡已稔。國家爲補救計。所費什百千倍。而又不得美滿之效果焉。則愼始慮終。養育兒童之關係。顧不大哉。善夫斯賓塞之言曰。縱欲者爲吾人所習聞。欲既可縱。而違犯健康定例之舉動。於是層出不已。不知身體者。天然之最上產品也。人苟褻瀆摧殘。則必受相當之懲罰。終亦漸歸於淘汰而已。又韋洛特有言曰。必有一日焉。兒童不以記誦河海之名。爲學問所必要。凡有敎育之責者。將授以獲得軀體上快樂之要理。並使之對於同類。有相愛相體之情。而能與世無忤。生不逢憂患焉。

然則人生最要之一端。卽在察知自已之底蘊耳。吾人如能審明已所需要者。循行健康之定律。則六閱月以內。吾人之精神體魄。及率由之徑途。必大改變。諸凡憂苦禍害罪惡。必大減殺。而效不止此。於當前事業。以身任之。而有精進不已之能力。則程功必無限量矣。雖然。大多數人皆昧於此理。遂致陷於苦海。落於魔障。可不惜哉。

吾人生當二十世紀。欲求有所建立。則必自健體始。體健則心壯。心壯則氣雄。乃能於近世文化潮流中。自樹一幟。夫固知腦力充足。爲勝利之護符矣。然苟體質虧弱。則腦力又安能自爲發展耶。故自昔有言。智德體三育。不容偏廢。偏廢則爲害。苟於一方竭力運用。而聽彼一方之萎靡枯槁。違理逆勢。有同歸於盡而已矣。

今世界競勝之大比賽。雖云鬬智。而實可謂之鬬力。力也者。非僅在手足。而在全體之健康力也。有之則希望無限。進步無限。幸福亦無限。脫曰無之。則精氣衰弱。筋骨懈弛。目短視。背傴僂。嬌怯懦弱。不入下流已萬幸。焉有一綫上達之希望者。美前總統羅斯福嘗自述曰。余童時瘠弱多病。今日健康。皆余所自造者。蓋余立志爲壯夫。盡心力以求必得也。羅斯福既以健康爲一生事業之基礎。奮志以求。果達目的矣。向使其於體魄之培養。自初不加研究。彼豈能作經緯一國之大事乎。凡吾少年。當視此爲標準矣。

進言之。使身體造强固之域者。心爲之耳。心爲百體之主動。苟其調度得宜。操練有法。則其影響於軀體者至大。精力充然其各足也。蓋心意薄弱。猶豫而不能決者。則身體將與之有同等之結果。是以清潔之思想。高尚之願望。爲造就健康至要之原素也。

健全也者。乃含道德的性質言之。設使軀體腐敗損壞。則道德隨之墮落。常見貧困之家。菜色淒涼之稚子。每多不規則之行爲。苟以此等孩童。移之他處。俾得飽食煖衣。則體質完美。道德亦隨之而進。此固吾人所習見者。

使腦健全。乃强身之要鍵。有等人不能擔任繁劇之事。因養腦之法不講也。屢見兒童入塾讀書。未嘗不勤勉也。父母戚友。每恐其不能任此辛勞。而不知其體育正於此際日進一日也。是以範正心才。發達腦力。乃大有關於身體之健康。世界享受幸福之輩。無他。善自培其方寸之靈苗而已。

健全亦爲快樂之變詞。設其人心意浮躁。居恆鬱鬱。則必難望其爲光明之人物。惟善用體力與腦力者。乃產生一道德之善果。以智德體三者。固結不分。倘一有所缺。則全體受害。終則耗損其壽命。

是以吾人當懷高尚之志。毋貪。毋自私。毋暴戾。毋自毀。保存其三育正當之均勢。則眞健康至矣。夫人生有多數事。悉與本體之强弱有關。故在在均須自慎。非若禽獸然。任意舉動。毫無忌憚。否則旣違天然之理。致失靈的地位。不亦傎乎。

夫人身各細胞。均有特殊之知覺。卽附於肝胃者。感覺亦極靈敏。能應腦筋種種之感動。吾人自覺腦中所發思想。與肝胃有連繫者在乎。余有一友。嘗告余言彼胃之能力。完全消滅。數載之間。凡所食各物。無一合宜者。徒滋苦楚。噫。此其人昧於胃之細胞。以受腦筋刺戟。而發生知覺也。凡胸中有疑懼憂慼。胃部受其影響。其結果卽爲胃呆。余友復言曰。彼在家時所進食物。常覺艱難。而於宴會。則與常人無殊矣。彼深奇之。實則理無足奇。蓋心理與消化。有密切之關係。此特其顯著者耳。

身體雖爲無數細胞所組成。然其起點。則由一細胞而生。故擊動一細胞。則全體均受其影響。腦細胞中。苟發生一念。則似投石水中。激起之波紋。傳至極遠。故思想之傳佈全身。爲俄頃間事。而亦無微不至也。吾人苟得一電。有某親愛者。猝爾爲火車碾斃。則腦細胞大受激動。全體俱覺其震撼。惟如是故種種惡耗。一入耳中。卽停止其消化機。以神經驟變。足阻胃汁之流通也。故欲求消化機之得力。必注意於相關之各方面。無論何時。如立意以赴一事。卽奮力直前。則可制勝一切之阻礙。以吾人所希望。卽爲實作夜思須臾不忘者。希望將成。則必堅志力行。百折不回。庶乎可達目的矣。吾人之得健康也亦然。志在必得。斯得之矣。方其行至半途。前所希望者。自遠而近。似吾身有吸力。吸之使至。故吾人所尋求之物。無非發自已之所藏。此定理也。吾人欲得健康。必於吾身之意念行爲。與周圍之空氣。有息息相通之妙用。於此而求焉。則於動止語默間。足顯健康之爲吾有。如學律法。必須身處律法之地位。自能得其精義耳。

眞健康者何。必覺其生存於世。爲福地。爲樂土也。否則日行危道。日坐愁城。一身之力量精神。安從而發生。須知人心一懷憂懼。則前途之光明幸福。俄頃爲黑幕所遮。於是神志頹喪。毫無樂趣。各種心才。因此受病。而全身均爲濁霧所籠罩。欲走避而不能。由斯以言。吾人當知至樂所在。畢力赴之。無間老幼。亦無分貧富。各當以現在之境遇。視爲上天所特賦。而融融洩洩。無涯涘也。

人無論處何地位。苟能顯其英毅不屈之氣。皆有超勝一切之能力。夫苟委靡不振。則心力薄弱。與行止卑鄙。二者必居其一。苟欲不犯此二病。而具有壯往不撓之氣概。則以築基於少年時代爲最要。吾前程美滿之少年乎。勿以爲天稟獨厚。造物賦吾以無盡之力也。試觀彼多病之孱夫。悉由於少年時。不善持其元氣所致也。彼不諳調攝者。勉力舉百斤之物。每星期能盡勞七日。能縱飲縱食。雖衣屨沾濡。亦能如常坐臥。或俾晝作夜。初不覺有何損害。而詎知人身之精力。有一定限度。撙節之。則七十年之光陰。未爲越分。如任意濫用。則時屆壯年。閱歷已多。可以有爲之日。而頹然廢矣。此際憂傷煩悶爲何如乎。是故人生最大之志趣。卽在服膺健康之原理。生息長養。以臻鞏固。其在平日。一切思想行止。無不以蘄成健全之身心爲準鵠。凡欲爲完全之人格者。幸勿以偏見而致兩失也。

夜尿症之療法

邯鄲郭雲霄 竹庵

夜尿症爲小兒常發之疾患。實際上頗爲重要。而治療之甚屬困難。故對於此症應用之治療方法及藥品其數最多。茲擇其中最緊切者述之。

治療夜尿症。欲期十分之效果。必先探明其原因。而對之施適當之處置。

從來諸家論夜尿症之原因。其說甚多。據卜開氏之說區別爲四種。卽膀胱麻痺。(麻痺性夜尿)膀胱括約筋孤立麻痺或其作用廢止。(能働性夜尿)膀胱痙攣。(痙攣性夜尿)膀胱押壓或內尿管口閉鎖之障礙。(器械性夜尿)是夜尿症爲生理的一機能障礙。非病的狀態也。畢爾褒謀氏別夜尿症之原因爲二種。一爲膀胱之疾病。一爲惡癖。又羅西錳及焦爾達奶兩氏。分夜尿症爲症狀的夜尿與眞性夜尿之二類。症狀的夜尿由諸般疾病而來。眞性夜尿。由神經病性素因而來。又有分夜尿症之原因。爲全身性與局處性之說者。諸家所說之原因。既不相同。類別亦互有差異。茲據實際上之經驗。以區別爲症狀性夜尿及機能性夜尿之二種。較爲適當。症狀性夜尿症。由全身或局處之疾病而來。機能性夜尿症。無全身或局處之障礙。不過由所謂機能的而發現者也。

發症狀性夜尿症之全身及局處疾病。大略如左。

(一)膀胱炎、膀胱結石、膀胱結核、膀胱筋層知覺過敏。

(二)腎結石、間質性腎臟炎。

(三)尿成分異常、燐酸尿、尿酸鹽尿、糖尿病、尿崩症、蛋白尿、黴菌尿。

(四)尿管狹窄、尿管結石、尿管下破裂。

(五)包皮與龜頭之癒着、龜頭冠狀溝司美古厤菌之蓄積、包莖。

(六)生殖器部之皮膚病。

(七)白帶下、淋疾性陰門炎、陰唇乳嘴狀贅肉。

(八)歇爾尼亞、陰囊水腫。

(九)蟯蟲。

(十)肛門裂創、攝護腺炎。

(十一)癲癇、脊髓破裂、脊髓炎、舞蹈病。

(十二)精神及身體之發達阻止。(白癡)

(十三)歇私垤里。

（十四）手淫。
（十五）熱性諸病。
（十六）消化困難、生齒困難。
（十七）腺增殖、鼻呼吸障礙。
（十八）貧血、多血、慢性蕁麻疹、實扶垤里。

有不認右列之全身及局處障礙而發夜尿症者。乃稱之爲機能性夜尿症。其原因在神經性素質。

療法　夜尿症之療法甚多。不遑列舉。茲將重要者。記述於左。

看護療法　按患者狀態。先每夜二回或三回呼醒使排尿。日久成爲習慣。至排尿時。即自醒覺。然患夜尿症之兒童。異常貪睡。甚難呼醒。必須強搖身體。始能醒覺。常有患者醒覺尚朦朧而遺尿者。如此系統的醒覺法。施於病院之患者固易。然施於自宅之患者。則甚困難。故宜使於日間睡眠一二時。以減其夜間睡眠之強度。殊在活潑之兒童。而喜運動者爲然。午後限制飲料。四時以後禁止之。晚餐可專與固形食物。由此法而得制止夜尿症之經驗不少。

患夜尿症之兒童。日間使久保尿於膀胱。以養成習慣爲最要。

高舉臥牀之足端。使尿蓄積於膀胱上部。以避刺戟括約筋。有制止夜尿症之效。又據經驗仰臥較側臥易排尿。故患夜尿症之兒童。可命側臥。而欲達此目的。可結硬固刷子於背部。患者若仰臥。因押壓刷子而醒覺。自取側臥之位置。此賚比希氏之法也。

境遇之變更。爲治夜尿症所必要。奇迷氏隔離夜尿症患者。因之而多得暗示的效果。

理學的衞生療法　在冬季排尿量較夏季多。是在冬季體內餘賸之水分。由腎臟排泄。而由皮膚及肺臟排泄甚輕微。職此之故。對於患夜尿症者。使着薄衣服。且開露身體之大部分。於流通氣中。溫度低降。因感不快之惡寒。而營活潑之運動。溫熱之放散既大。水蒸氣之發散亦多。兼之由日光之放射。發汗增加。故兒童在流通氣中常受日光之放射。着薄衣服。使之遊戲。有減却排尿量之效力。

食養的療法。　就夜尿症之食餌。經近時臨牀家之研究。甚稱揚嚴格之植物食。徵諸吾人之實驗糖尿病者之多尿。由用嚴格植物。漸次減却。至二三週後。尿量殆歸於尋常。蓋植物食甚富於水分。能直接供給糖尿病者水分之要求。以解其煩渴。又大便量多。且含水分甚富。是人所通知者也。由腎臟移水分代謝之道於腸管。因以減却尿量。本於此理。對夜尿症與嚴格之植物食。以減其尿量。能治本症。若慮嚴格之植物食缺乏窒素之輸入。可用布拉斯盟、棱痲拖隨等之營養品。咖啡、麥酒及其他之酒精飲料。不可與夜尿症患者。多量牛乳。與之亦不相宜。如因節減飲料而苦渴時。可與果實以醫之。

按摩療法　第一賞用者。爲卜蘭特氏按摩法。此法由六節成如左。

（一）送示指於直腸內。於尿管內口施震搖法。但不可猛烈。

（二）沿兩腸骨翼。向薦骨用手摩擦。（主喚起下腹神經叢興奮）

（三）屈伸膝。

（四）內轉或外轉大腿。同時令患者營反抗之運動。

（五）於薦骨部行叩打法。（主喚起腰髓中樞興奮）

（六）令患者兩大腿相交叉。營如抑留便通樣之運動。

欒修氏賞用之方法。爲雙手按摩法。用於機能性夜尿症。爲最著效果者也。其法令患者仰臥或爲膝肘位。以一手置於恥骨縫際之上部。將他手之示指。送入直腸內。向置於恥骨縫際上之手而壓迫。於膀胱頸部。施輕度之環狀運動。或上下左右運動。四分乃至五分時間。此法用於他原因之尿失禁。亦有效果云。

施震搖法於會陰部或膀胱部。二分乃至五分時間。亦有收良效者。

藥物療法　治療夜尿症之藥品。第一爲別拉敦那。年長之小兒用〇、〇一。幼稚之兒童用〇、〇〇五。斯篤利規尼涅亦佳。

處方

別拉敦那丁幾　二、〇
斯篤利規尼涅丁幾　〇、八
橙皮舍利別　一〇、〇
水　一二〇、〇

右每回一茶匙乃至一小兒匙。內服。

亞篤魯必涅　〇、〇〇五
餾水　二五、〇

右調勻。爲滴劑。其數與小兒之年齡同。一日二回。內用。午後四時及七時與之爲宜。

斯篤利規尼涅越幾斯　〇、〇〇三
含糖炭酸鐵　〇、一
白糖　〇、三

右調匀。爲散藥十包。臨臥前內服一包。

卜開氏賞用番木鼈越幾斯。用量與別拉敦那越幾斯同。

對於膀胱括約筋痲痺。用斯篤利規尼涅。效果最著。可行皮下注射。每日一回〇、〇〇一。有注射百二十倍之溶液半筒。於薦骨部者。

其他所應用之藥品。爲抱水格魯拉兒、安知比林、烏羅篤魯賓、索非那、臭素加里、菲沃斯起安民、印度大痲等。加爾兒斯泉水、(一日三回二五、〇乃至五〇、〇)重炭酸曹達、(曹達水三乃至五滴一日三至六回內服)硼酸、(〇、五乃至一、五入膠囊內用)安息香酸曹達等。以變化尿之成分。亦應用於治夜尿症之目的也。

器械的療法　以器械使尿停滯於膀胱內。如尿管壓迫器、陰莖壓迫器等。於臨臥時用之。以壓閉尿管爲目的。施此法二三週間。至能自覺尿意。除去之。然此裝置。只能用於伶俐年長之兒童。又有牽引包皮於龜頭之前方而結紮之者。或代結紮用古魯胄謨封之。

電氣療法　在夜尿症療法中。最爲重要。通電流於膀胱括約筋之法。卽將有一、五密米直徑之金屬製導子。在男兒插入於直腸。女兒插入於膣內。將具海綿之他導子。置於會陰部、恥骨縫際部或大腿。通感傳電氣。始用弱電流。後漸加強度。以患者能堪爲度。一日五分乃至十分時間。施行四乃至六週或其以上。施用平流電氣。將大導子置於薦骨上。小導子置於會陰部。反覆交換電流。每日施行十分時間。

外科的療法　爲硬膜外注射法、腰椎穿刺法、膀胱頸部華攝林注射法、尿管捻轉法等。但後二法。應用於小兒甚爲困難。

醫學博士勃雷笛說明日光療病法（錄青年）

菩生譯

人曝日光中不至過度。則大有裨於健康。是卽所謂日光浴也。然其功用實不止此。蓋能循用此法。實可爲多種疾病之治療劑。

數年前。瑞士名醫魯樓。始證日光療病之奇驗。至於今日。瑞士國人羣起研究。而演成事實矣。在家庭間。非特謀所以多得日光之法。更別建一室。供日光浴之用。輓近剏設之病院。則皆置日光治療室。以應病人之需用焉。夫日光浴最顯著之效果。爲血輪之驟增。其初施日光浴之前三日。平均增進量爲百分之一五。其呈效之捷。舉世藥物。決無能望其項背者。

瑞士之來薰市地面頗高。自能多得日光。然病人之施日光浴。仍有漸進之序。第一日以十分時曝脛。次日則以二十分時曝脛。而以十分時曝股。累日而進。至全身曝日光中一二小時。如是者二三次而止。蓋以防過度而中暑也。在來薰市直接日光中之溫度。雖於嚴冬積雪時。常在法倫表九十度乃至百二十度。故病人雖裸裎就日。亦頗不覺其苦。

請更述日光主治之症候。及治療時所需之時日。無論何種之結核症。若外科結核。若肺結核。皆日光浴所能愈。小兒之股骨結核、脊骨結核。尤能立著奇效。此爲多數外科專家所許可。且譽之爲無上妙藥。每施用此法。纔三數日。而沈痾霍然若失矣。雖亦有延至數月乃至數年。始覺有起色者。然病院中之治結核症。固常延至數年之久。而後見愈。緣病根已深。非日光治療之能力弱也。且日光治療。可不殘肢體。而奏奇效。則其加於他種治療法者。不已多乎。然若在地面較低之處。日光爲霏煙薄霧所障礙。因而淡暈無力。則其治療當需較久之時日。但歷時雖分久暫。而日光之功用。決不因地勢而消滅。故美國勃利士海口之施日光浴者。亦得有滿意之成功。而加里佛尼亞州。則幾以日光浴爲統治萬病之良藥也。

自活物學或生理學。以觀察日光對於人身之效益。則亦有奇妙可驚者。吾人當知體內細胞同化之作用。與日光之關係爲甚大。其於血壓、睡眠、消化、呼吸、循環諸作用。治之亦有神效。不減於他種治療法焉。即皮膚癌腫。亦可以日光治之。故日光也者。除中暑症以外。直可稱爲統治萬病之良藥。非溢詞也。

常人欲於家庭中施日光浴。每以不得暇晷爲憾。然造物既設是法。以加惠於世人。吾人亦既知之。則必當忙裏偷閒。姑一嘗試焉。而軀體必大受其益矣。

病理學問答

丹徒陳邦賢也愚編纂

第八章　傳染病

問何謂傳染病。

答細菌或原蟲侵入人之體內。名曰傳染。傳染所得之病。曰傳染病。

問細菌或原蟲何故侵入人之體內。

答細菌或原蟲侵入人之體內。此爲傳染所致。約有六端。一創傷傳染。二空氣傳染。三飲食傳染。四自家傳染。五子宮內傳染。六混合傳染。

問何謂創傷傳染。

答由皮膚黏膜之損傷部。傳染而入者。曰創傷傳染。

問何謂創傷傳染病。

答因附着細菌之汚穢物。觸於創傷面。凡如此之傳染病。則謂之創傷傳染病。屬於此者。如脾脫疽化膿性疾患百斯篤丹毒破傷風黴毒狂犬病等。

問何謂空氣傳染。

答揮散空中之細菌。由人身吸氣與空氣俱入體內者。曰空氣傳染。例如實扶的里患者之義膜片。天然痘患者之痂皮。飛散空中。而傳於他人。又如肺結核患者之痰汁唾沫。喀出體外。近旁人吸之而被傳染者。均謂之空氣傳染

問何謂飲食傳染。

答細菌與水及食物相混。而進襲體中者。曰飲食傳染。例如腸窒扶斯虎列拉赤痢等。自飲料水傳染。結核自牛乳傳染之類是也

問何謂自家傳染。

答自家傳染者。例如肺結核患者。嚥下自己含結核菌之喀痰。則發腸結核。又如因腸管內寄生之大腸菌而發腸炎是也。

問何謂子宮內傳染。

答父母之生殖素中。含有細菌。傳染胎兒。又或細菌藉胎盤血行。從母體傳於胎兒者曰子宮內傳染。例如父患黴毒。則病毒由精液而遺傳其子。母患黴毒。則病原由胎盤血行而傳於胎兒。餘如脾脫疽。窒扶斯等。亦能以胎盤血行。為媒介。傳染於胎兒

問何謂混合傳染。

答一種細菌寄生發育之局所病竈恒爲他種細菌繁殖處者曰混合傳染例如結核性空洞實扶的里腸窒扶斯等病竈內易爲化膿性細菌發育之地是也

問何故易爲化膿性細菌發育之地

答是因局所性病竈破壞之後細菌容易進入該部故也

問細菌與原蟲進入人身之門戶有幾

答進入之門戶有九一皮膚二結膜三鼻腔四咽頭五氣道及肺臟六胃七腸八尿道九生殖器

問何種細菌從皮膚侵入

答百斯篤菌多因皮膚損傷而侵入也

問百斯篤菌何故發生病的變化

答此因百斯篤菌由創傷侵入直由淋巴管到近旁淋巴腺在淋巴腺發育繁盛因以惹起病的變化

問何種細菌從結膜侵入

答淋疾菌雖遇健全之結膜亦能發起化膿性炎症

問細菌侵入結膜囊何故成全身傳染。

答此非細菌自結膜直接蔓延全身乃由淚液降至淚管入鼻腔因而蔓延於全身也。

問細菌侵入鼻腔發生何種疾病。

答細菌之侵入鼻黏膜者多發腦膜炎。

問細菌侵入鼻黏膜何故發腦膜炎。

答鼻黏膜中之淋巴管一部分集於深在頸部淋巴腺他一部分與腦膜腔相交通凡細菌侵入鼻黏膜每由此淋巴腺達於腦膜腔故發腦膜炎

問何種細菌從咽頭侵入。

答化膿性細菌實扶的里菌結核菌百斯篤菌每從咽頭侵入而蔓延於全身。

問細菌何故易侵入咽頭。

答此因咽頭內之淋巴腺樣組織爲細菌最易侵入之門戶故也。

問何謂咽頭淋巴腺樣組織。

答咽頭淋巴腺樣組織即扁桃腺是也。

問何種細菌以氣道及肺臟爲傳染之門戶。

答爲結核菌流行性感冒菌肺炎菌百斯篤菌

問何種細菌易於侵入胃中。

答胃黏膜分泌之酸性胃液雖能消化某種細菌然胃液之作用不能及於一切細菌若結核菌脾脫疽菌抵抗力大者則胃液不能撲滅之。

問好侵犯腸者爲何種細菌。

答腸黏膜有多數之腺及淋巴濾胞病原菌最易寄生故腸窒扶斯菌虎列拉菌赤痢菌及結核菌好侵犯之。

問何種細菌以尿道爲侵入之門戶。

答男女尿道俱爲淋疾菌侵入之門戶每由此而蔓延於全身。

問何種細菌易從生殖器侵入。

答男子生殖器易染花柳病女子生殖器易染淋疾菌

問何故男子生殖器易染花柳病。

答此爲交接時摩擦生小損傷細菌由是而侵入也

問何故女子生殖器易染淋疾菌。

答此因女子生殖器中如子宮頸部外面爲軟弱圓柱上皮抵抗力少故易染淋疾菌

問細菌之毒素可分幾種。

答細菌之毒素可分三種一分泌性毒素或體外毒二體內毒三菌布羅台乙涅。

問何謂分泌性毒素。

答細菌體中分泌之毒素即有溶解性之毒素是也。

問何謂體內毒。

答體內毒者即細菌體內之毒質也虎列拉百斯篤窒扶斯等菌之毒素屬之。

問何故有此毒素。

答此毒素非從生活之菌分出乃細菌死亡溶解之後遊離於菌體外者也。

問何謂菌布羅台乙涅。

答菌布羅台乙涅者爲菌體之成分菌死後遊離而出者也

問何謂毒血症。

答凡由局所病竈內製成之毒素吸入血液以起全身障礙者曰毒血症。

問傳染病之症狀有幾。

答傳染病之症狀雖各因病原菌之不同而千變萬化然可概括之爲局所症狀與全身症狀之二種

問何故發局所症狀

答此爲局所之病理的變化因細菌毒素作用而成也

問何故發全身症狀

答此爲局所吸收之毒素或細菌作用於全身故也

問何故急性傳染病必兼發炎症

答急性傳染病之發生炎症乃病原菌對於局所組織呈最重要之反應也

問何故發熱

答此爲體温調節障礙所致

問何故致體温調節障礙

答此因細菌之毒素作用亢進身體組織之新陳代謝機能並侵害神經系以致體温調節障礙也

問何故惡寒

病理學問答

答此爲身體外表之溫度與體內相差過甚血管收縮神經受此刺戟致皮膚血管不能擴張血液輸入減少故也

問何謂日差。

答日差者即熱病患者之體溫亦如健者之朝低而夕高每日早晚微有不同也

問發熱過久之危害若何。

答發熱過久身體之蛋白質分解過多則不免受巨大之危害

問急性傳染病之經過中每起心臟運動痲痺何故。

答是因菌毒素直接作用於心臟變化筋纖維之性質所致更有因血管運動神經中樞痲痺末梢血管擴張血壓下降心動受器械的障礙所致也

問急性傳染病何故發生脾腫。

答此因血中有赤血球破壞其分解物與血液共入脾臟沈集脾臟之內而刺戟之則脾臟血管擴張充血脾髓組織增殖由是而生脾腫

問傳染病何故發生筋肉疼痛或無力。

答是因菌毒素作用致神經營養異常與筋實質變性故也

問何謂感受性。

答易感染某一種之傳染病者曰感受性。

問何謂免疫性。

答對於某一種之傳染病而絕不感染者曰免疫性有先天的免疫性後天的免疫性

問何謂先天的免疫性。

答如鷄之於破傷風鼠之於實扶的里人類之於牛疫豚丹毒等絕不感染是也一名種屬免疫性。

問何謂後天的免疫性。

答後天的免疫性者即生過某一種之傳染病後對於此種之傳染病不再感染是也

問免疫性之理由安在。

答免疫性之理由不外直接殺滅病原菌或與病原菌之毒素化合使爲無毒之物故即免疫性而言可分爲菌體免疫及毒免疫二種生而即有菌免疫或毒免疫者曰先天免疫生後而始有此性質者曰後天免疫

問何謂原働的免疫。

答由人工注入毒素或自然傳染之菌毒素體內發生抗毒素者曰原働的免疫。

問何謂抗毒素。

答發見一種成分可使菌毒化爲無毒者曰抗毒素。

問何謂他働的免疫。

答由血清注入得免疫者曰他働的免疫。

問何謂抗菌素。

答發見一種物質能使細菌體溶解而消滅之者曰抗菌素一名溶菌素。

問何謂凝集素。

答凝集素者凝集細菌之物質也菌免疫血清中除抗菌素外即有此種物質

問血球溶解素有何作用。

答血球溶解素者可使赤血球之基質變其本性俾難抵禦血色素之外出者也

問何謂沈降素。

答以一種動物之血清乳汁或卵白等注射於他動物體內則該動物之血清中發一種抗體有沈澱該動物血清乳汁或卵白等溶解性成分之性質者曰沈降素

病理學問答

丹徒陳邦賢也愚編纂

第九章　婦科及產科

問婦人病何故與男子有所區別。

答生殖器之解剖生理婦人與男子不同關於生殖器之疾病又極繁夥故婦人病與男子有所區別

問何謂月經。

答月經即女子春機發動期後每月自生殖門排泄混有多量黏液之血液是也其謂月信月水月華天癸經行經癸經水等皆其異名也

問排泄月經之原因何在。

答子宮黏膜之黏液腺起脂肪變化黏膜充血小血管破裂或不破裂而血管發起變化此皆排泄月經之原因也

問何謂月經困難。

答月經困難者乃於月經時發種種之症狀者也

問何故月經困難。

答月經困難或爲神經性或由於子宮卵巢之炎症腫脹或由於子宮頸管膣腔等之狹窄或由於子宮等之屈曲而起

問月經缺少或閉止何故。

答此種病症多起於子宮及卵巢病多量出血後結核胃病萎黃病肥胖病及急性熱性病之後亦有因精神劇動時而發此症者

問有女子至成年仍不見月經何故。

答凡至成年之女子仍不見月經者其原因多由於生殖器之發育不全或卵巢子宮之缺損又或因子宮口部或膣經血之通路有所障害而不能排泄經血於體外遂成血腫而瀦留於內部

問何故月經過多及子宮出血。

答本病多因子宮之炎症腫瘍等而起亦有因流產或分娩殘留於子宮壁者更有因產後子宮之復舊機能不全者

問何謂代償性月經。

答凡月經閉止之時而衄血吐血喀血下血等者曰代償性月經

問何故子宮矮小。

答子宮矮小之原因多由於發育不全又有因患腺病子宮發育障害者又或因產後之不攝生產後有多量之出血等致子宮瘦削而矮小者

問何故子宮口狹窄。

答此爲先天性或由於潰瘍後之瘢痕收縮或由於產後以上所述皆能致子宮口狹窄也

問產後何故能致子宮口狹窄。

答產後子宮口狹窄蓋因於永久持續之子宮頸管加答兒而其部之組織起炎性肥厚也

問何故子宮之位置變狀。

答其故多因於子宮外膜炎後產後之不攝生子宮近部所生腫瘍之壓迫及運動過度等是也

問何謂子宮瘦。

答子宮與膀胱或腸由於一孔而交通者曰子宮瘻。

問膣瘻爲何種之原因

答其原因有爲先天性畸形者有因於刺傷及出產時之損傷也。

問何謂膣痙。

答膣痙者即交接時陰莖觸於膣口膣括約筋忽爲痙攣性之收縮且兼發生疼痛者也。

問何謂腺病膣加答兒。

答體質不良之少女患白帶者曰腺病膣加答兒。

問何謂白帶下。

答白帶下者即由膣口流出如膿汁之白黃綠各種色之液分也。

問何故白帶下。

答多因子宮或膣內發炎所致。

問何故子宮或膣內發炎。

答此爲房事過度手淫淋毒產後或月經等之不攝生等所致。

問何謂姙娠。
答姙娠者即婦女懷孕之謂也。
問姙娠何故嘔吐。
答此為生殖器之知覺神經刺戟所致。
問何謂分娩。
答分娩者即生產之謂也。
問生產約分幾類。
答生產約分二類曰小產曰正產。
問何謂小產。
答小產者胎兒未至可活之期而產也一名流產。
問何故小產。
答小產之原因甚多大致分為三類有屬父者有屬母者有屬卵珠生病而致胎兒死者。
問小產之種類有幾。

答分二類。一出於體質之自然者。一出於用法强使者。

問小產約分幾類。

答約分三類。孕後至四月下者曰滑胎。四月至六月下者曰小產。六月至九月下者曰不足月。

問何謂正產。

答正產者已經足月而產也。

問正產時何故腹痛。

答此爲子宮縮力較大所致。

問何謂眞痛。

答子宮口已開而痛起自腰鉤部延至於交骨。其來有定序。且愈痛而愈劇烈者曰眞痛。

問何謂假痛。

答滿腹皆痛。毫無定序者曰假痛。

問何故起假痛。

答因大便閉結所致。

問產後何故腹痛。

答此爲子宮鬆縮並內積血水所致。

問正產可分幾期。

答分爲三期。一子宮開。二胎兒下。三胎盤下。

問何謂子宮開期。

答此期在未生之前而胎兒已略降頭已入骨盤者也。

問何謂胎兒下期。

答此爲子宮口已開胎兒已在子宮與陰道之間也。

問何謂胎盤下期。

答此卽胎兒已下而子宮立縮之時也。

問產後覺肚腹深處有圓塊何故。

答此即縮合之子宮也。

問何謂產褥熱。

答產後發熱者曰產褥熱

問產褥熱何故。

答此因分娩之際膣子宮及陰脣等之創傷部分細菌侵入所致。

問何故起乳腺炎。

答此爲釀膿菌自乳房之皲裂咬傷潰瘍等侵入乳腺內所致

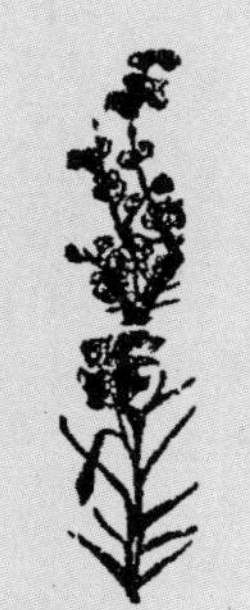

病理學問答

丹徒陳邦賢也愚編纂

第十章　附錄

問病理學問答取意何在。

答因病理學精深博大不易研求特擇各器官常見之病理編爲問答俾近之研究病理解剖學及病理生理學者得以此爲引導也

問病理解剖學以何書爲最善

答以病理學講義爲最善其他有病理通論亦甚相類若病理撮要病理略述等皆歐西置諸藏書樓之書現多棄而不用也

問病理學講義內容如何

答病理學講義共分三編一、疾病論專論疾病之通性如症狀診斷豫後等皆實地醫學之所研究者也二、病理解剖總論專述組織臟器之病的變化者也三、病理的原因論專述病原之性質及與病變之關係等者也

問病理生理學以何書爲最善。

答病理生理學向少書籍惟臨牀病理學爲最完備之書也

問臨牀病理學內容如何。

答臨牀病理學先誘導篇後共分爲九編曰傳染病理曰自家中毒病理曰新陳代謝病理曰血液病理曰泌尿病理曰循環病理曰呼吸病理曰消化病理曰神經病理

問研究病理者宜先閱何書。

答研究病理者宜先閱病理學問答及病理學一夕談繼閱病理學講義臨牀病理學諸書庶幾無扞格之弊也

問何謂歇撲氏病理學。

答使醫學脫神秘空論之束縛而立於學術的觀察及經驗之上者實爲歇撲氏之功故稱爲歇撲氏病理學其學說區別爲四主液即血液黏液黃色膽汁黑色膽汁是也

問何謂液體病理學。

答液體病理學者以血液之變調爲諸病之本原也

問發明血液循環者何人。

者發明血液循環者爲哈斐氏。

問何謂固體病理學。

答固體病理學者謂各種疾病之原因全由於固體成分之混合異狀諸種之症候全由於物質混合之狀及其形態之異動也

問何謂神本病理學。

答神本病理學謂身體各部均有特有之神本神本麻痺不能誘導身體內之化學的作用而排泄其廢物卽惹起種種疾病也

問何謂神本。

答神本者即一種精靈之謂也

問何謂靈魂病理學。

答靈魂病理學者謂靈魂司身體構成及種種之運動排除其障害治療作用之原力也。

問何謂神經病理學。

答對於知覺作用及生活作用之神經之意義而證明之以創設一種病理者曰神經

病理學

問何謂寄生說病理學。

答以疾病爲寄生物之觀念創設一種病理者曰寄生說病理學

問何謂細胞病理學。

答細胞病理學發明於威氏謂病竈在組織細胞凡細胞起變化則細胞之數量及官能均異常而生疾病是即爲細胞病理也

問病理學當以何派爲確實。

答病理學以細胞病理爲最確實威氏創立細胞病理學是乃病理學上眞確之進步也

問往時印度病理學如何。

答印度病理學謂人體由地水火風四元素之混合而成疾病由於空氣膽液黏液三者混合之變化由是液體病理學說漸漸發現然當時所主張者終不出神秘之空論也

問印度佛教病理學說如何。

答印度佛教病理學説謂病理學分爲六種第一爲四大不調第二爲飲食不調第三爲座禪不調第四爲業病第五爲魔鬼第六爲鬼病

問何謂四大。

答四大者一窶嚕二蠻跛三畢哆四婆多也

問何謂窶嚕。

答窶嚕者即所謂地大增令身沈重是也

問何謂蠻跛。

答蠻跛者即所謂水大積涕唾乖常是也

問何謂畢哆。

答畢哆者即所謂火大盛頭胸壯熱是也

問何謂婆多。

答婆多者即所謂風大動氣息擊衝是也

問日本倡行西洋病理學説始於何時。

答日本明治以前其病理學説亦以漢醫爲宗自西洋病理學説輸入後遂一變而宗

西洋病理學說矣

問吾國昔時之病理學如何

答吾國昔時之病理學謂疾病有自外邪之侵入者有自內而生者其自外邪侵入者即六氣是也其自內而生者即七情氣血痰滯等是也

問何謂六氣

答六氣者即風寒暑溼燥火是也

問中醫何故以風爲百病之長

答中醫以風入於皮膚之間既不能內通又不能外洩則成疾病風入於經脈而行於五臟六府也各從其藏府而生病故曰風爲百病之長

問風何故能成疾病

答風雖能致五藏六府之盈虛血脈營衞之通塞以成各種之疾病然所以能成疾病者往往有寒熱痰溼及飮食爲其誘因也

問六氣有新說以解釋之否

答六氣以新說解釋之即空氣中之變化也空氣乃風之源風者即空氣之變也燥者

溼者卽空氣中水蒸氣之多寡也寒者暑者熱者卽空氣溫度之高低與時令轉移也。

問何謂因七情而生疾病。

答因七情而生疾病者卽傷於哀怒喜樂愛惡欲悴其形神而生疾病也

閱中醫除六氣七情等說外尚有他說否。

答此外尚有以五運六氣立病理學說者謂五運六氣乃天地陰陽運行升降之常道也五運流行有太過不及之異六氣升降有逆從勝伏之差然皆不免近於虛謬者也。

問中醫論症候病理約分幾類。

答約分數類曰陰陽曰表裏曰虛實曰寒熱

問中西病理有優劣否。

答吾國古書所述之病理其思想之高在同時往往突過西說然自近世紀以來西人則日闢新理我國則墨守舊說不思有所發明故中說之病理不能如西說之確實也

問各國病理學說何故今勝於古。

答考各國之病理學說愈古則愈虛謡愈近則愈確實蓋以病理學之所以日趨於進步者。常隨哲學及萬有學之進化而來初非可墨守舊說膠柱鼓瑟而致故步自封也。

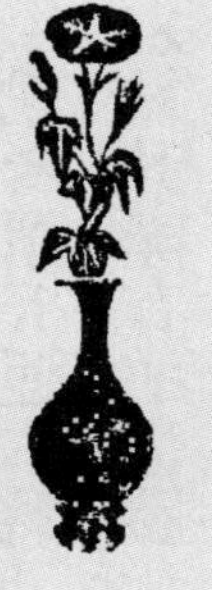

古加乙涅中毒

古加乙涅中毒者。其在於急性中毒。往往由於醫療上以大量之古加乙涅注射於皮下或塗布於皮膚及黏膜而發。或內服古加乙涅而發。當行古加乙涅皮下注射之際。遂發重篤之症狀。咽頭灼熱而乾燥。并有瘙癢之感。甚至起惡心、嘔吐。兼起眩暈、心悸亢進、耳鳴、瞳孔散大、心神不安、煩躁、胃痙、腸疝痛、呼吸麻痺及筋肉痙攣等。其在於慢性症。則起麻痺、虛脫、幻覺、衰弱等。

咖啡涅中毒

咖啡涅中毒者。其在於急性中毒所起之種種症狀。其症狀爲咽頭部有灼熱之感。並現嘔氣、惡心、嘔吐、煩苦之心悸亢進。脈搏頻數而不整。耳鳴。頭痛。心窩苦悶。眩暈。發汗。譫妄。振顫。兼以下痢、裏急後重、尿意頻數。又呈恐怖狀態。失語症。發熱。病略進。則顏面呈蒼白色。四肢厥冷。脈搏微小。卒死亡於心臟衰弱。但其神識雖至死亦不變。又或瞳孔散大。或現弱視。然上述之症狀。往往多有經過良好者。故其豫後較良。慢性咖啡涅中毒之原因。與急性症初無大差。患者起頭痛、不眠、心悸亢進、手之振顫、消化不良等。兼以便秘、胃痙、味覺及嗅覺障害。其豫後較良。

規尼涅中毒

規尼涅中毒者。其所起之症狀有種種。如皮膚瘙癢、發疹、黑內障、視野狹小、耳鳴、重聽、眩暈、知覺脫失、筋肉震顫、麻痺、間代痙攣、心臟衰弱、虛脫、流涎、惡心、嘔吐、蟻走、皮膚呈青藍色、齒齦腫脹等。幷起胃腸加答兒及蛋白尿、血尿等症候。終則死亡於呼吸麻痺之下。

斯篤里幾尼涅中毒

斯篤里幾尼涅中毒者。服後經五分至三十八時間。所起之種種中毒症狀。其症狀爲頸部強直、牙關緊急等。幷起破傷風狀痙攣、搐搦、角弓反張、反射機亢進、瞳孔散大、皮膚呈青藍色、呼吸困難、脈搏遲徐而細小等。意識清朗。經二三時間後。卒以窒息而死亡。

亞克尼精中毒

亞克尼精中毒者。由於小量所起之種種中毒症狀。其症狀爲唾液及汗之分泌增加、尿量增多、脈搏遲徐、體溫下降、知覺及反射機能減弱等。由於大量所起之種種中毒症狀。其症狀爲流涎、腹鳴、嘔吐、下痢、眩暈、蟻行感覺、瞳孔散大、視力障害、脈搏遲徐、呼吸困難、終則脈搏頻數等。并起知覺亡失與呼吸及心臟麻痺。

尼哥顛（即菸草精）及煙草中毒

尼哥顛及煙草中毒者。有急性中毒與慢性中毒之二種。急性中毒所起之種種症狀。其症狀先發消化器障害。現惡心嘔吐、唾液及黏液分泌亢進等。兼以下痢。此外現眩暈、失神、心悸亢進、強直等。顏面被冷汗。陷於強度之衰弱狀態。脈搏在初期緩徐漸次頻數。遂至於不整。及症狀漸進。則現筋肉搐搦與痙攣及呼吸促迫。遂陷於無慾狀態。而死亡於呼吸麻痺。慢性中毒所起之種種症狀。其症狀爲心臟、消化器、（胃最甚）呼吸器、結膜及神經系統之障害。發弱視及黑視。心悸不正亢進。脈搏不整。食慾亡失。便秘。又有慢性口腔炎、咽頭炎、喉頭炎、氣管枝炎等。並現記憶力減退、鬱憂狀態、幻覺、喘息、不眠等。

哥囉仿謨中毒

哥囉仿謨中毒者。其症狀爲麻醉、脈搏細小而不整、呼吸及心動停止、皮膚呈青藍色、分泌冷汗、瞳孔散大等。卒以窒息而死。如吸入哥囉仿謨過多。則俄然顏面呈蒼白色。心臟機能減弱。脈搏消失。呼吸不克持續。卒死亡於心臟麻痺。如係內服。則口腔及咽頭之黏膜充血。起胃腸加答兒。

抱水格魯拉爾中毒

抱水格魯拉爾中毒者。其症候爲嘔吐、顏面潮紅、呼吸遲徐、脈搏遲緩而細小、體溫下降、昏睡等。卒死亡於心臟及呼吸麻痺。在於慢性症。則起胃加答兒、羸瘦、心臟衰弱等。并呈恐怖狀態、幻覺、譫語等。

鉛中毒

鉛中毒者。有急性中毒與慢性中毒之二種。急性中毒所起之種種症狀。發劇甚之胃腸加答兒。現嘔吐、下痢、胃腸疼痛等。慢性中毒所起之種種症狀。齒齦呈黑色。口腔內覺鑛性甘味。呼氣帶臭氣。皮膚乾燥。患者漸次貧血。陷於惡液質。本症所特有者。爲鉛毒疝痛、鉛毒麻痺、鉛毒腦症狀及鉛毒關節痛等。鉛毒疝痛。有劇烈之腹痛。多兼便秘。發嘔吐。腹部陷沒。觸之有如硬板。脈搏爲硬脈及遲脈。鉛毒麻痺。麻痺之筋肉。陷於變性的萎縮。呈電氣變性反應。所屬之腱反射消失。上膊、肩胛、背面、腹部、顏面。亦陷於麻痺。加以喉頭筋肉、橫隔膜。亦蒙其侵襲。遂至於窒息而死。鉛毒腦症狀。以精神不安、劇痛、黑視、癲癇狀發作、譫妄及昏睡等爲主徵。鉛毒關節痛。多發於膝關節。或兼以筋肉之疼痛性收縮。

銅中毒

銅中毒者。最多爲硫酸銅、醋酸銅、炭酸銅之中毒。急性硫酸銅中毒所起之種種症狀。現青藍色吐物、流涎、咽頭部之灼熱及疼痛、胃腸之疝痛及裏急後重、下痢等。大便呈暗黑色。往往混有血液。漸次以全身搐搦及四肢麻痺而死。尿溺往往混有血液。又呈中毒性腎臟炎之狀。慢性銅中毒所起之種種症狀。皮膚與毛髮帶綠色。現腸疝痛、運動麻痺、腎臟炎等。

亞鉛中毒

亞鉛中毒者。由濫用酸化亞鉛、硫酸亞鉛、鹽化亞鉛等亞鉛化合物而起。在於急性症。往往起重篤之胃腸加答兒。其量少者發便秘。其量多者發疝痛、下痢。有時混有血液。尿含蛋白。在於慢性症。現體溫昇騰、眩暈、胸悶、嘔吐、貧血、羸瘦等。由於吸入亞鉛蒸氣所致。

銀中毒

銀中毒者。急性症多見於誤食硝酸銀棒而起。胃腸起劇烈之局處性腐蝕作用。發嘔吐、下痢、食道劇甚之灼熱狀疼痛等。其後現呼吸困難、眩暈、全身痙攣、視力障礙、運動痲痺等。黏膜變爲白色。皮膚變黑。吐出之物如觸於空氣則變爲黑色。慢性症由於硝酸銀之內服或外用過久而起。皮膚、鞏膜、結膜及內臟。變爲黑色。在其初期。往往毫無疾苦。後則漸起腎臟炎、胃潰瘍、肺結核等。

蒼鉛中毒

蒼鉛中毒者。由於醫療時多用蒼鉛鹽類撒布於創面或潰瘍面。自此吸收於體內而發中毒症狀。其所起之種種中毒症狀。以口腔炎、口腔潰瘍、嘔吐、胃潰瘍、大腸潰瘍、腎臟炎等爲主徵。又有起神經症狀如痙攣及痲痺等者。

麥角中毒

麥角中毒者。急性中毒。其症候先以嘔吐、腹痛。加以心窩苦悶、煩渴、飢餓及胃部、胸部、四肢之灼熱性疼痛、一時性失神等。體溫昇騰。皮膚呈青藍色。又起流涎。下痢。眩暈。瞳孔散大。神經症狀漸劇。手足起毛皮感覺與蟻走感覺。遂於身體諸部起痙攣與强直性收縮。精神朦朧。知覺脫失。譫語。脈搏每一分時間自十搏至十五搏。體溫下降。卒以昏睡狀態、呼吸及心臟痲痺而死。

巴豆油中毒

巴豆油中毒者。其中毒所起之種種症狀。爲口腔灼熱、流涎、嘔吐、腹痛、血狀下痢、皮膚呈靑藍色、虛脫等。

漆中毒

漆中毒者。其症候爲起強烈之灼熱及瘙癢、皮膚腫脹、發生紅斑、不眠、頻頻發熱等。

菌類中毒

菌類中毒者。其症候爲起嘔吐、腹痛、眩暈、口渴、發汗、視力障害、瞳孔先縮小而後散大、不安、倦怠、躁狂等。幷發幻覺。起痲痺。終以昏睡而死。

結麗阿曹篤中毒

結麗阿曹篤中毒者。其症候爲頭痛、眩暈、呼吸困難、失神、心臟作用減弱、痲痺及胃腸症等。

吐酒石中毒

吐酒石中毒者。其症候爲口腔、咽頭及胃灼熱、流涎、嘔吐、虎列刺狀下痢、脈搏頻數而細小、皮膚呈靑藍色等。幷起腓腸筋痙攣、搐搦、虛脫。

羯答利斯中毒

羯答利斯中毒者。其症候爲口腔及咽頭灼熱。煩渴。嚥下困難。起胃痛及腹痛。腎臟部亦發疼痛。舌及口腔黏膜均起水泡。流涎。惡心嘔吐。（時或吐血）血便。裏急後重。尿道及膀胱部。亦感疼痛。尿意頻數。頭痛眩暈。顏面潮紅腫脹。瞳孔散大。體溫下降。脈搏及呼吸遲徐。遂陷於昏睡狀態。經十六至二十時間而死。經過之稍緩者。發腹膜炎。同時發中毒性腎臟炎。其後以重篤之神經症狀（如全身搐搦呼吸困難）而死。亦有發淫亂症者。患者若係姙婦。則往往流產。

腐肉中毒

腐肉中毒者。分甲乙二種。甲由於食腐敗之罐頭食物而起。乙由於黴菌毒素發生於腐肉中而起。乙較甲略少。甲之中毒症狀。頗爲特異。口渴甚而黏液及唾液減少。口腔起炎症及壞疽。聲音嘶嗄。皮膚乾燥而粗糙。其尤要者。爲眼之變狀。現眼麻痺、眼瞼下垂症、斜視複視等。大便秘結。小便困難。每現强度之鼓腸。病漸進。則以呼吸及心臟麻痺而死。乙之中毒症狀。以胃腸炎爲主要。例如惡心、嘔吐、下痢。甚至狀如虎列剌。

民皆疾也。釋名。疫、役也。言有鬼。行役也。論語。言鄉人儺。注、儺所以逐疫。周禮。遂令始難。(難與儺通)毆疫。注、疫癘鬼也。玉篇。癘、疫氣也。與痢同。左氏哀元年傳。天有菑癘。注、癘疾疫也。公羊傳莊二十年。大災者何。大瘠也。大瘠者何。痢也。注、民疾疫也。古經傳之所謂疫。即與痢近之傳染病。後漢順帝紀曰。上干天和。疫癘爲災。魏文帝與王朗書曰。疫癘數起。士人彫落。又與吳質書曰。昔年疾疫。親故多罹其災。徐陳應劉。一時俱逝。陳思王集說疫氣曰。建安二十二年。癘氣流行。家家有僵尸之痛。室室有號泣之哀。或闔門而殪。或覆族而喪。或以爲疫者。鬼神所作。人罹此者。悉被褐茹藿之子。荊室蓬戶之人耳。若夫殿處鼎食之家。重貂累蓐之門。若是者鮮焉。此乃陰陽失位。寒暑錯時。是故生疫。而愚民懸符厭之。亦可笑也。後漢張仲景序傷寒論曰。余宗族素多。向餘二百。建安紀元以來。猶未十稔。其死亡三分有二。傷寒實居其七。吾曹處千載後。懸想當時傳染病之流行。其事至可慘也。古人以神鬼爲傳染病之原因。放儺以逐之。今則各種病原菌已發明。故傳染病之豫防法愈形確實。觀此可以知傳染之意義。古時即有之。而傳染病之眞確原因及防免方法。實自丁仲祜先生倡始也。古時之所謂虛邪賊風。其學說尚未發明。至近世醫學日益進步。乃知病之所以能傳染者。在於病毒。病毒者即所以致病之徵生物也一作細菌或作黴菌。
細菌之入血其發病各隨其部位而異茲列之於左。

(甲)病候現於皮膚者 天痘、假痘、水痘、痲疹、輕症痲疹、猩紅熱、粟粒熱、發疹窒扶斯。

(乙)專侵腸管者 痢疾、霍亂、傷寒。

(丙)著於呼吸器者 爛喉痧、疫咳、流行性感冒。

(丁)侵神經系者 腦脊髓膜炎、脚氣。

(戊)侵血脈系者 鼠疫。

(己)無一定之占地者 瘧疾、再歸熱、發黃熱。

(庚)自腐敗毒而來者 膿毒熱、產褥熱、敗血病、腐敗性丹毒。

(辛)自獸之毒而來者 馬病、脾脫疽、狂犬病。

(壬)爲特異性由不潔之交接而感受者 梅毒、淋病、下疳。

一 鼠疫

鼠疫西洋自古有之舊譯作黑瘟疫又名、黑眼瘟又作配斯脫博醫會譯作棚疫日本譯作百斯篤又名黑斯病又名核疫瘟吾國舊時有癧子痒子核子瘟疣疫等名皆鼠疫之類也鼠疫盛行於外國之歷史茲不贅述述洪僉筆記二則可以見吾國舊時已有此症矣

洪稚存北江詩話曰趙州師道南今望江令師範之子也生有異才年未三十卒其遺詩名天愚集頗有新意五言如海霞明雁路松日淡僧衣一庭如野闊雙鶴並人長均係未經人道者時趙州有怪鼠白日入人家即伏地嘔血死人染其氣亦無不立殞者道南賦鼠死行一篇奇險怪偉爲集中之冠不數日道南亦以怪鼠死奇矣

按師道南乾隆時人乾隆壬子癸丑以來鶴慶賓川城鄉居民每見鼠向人跳跳能立死人遂生赤痒子或吐血痰遘是疾者死且速醫藥罔效亦奇事也既而趙州之白崖彌渡皆然道南甫作鼠死行歌亦以是疾死哀哉其所作之鼠死行曰東死鼠西死鼠人見死鼠如見虎鼠死不幾日人死如圻堵晝死人莫問數日色慘淡愁雲護三人行未十步多忽死兩人橫截路夜死人不敢哭疫鬼吐氣燈搖綠須臾風起燈忽無人鬼尸棺暗同屋烏啼不斷犬泣時聞人含鬼色鬼奪人神白日逢人都是鬼黄昏遇鬼反疑人人死滿地人煙倒人骨漸被風吹老田禾無人收官租向誰考

我欲騎天龍上天府呼天公乞天母灑天漿散天乳酥透九原千丈土地下人人都活歸黃泉化作回春雨觀此詩可以知吾國鼠疫之傳染在乾隆間其蔓延之酷烈已有燎原之勢矣

俞曲園筆記曰同治之初滇中大亂賊所到之處殺人如麻白骨飛野通都大邑悉成坵墟亂定之後孑遺之民稍稍復集掃除胔骼經營苫蓋時則又有大疫疫之將作其家之鼠無故自斃或在牆壁中或在承塵上人不及見久而腐爛人聞其臭鮮不疾者病皆驟然而起身上先墳起一小塊堅硬如石顏色微紅捫之極痛旋身熱譫語或逾日死或即日死諸醫束手不能處方有以刀割去之者然此處甫割彼處復起其得活者千百中一二而已疫起鄉間延及城市一家有病者則其左右十數家即遷移避之踣於道者無算然卒不能免也甚至闔門同盡比戶皆空小村聚中絕無人跡老子云師之所處荊棘生焉信矣馬星五觀察駟良雲南人爲余說如此蓋其所親見也

中外醫通曰光緒二十年鼠疫曾發現於香港後即釀成疫癘流行於世界是年名爲新核子瘟再生之日至二十四年核子瘟寄寓亞洲年內復傳至非洲逾年徧傳歐美各洲市埠雖經若干國政府施行防禦之方略然疫勢依舊纏綿根株未絕至三十三

中外醫學研究社緒言附簡章

許超然謹擬

塡補圜球之罅漏。解剖萬類之疑團。操大權柄。爲全世界之主人翁。舉宇宙間烈烈轟轟卓卓落落之英才大傑。莫與比倫者。斯何人歟。善醫天下之雄也。瘡痍滿目。補救有方。沉疴遍地。起死有術。拔恆河沙數困苦之性命於貧窮苦海中。登彼樂臺。舉豐功盛德之儔。莫與比倫者。斯何人歟。天下之善醫也。前者之事。吾人無論矣。後者之事。吾人應盡之任務。所當悉心研究。矧玆醫學競爭。兩方比較。優劣立形。奈何吾國人士。不思通變。篤舊者食古不化。騖新者棄古太甚。枘鑿不容。冰炭難合。於是眞理無由明。謬點無由滌。拙夫因陋。高技常孤。學術之敗。責是之由。同人等抱悲天憫人之旨。本仁慈博愛之誠。痛斯民之疾苦。恐學術之荒墟。爰聯同志。共組斯社。學究中外。各取所長。理參舊新。摒棄所短。融會貫通。務使醫道昌明。蒼蒼民命。庶幾其有賴乎。太息不靈。承同人命。謹貢數言。想同情諸子。當亦聞響斯應。欣然來臨。共扶斯社於千秋萬歲。是則同人之所歡迎也。簡章如左。

一定名　本社宗旨在研究中外醫學實理故定名爲中外醫學研究社

一社員　本社社員以具有醫學智識或有志振興醫學者爲合格願入社者請將詳

細履歷姓名年齡住址寄下本社認可即編入社員題名錄其欲出社者悉聽自由

一社費　本社不徵收社員入社費與常年費一切經費由發起人擔任

一職員　本社社員一律平等永遠不設社長一切社務均由發起人擔任

一義務　本社社員有協助暹政府檢查疫氣勸導華僑研究衞生之義務

一權利　本社社員有赴社演說談話質問簡易病理登載著作於機關報之權利

一社期　本社不定社期實行研究醫學實理爲主研究有得隨時通函討論

一聯絡　本社聯絡上海中西醫學研究會爲總部

一消息　本社假華暹新報爲分部交通機關以上海中西醫學報爲總部交通總機關凡關於本社消息均登載兩報以資靈通

一社址　本社以暹京公司廊大馬路門牌一百八十七號民國藥房爲社所凡欲投函本社者可直接寄該處許超然收

一附則　以上簡章如有未妥臨時增删

特別啓事　本社擬向暹政府註册俟註册後始開成立大會有志振興醫學者可先將姓名詳細履歷投寄本社

衣冠運息朝華已謝夕秀未啓不及數十年恐漢魏六朝人詩僅存於坊選習見之本其散佚者又過半矣余乃發家中藏書編輯自漢至隋之詩誤者正之僞者刪之闕者補之得一十一集曰全漢詩曰全三國詩曰全晉詩曰全宋詩曰全齊詩曰全梁詩曰全陳詩曰全北魏詩曰全北齊詩曰全北周詩曰全隋詩總攬羣集揚搉古今其源流本末之大略可得言焉

五言肇於漢氏氣沉格峻質而近古大風歌雄豪自肆秋風辭幾於九歌項羽垓下悲壯鳴咽郊祀遠追雅頌近仿靈均鐃歌古穆精奇迴乎神筆房中十七章盡屬楚聲一倡三歎有餘音焉古詩眇邈鍾嶸推爲炎漢之製而枚叔九首劉勰稱其佳麗蘇武纏綿李陵簡摯皆五言之冠冕也班婕妤說禮陳詩姱脩嫮佩怨歌行不在綠衣諸什之下所以鍾嶸謂李都尉後百年間一人而已東京氣格漸變班固詠史據事直書特開子建仲宣詠三良一派惟上計秦嘉與其妻徐淑之作纏綿往復文生於情可謂才亞班姬旨殊團扇至蔡女之胡笳吟才氣英英語

雜邊塞足令孤蓬自振驚沙坐飛降及建安其精力標格去漢未遠故孟德橫槊賦詩氣韻沉雄不入綺羅麗句子桓優柔和美讀之齒有餘芬子建獨冠羣材目爲繡虎恣意揮霍無所不可高華之氣溢人襟帶王粲稍帶綺麗而眞實有餘灞陵一篇沈約稱其不傍經史直率胸臆皎然許其知詩四言溫厚典則深得小雅遺教劉楨逸氣淩霜高風跨俗魏文稱其五言之善者妙絕時倫陳思以下當推獨步徐幹淺淺生動是謂詩中小品嵇康淸峻胸次亦高阮籍遙深寄情宇外應瑒巧思逶迤失之靡靡應璩百一微能自振然傷媚焉鄴下之材大略如此晉張華淸緒濯濯第風骨未老鍾記室所謂兒女情多風雲氣少者是矣傅玄古貌綺心氣格渾樸漢後未睹其儔樂府淋漓排蕩位置三曹材情妙麗似過之矣陸機辭藻宏麗其才如海咀嚼英華厭飫膏澤文章之淵泉也潘岳爛若舒錦其才如江雖云淺於陸機而無處不善庶免深蕪之誚矣左思振衣千仭濯足萬里飄飄有淩雲之意謝康樂常言太冲安仁古今難比張協逐句煆煉辭工製率然風流調達實曠代之

高手。郭景純儁上之才。劉越石清剛之氣。見稱於詩品。孫子荊零雨之章。王正長朔風之句。見稱於謝靈運。傳陶淵明詞彩精拔。質而實綺。癯而實腴。其自然之妙。似月到柳梢。風來水面。難以力爭。惜乎正始中。何王好莊老。至過江而佛理尤甚。故孫綽許詢桓庾諸公詩。皆平典似道德論。建安之風力盡矣。宋孝武彫文織綵。遂開靈運之先。詩至是而爲之一變。氣變而韶。色變而麗。體變而整。句變而琢。古之終而律之始也。謝靈運才高詞盛。富豔難蹤。宛如出水芙蓉。尤稱獨絕。顏延年錯彩鏤金。辭氣重厚。有館閣之體。謝惠連才思富捷。又工綺麗歌謠。推爲風人第一。鮑明遠文詞俊逸。壯麗豪放。如珊瑚琅玕。木難火齊。弗資鏤琢而而有偉觀。湯惠休秀色未韶。綺情未豔。良由衷淺。以故韻微。齊詩纖巧琢之字句之間。色澤愈工。性情愈隱。惟謝玄暉清綺絕倫。幽豔而韻。如洞庭美人。芙蓉衣而翠羽旗。絕非世間物色。故沈休文歎爲二百年來無此詩也。梁詩妖豔。益爲麗靡。武帝啟齒揚芬。其臭如幽蘭之噴。詩中得此。亦稱絕代之佳人矣。簡文辭藻豔發。雅好賦詩。然縟語纖詞。時號宮體以南面之尊效閨閣之製以，是知此位之不終矣沈約佳處歆削清瘦可愛其聲韻如閶闔疎鐘建章清漏自有節度唐諸家聲律皆出於此柳惲姿態橫生亭皐木葉下隴首秋雲飛王融見而嗟賞江淹情遠詞麗才思有餘雜擬之作曲盡心手之妙然尙有才盡之嘆任昉託體淵雅而嫌於幅窄范雲宛轉流利如寸草莖疎花點點生氣俱存丘遲點綴明媚如落花依草王僧孺麗逸而多用新事時人重其富博庾肩吾椎鍊精工是聲律絕技吳均好爲傑句清拔而有古氣何遜意境清微幽芳獨賞敘懷述愫是其所優杜甫曰能詩何水部信非虛賞而顏之推謂其每病辛苦饒貧寒氣非篤論也陳詩最輕常似飄颺無依後主以綺豔相高極於淫蕩所存者祇是綺羅粉黛陰鏗風華自布幽韻親人陳詩得此尤爲不易徐陵氣韻高迴不煩組練文采自成豈曰孝穆才情僅嫺宮體而已哉張正見如春幡綵勝金翠熠燿聯以珠璣緯繢纖麗其高韻凌空奇情破冥又嘗與肩吾對壘江總麗藻浮豔爲後主所愛幸當時謂之狎客北魏以溫子昇爲最王暉業嘗云江左文人宋有顏延之謝靈運梁有沈約任昉我子昇足以陵顏轢謝含任吐沈南人問庾信曰北方文士何如信曰惟有韓陵山一片石堪共語薛道衡、盧思道、少解把筆自餘驢鳴狗吠聒耳而已溫子昇嘗作韓陵山寺碑信讀而善之故謂堪與共語也北齊以蕭慤爲最芙蓉露下落楊柳月中疎擅名千古矣北周以庾信爲最史評其詩曰綺豔杜甫稱之曰清新又曰老成綺而有質豔而有骨清而不薄新而不尖此所以爲老成也溯自建安以來日趨於豔魏豔而豐晉豔而縟宋豔而麗齊豔而纖陳豔而浮律句始於梁陳而古道遂以不振雕飾盛而本實衰也至隋煬帝一洗頹風力標本素雖意在驕淫而詞無浮蕩故當時綴文之士遂得依而取正焉薛道衡之空梁落燕泥王胄之庭草無人隨意綠以名句而見殺於煬帝亦未始非知已也若虞世南陳子良等皆由隋入唐唐代文風之盛隋實啓之矣由齊至唐初皆爲齊梁體齊永明之代王融謝朓沈約皆有盛名始創聲病之論發前人所未知一時文體驟變文字皆避八病一簡之內音韻不同二韻之間輕重悉異其文二句一聯四句一絕聲韻相避文字不可增減是時惟江文通詩不用聲病梁武不知平上去入其詩仍用太康元嘉舊體此外則皆齊梁體也自漢至隋詩學變遷運會升降之大略如此是書體例大率遵馮汝言先生之詩紀而損益之其訂誤各條多本馮默菴先生之說余讀馮氏書有年殘膏賸馥沾溉無窮篳路椎輪之力不可沒也但自維學識黔淺見聞寡陋如井觀天如隙窺日不敢以爲自漢至隋之詩盡在於是亦不敢自詡一無紕繆而以爲定本載籍極博獨力難周訛若渡河喻同掃葉所望後之君子斲而裁之斟酌而補之云爾

所羅挨商標

內淨商標

TRADE MARK 'SOLOID' 商標

TRADE MARK 'NIZIN' 商標

所羅挨內淨瓶樣

所羅挨內淨西名鉦化硫安尼林酸醫藥界業已證明其滅穢效力較勝他種鉦鹽類。有激發性。水易溶化。如按分劑作藥消水。施於泗膜上。無刺戟發毒諸弊。據醫者之經驗。謂治急性白濁症有良效。射尿脂與陰道。用二釐至六釐。0.13 Gm至0.389 Gm化水一量兩。實有良效。不致痛癢。亦不發炎。用此所羅挨內淨。既極簡便。又可縮短療治期。又按此分劑之藥消水。洗頑瘍(久不收口之頑瘡)爲最妙之消毒激發藥。各種皮膚頑症。洗之亦效。治睥白濁炎睥炎積血及他眼痛。皆有靈驗。其良方如左。所羅挨內淨二釐　所羅挨硼強酸六釐　水一量兩溶化。用眼盃洗之。每日四五次。爲最廉最美之眼藥水。

本行著有大寶來醫藥淺說一書。爲醫界最有用之本。如蒙函索。當即郵奉。惟須詳示姓名地址。並提明因閱中西醫學報而知云云爲要。

英京　上海　寶威大藥行

著名良藥

TRADE MARK 'KEPLER' 商標

COD LIVER OIL WITH MALT EXTRACT

商標 解百勒

麥精魚肝油

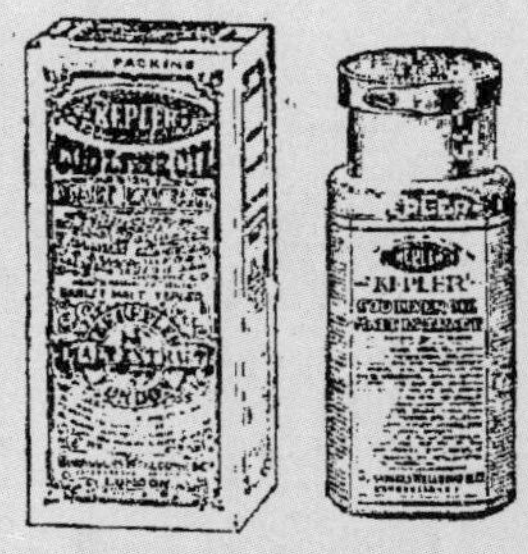

此圖由眞式縮小

解百勒麥精魚肝油。含有兩種最可貴食物要素。即純鱉魚肝油與解百勒麥精是也○鱉魚肝油。醫學界久已承認為消耗諸症與疾病匱乏育質者之最妙食品。惟其氣味每為病者厭惡。又胃消化力不強者。亦常不能受容。因此不能得其實益。是為憾事。自有解百勒麥精魚肝油以來。此種缺憾。悉行解除矣。因鱉魚肝油一化入麥精中。其滋味便成佳美。不第食性乖僻者。易於進服。即虛不受補者。亦可得其化育之功○解百勒麥精涵有茁壯大麥之濃厚育素。亦有消化作用之糟粕。以增鱉魚肝油之效力。且使別種食物。亦易消化○解百勒麥精魚肝油。既有此兩種寶貴食物。則其自為各症匱乏育質之妙品。療瘵瘰癧虧弱人服之。其恢復元氣之效力。堪稱無雙。病者藉此強壯之力。得以止遏病勢。更因此得以健痊。其於肺體炎症以及各種熱病。難進飲食者。惟此可容納而消化之○久病未痊。重症新愈。此為至寶至美之食品○稟賦柔弱。小兒單薄按法投服。獲益匪淺。力量增加○乳母日常服之。身體強健。乳汁濃厚○解百勒三字。為此品之商標。如果所服者為眞解百勒品。其獲益也。必如願以償。 此品有大小瓶兩種。

上海 英京 寶威大藥行

中華民國四年七月出版

中西醫學報

第五年第十二期

本期之目錄

本報全年十二冊本埠洋八角四分中國境內洋九角六分日本臺灣洋一元零八分香港南洋各島洋一元三角二分零售每冊洋一角上海英大馬路泥城橋西首龍飛馬車行西間壁三十九號丁福保醫寓發行

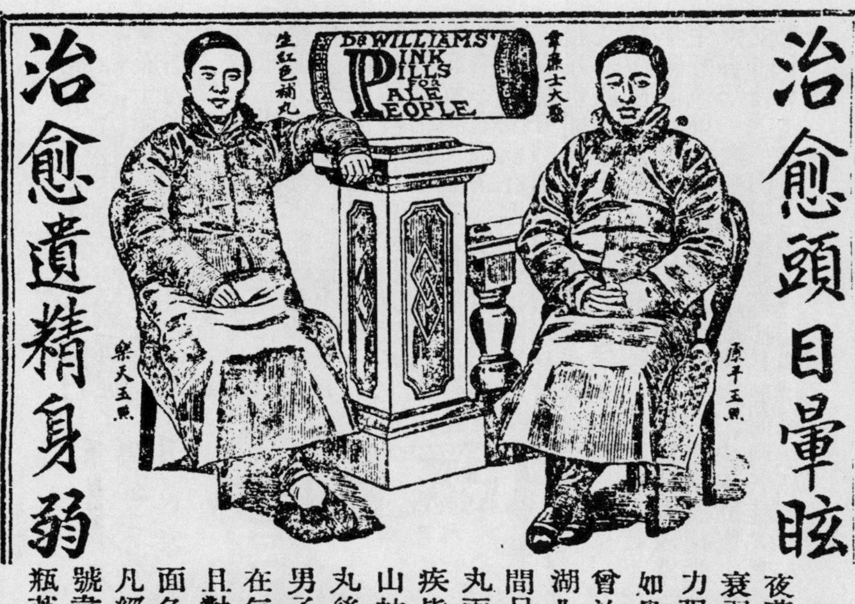

在湖北有弟兄二人同聲感恩

夜夢遺精爲患最烈並無他症能如遺精之速使身軀衰弱也腦力衰弱何能長壽精神短少有何生趣惟精力強固體軀康壯筋肉有勁者可享康健之樂趣

如患遺精不必憂慮蓋有韋廉士大醫生紅色補丸已曾治愈千萬人矣其所患之症適與閣下相同也請觀湖北黃陵磯張樂天君之確據其來函云余曾患遺精間日而作百方莫能療治自服韋廉士大醫生紅色補丸兩月以來舊日之遺精氣痛頭目昏眩精神短少諸疾皆幸得脫體今病愈矣使樂天得以閉戶讀書高臥山林皆紅色補丸之功也而舍弟康平亦以服紅色補丸後頭昏鼻血各疾皆愈紅色補丸之效力如此

男子服用韋廉士大醫生紅色補丸之特別仿單包裹在每瓶韋廉士大醫生紅色補丸藥瓶之外

且對於婦女功力相同凡患婦科血虧　月信不調　面色青黃　腰背疼痛等症並可爲寒熱瘴癘之聖藥

凡經售西藥者均有出售或直向上海四川路九十六號韋廉士醫生藥局函購每一瓶英洋一元五角每六瓶英洋八元郵力在內

屋佛沐丁爲最新最效之滋養品

按屋佛沐丁 OVOMALTINE 係瑞士國新出之一種滋養品。用麥精、牛乳、鷄蛋三種物所製成。有養身補腦之要素。服之能增加永久的精力。增益身體健爽之神彩。如積勞孱弱之人服之。尤易獲益。非他種滋養品可比。鄙人用此品已歷試多人。均能得美滿之效果。敢以一言介紹。凡海內諸君欲購買此屋佛沐丁之滋養品者。可直向上海英界靜安寺路派克路口三十九號敝醫寓內購買可也。　丁福保附識

原素

屋佛沐丁係用麥精、牛乳、鷄蛋等物之滋養素併合而成。具有呵咕香味。形色爲純潔易化之粒體。與一般麥精食物不同。因其絕無小粉縷絲與糠末等質也。據衛生學理考察食物。凡增益體力補養精神之飲食品。必須含有三質。(脭精脂油炭輕酸)凡食物之祇具其一或含其二者。要不能稱爲滿足養身之品。屋佛沐丁包含充分之養身原素。皆在宜於消化滋養之地位。且蛋黃內含有一養身燐質。(立雪芹)即爲養腦補神所不能缺。增加紅血球所不可無之原素也。惜此原素之滋養力。往往爲普通燒煮之法所毀滅。又麥精與牛乳之滋養力。亦爲沸滾熱力所減少。故製造屋佛沐丁者。用特別秘法。不使高度熱力消滅各料養身原素之滋養力也。

服用方法

加一或二茶匙屋佛沐丁於一盃熱牛乳或開水中而調和之。即能立時融化。不留精液。切勿先加屋佛沐丁於盃。而後加熱牛乳或開水。因如此豫備。恐融化不如前法之易。食時可隨意加糖少許。惟斷不可煨煮。蓋沸滾熱力。必減少其滋養力也。

滋味

屋佛沐丁具有一極甘美之呵咕與麥精的香味。與一般飲品不同。且其滋味能使恆久食之而不

生厭惡心。若較上列分量多加屋佛沐丁。則其味更近於麥精。若減輕則呵咕之味較强。故可按個人所好。而配求一適口的飲食品也。

補藥品 屋佛沐丁具有極大的補益效力。蓋其極易消化。而即能化爲養身補腦之原素。世有以各種酒精支撑衰弱之體力者。不久即退。若久飲之。則反受其害。不如屋佛沐丁之能增加永久的精力。增益身體健爽之神彩。而於積勞孱弱者服之。尤易得美滿之效力。

養身品 準以測量食物養身力之表計算。凡一盃屋佛沐丁。除去牛乳或糖料。幾及五倍呵咕的養身力。且較爲適口而易化。又二茶匙的屋佛沐丁與一茶盃牛乳之養身力。足及二大湯匙的麥精或魚肝油入酒盃的肉或麥精酒或三十盃的牛肉汁。

調養品 凡乳母或覺飲食無味者。皆當服用屋佛沐丁。因其容易消化。而復具極大之滋養力。

孩童飲品 凡孩童生長神速。而胃力不足。且不可飲茶或咖啡者。屋佛沐丁可爲一種完美的飲料。蓋其滋味甘美適口。孩童莫不喜飲之。

勞力者 凡於多用腦力與經營大商業者。活潑之腦力。與辦事的耐苦力。皆爲不可缺之物。而此二物俱本乎體健。而完美之飲食。又爲該二物之本源。屋佛沐丁爲養身強體、防禦疾病、增益體力、鞏固神經之聖品。若以之作每日早餐。或隨時進食之飲料。其功效之偉大。決非他種滋養品所可同日語也。

睡前晚餐 人多患夜不成寐之病。不知此病乃因腦部受胃中餘料消化汁之感觸。以致不能熟眠。如在未之睡前。飲屋佛沐丁少許。則此感觸可立止。而得安眠熟睡矣。

第六年份**中西醫學報**啓者。敝報現刊行至第五年第十二期。以後從第六年第一期起。仍繼續刊行。并刷新內容。以答　諸君雅意。前敝報屢次爲印刷局所誤。致不能按月出版。殊深抱歉。刻規定按陽曆每月二十日出版。不再遲延。凡欲定閱第六年份者。請卽將報資寄至上海英界靜安寺路三十九號醫學書局。以便照寄。再如欲購閱從第一年第一期起至第五年第十二期者。亦請將報資惠下。卽當寄奉不誤。

丁福保謹啓

全漢三國晉南北朝詩預約券

無錫丁福保編〇共十一編曰全漢詩曰全三國詩曰全晉詩曰全宋詩曰全齊詩曰全梁詩曰全陳詩曰全北魏詩曰全北齊詩曰全北周詩曰全隋詩〇其搜輯之詳密精核讀緒言卽知〇全書用中國上等連史紙印成四開大本其大小長短均如緒言每部定價八元預約四元明年三月出書〇總發行所上海靜安寺路三十九號醫學書局〇外省買書者書欵從郵局匯寄

八代詩菁華錄箋注

無錫丁福保編〇內有漢詩一卷魏詩一卷晉詩一卷南北朝詩一卷選擇頗愼博而不蕪簡而不陋其評語及箋註又極詳盡歷歷若辨淄澠而折毫末爲漢魏六朝詩各選本中最易明白之善本也每部定價八角〇總發行所上海靜安寺路三十九號醫學書局

外科總論豫約劵

是書爲日本醫學士下平用彩原著。江陰徐雲、無錫萬鈞合譯。計四十三萬餘言。內附最工緻之圖四百二十八。是書內容豐富。理論新穎。爲吾國數千年來獨一無二之巨著。共五編。第一編外傷及炎症總論分五章。第一章外傷論。第二章炎症論。第三章創傷傳染病論。第四章動物毒傳染論。第五章慢性傳染病論。第二編各器官之外傷及諸病總論分十三章。第一章皮膚及皮下蜂窩織之外傷及諸病。第二章黏膜之外傷及諸病。第三章血管之外傷及諸病。第四章淋巴管及淋巴腺之外傷及諸病。第五章神經之外傷及諸病。第六章筋膜及筋之外傷及諸病。第七章腱及腱鞘之外傷及諸病。第八章黏液囊之外傷及諸病。第九章骨之外傷及諸病。第十章關節之外傷及諸病。第十一章體腔及其他諸臟器之外傷及諸病。第十二章銃傷。第十三章壞疽。第三編腫瘍論分二章。第一章腫瘍總論。第二章腫瘍各論。第四編外科手術及療法總論分十五章。第一章外科手術及其準備。第二章麻醉法。第三章手術中血液儉節法與愛斯氏人工驅血法。第四章防腐的手術之施行、手術中不快之偶發症及手術之後療法。第五章諸組織分割法。第六章止血法。第七章創液排導法即排膿法。第八章諸組織接合法。第九章皮膚之手術。第十章血管之手術。第十一章神經之手術。第十二章筋及腱之手術。第十三章骨之手術。第十四章關節之手術。第十五章切斷術及關節離斷術。第五編繃帶術論分六章。第一章創傷繃帶概論。第二章其他之創傷繃帶。創傷療法。第三章卷軸帶及布帛繃帶。第四章患者安置法與安置裝置。第五章不動固定繃帶及伸展繃帶。第六章義裝法。末附按摩法。吾國譯述之各外科書。從未有是書之詳備者。分裝三巨冊。定價大洋五元。外加郵費。本年陽曆八月出版。先售豫約券。以一百部爲限。售實洋二元五角。不折不扣。外加郵費五角。滿限後。須照原定價出售。

總發行所上海英大馬路泥城橋西首龍飛西間壁三十九號醫學書局書款可從郵局匯寄

梅毒與家庭

丁福保

梅毒俗名瘡毒。爲傳染之病。亦爲遺傳之病。常人感染梅毒。或懷悲觀。或抱樂觀。懷悲觀者。偶有不豫。即疑其爲梅毒。或微有寒疾。鼻流涕汁。遽以爲梅毒使然。甚至終日以鼻準潰爛爲憂。致成一種精神病。抱樂觀者。以爲梅毒一症。雖稚子亦知之。病勢縱極增劇。亦何至潰爛鼻準。故神色自若。無憂無慮。此二人者。一失之拘謹。一失之怠傲。皆非中庸之道也。夫梅毒非不治之症。於適當之時期。施適當之治療。自旬餘以至月餘。靡不就愈。若任其自然。不及時而治。則窮其後患。豈惟鼻準潰爛已哉。必將自戕其生。且嫁禍於其妻孥。更遠而及於其孫。不亦大可畏耶。幸晚近醫學日精。人能及早注意。無罹不測之禍者耳。梅毒之侵襲人體也。與他病不同。不惟皮膚筋肉骨節內臟諸器。皆爲其進攻之戰綫。即如頭之毛髮。手足之指趾尖端。亦無不蒙害。侵鼻則鼻墮。侵口則唇缺。侵耳則耳聾。侵目則目盲。侵喉頭則聲音嘶嗄。咽下困難。侵骨則犯骨病。侵腦與脊髓。則患不可治之精神病。慘毒如此。治療烏可不速。

一家之中。如有不謹子弟。日徵逐於歌舞場中。則梅毒之輸入家庭。可立而待。蓋狹邪少年。感染梅毒之後。率多諱莫如深。於不知不覺之間。以貽害於家庭也。於此而欲防範之其法若何曰家庭之基礎無不成於男子之婚女子之嫁而梅毒之傳播於家庭亦始於夫婦故欲豫防此害當先自婚嫁始歐洲某國最惡梅毒人有罹梅毒一次者則終身不得結婚甚或用法律禁止之其嚴如此我國人民每以此爲無足輕重罹梅毒而仍結婚者往往而然演最慘至悲之劇於閨閫之中可慨也已豫防之法當於結婚前男女除互相調查兩家之財產外且須調查其有無梅毒及其血統有無癩病與肺結核而梅毒尤宜注意果男女皆患梅毒宜亟受醫者之診察醫者如斷爲必害他人則宜停止結婚其昔患梅毒而事隔數年早經治愈者結婚之前仍須敦請良醫再行治療俟醫者確認爲健康而後結婚始爲穩妥

德國某學者嘗言彼國有一婦人與某男子結婚姙娠數次皆患半產尋再娠既生視之男也然已罹皮膚病不旬日而殤逾年又舉一子亦罹皮膚病乃乞專門醫診之醫者詳詢既往之狀況斷爲先天梅毒並謂曩者之半產與小兒之夭死皆梅毒所致婦聞言憤不欲生憤其夫以惡疾陷其母子至於再至於三而不已也然而悔無及矣此可爲未經確訪貿然結婚者鑑男女健康幸得愛子而乳母之選擇尤當再三審愼乳母如有梅毒能直接傳染於其兒更能間接傳染於其母忽之於始而悔之於終奚裨

焉世之雇用乳母者名為選擇不過一瞻其容貌顏色一觀其舉止動靜而已未有經專門醫師詳細審查者如是者終屬疏忽故乳母之遺害主人小兒者里巷間每有所聞吾謂不特乳母宜經醫師審查即下至僕役侍兒日與兒體相接觸者亦當嚴密注意也梅毒有自他人傳於吾子者乳母是也有自他人子傳於吾婦者親戚或鄉人之子是也嘗有己妻強壯健康乳汁綽有餘裕而親戚或鄉鄰之兒體質羸弱其母患病乳汁稀少一念惻然遂抱而哺之若此兒有梅毒性病則必傳其毒於己妻甚或間接傳於己子夫鞠育他人之子仁人也亦義舉也因此而生惡疾則是利人而害己矣又有以種痘而蹈危機者如張姓兒患梅毒者也種痘在先趙姓兒無梅毒者也種痘在後醫者於張姓兒已種之後趙姓兒未種之前未將所用之種痘鍼十分消毒或雖十分消毒而以張姓兒之熱漿即施之於趙姓兒趙姓兒遂感受其梅毒是為種痘梅毒此醫者之過也他若煙管之借貸酒杯之酬獻玩具之授受皆足為梅毒傳染之道路講求衛生者其留意焉

吾人既不幸而以察察之身受汶汶之物則宜從速治療不可因循自誤其家人亦當嚴密防範凡飲食物之用具等足以為傳染之媒介者皆須別置一處不可遞相授受

攙雜並用其餘必謹守醫師之命令

夫若妻有一人患梅毒者則子女亦多罹梅毒是謂先天梅毒又曰遺傳梅毒婦人有此病者妊娠之中當嚴行驅梅療法以防半產及早產其無特別之原因而致半產者亦多爲梅毒之故宜請專門醫生診治之凡小兒有先天性梅毒病者祇可始終由其母哺乳不能則當用人工的營養法（卽牛乳等）萬不可雇用乳母嫁禍於他人也

梅毒爲可鄙可恥之病故患此者大率抱慚而力守秘密始則茹苦含辛冀其或愈繼因無可挽回乃私求藥肆中所售之掃毒丹等藥如法服之雖無寸效而終不敢延醫診治夫既失足於前而又諱疾於後亦見其愚也此時宜亟行醫救毋以惡疾而毀吾形骸苟梅毒非直接傳染而至更可坦然共白靜心受治萬不可受新聞廣告之愚輕服危險之藥致流毒於家庭此則余所旦夕跂望者也

論患病之原因

醫學士
陸軍軍醫正　侯光迪

人因何而病。病何為而來。此中原因。若不窮思而研究之。鮮有得其眞理者。近世人常以衞生為口頭禪。而昧於病原之所在。殊不知衞生之要點。全賴知各病之原而豫防之。非拘拘於日光空氣之謂也。余欲力矯此弊。不言衞生而論病原。卽此意也。願閱者諒之。

人類之疾患。不論其為何種。若非服毒及遭遇意外。無不起於下列之三種之原因。卽(一)人體固有之電失其流行之秩序、(二)心理之錯亂、(三)血之失其常度是也。

(一)對於第一種之解釋　人為一小天。天地間有電。人身亦有電焉。電何在。卽腦筋是也。頭所包含者為主腦。由主腦分出腦筋九對以達五官。脊髓以貫脊骨。復由脊髓分出腦筋三十一對。以分布全身。專司知覺運動。是主腦者。如首都之電局。與他處腦筋。息息相通。腦筋如電線。時為電局往還傳遞消息。空氣間稍有變動。腦筋之在皮膚間者。卽立報於主腦。其傳遞之速。信息之靈。不容思議。然此息息相通者。究何物乎。此乃人身之電也。此電之速率。已有人試驗由皮面傳遞於主腦。每秒鐘能行一百九十五尺。足趾之知覺與面耳之知覺。較遲一秒鐘之三十分之一。食物如何消化乎。必須主腦傳電於胃。而後消化可行。其傳達之電線。卽肺胃神經也。試取二兔飼以同樣食物。將一兔之肺胃神經割斷。一兔則不割其神經。逾二十六時後殺之。然後檢查二兔之胃。則見神經被割之兔。胃中食物毫未消化。與初咽時無異。其未被割者。則完全消化矣。又取二兔。處置如前。惟於一兔之神經割斷者。施以加爾凡尼電流。越二十四時兩兔均被殺。檢查兔胃。則見施電流者。食物已消化。如彼兔矣。觀於此二種試驗法。可見胃之功用。非電不行之確據矣。他如心肺等各內臟。無不須電。若將其神經割斷。無不立失其功用也。

查人體之電與電磁之電、加爾凡尼之電及普通之電。固稍稍相異。然爲顯明辭意。卽稱之爲電。亦無不可也。(腦電之所在)主腦者。既爲腦統系之首府。卽收發電信之總局也。其包含之質分二種。一爲灰色質。(此質如取出而展開之可占六百七十英方寸之廣)一爲纖微質。頗堅厚而似管形。二質各有功用。灰色質司收電。纖微質司發電。雖全體中尙有他種收發電信之腦中心點。亦無不隸屬於主腦。而受其支配焉。脊髓者。爲腦筋之大軀幹。卽由主腦分出之總電線也。凡動神經。知覺神經。特覺神經。無不發原於主腦與脊髓。設欲動吾四肢。而卽動者。動神經之作用也。(尋常之電能使物質擴張與縮小此亦類是緣動神經之作用乃傳電於四肢之肌肉令其縮小與擴張耳此爲生物之動作亦可爲生物之電力）人體上不論爲何物所觸。如刀傷、火燙、病痛或受他項不適之感覺。主腦無不立知之者。皆知覺神經之通電於腦也。觀此可知腦電之大概矣。雖然此取之不竭、用之不盡之電。究何自而發生乎。曰胃爲發電之所也。吾人食物消化後。即成爲電料。而上升於腦之灰色質中。以備不時之需。不僅此也。空氣中含電甚多。肺之呼吸及毛孔之呼吸。能吸收空氣之電以送於血。復由血以運送於腦。如是者。更番運送。尙有黏膜之黏液。（係阿而加里性者）漿液膜之漿液。（係酸性者）據試驗家之言。若照人體之布置。亦能發生電流。腦之運電於全身也。如心之行血於各部。若在一部。有過多不及之弊。則病起於是矣。譬如一局部全失其電力。則既不能動。又無知覺。其結果爲痲痺。如僅動神經失其電力。則知覺存而動廢。如知覺神經失其電力。則動存而知覺失。如特覺神經全失其功用。則聞、視、嘗、嗅全失其效用。如肝臟神經。電力太弱。則肝滯矣。太多則充血發炎矣。胃神經電力弱。則消化滯。力過强。則食不厭飽。而礙及他消化器矣。故電之運用。稍有差異。則病立發。電之效用大矣哉。

（二）對於第二條原因之解釋　腦之功用。不但司運動知覺。兼爲思想之部。故心理上稍有錯亂。無不腦病隨之。當其錯亂之時。主腦立將其所受之痛苦。分電各部。各部得電後。即與腦同一關切。故當大憂慮、大感動時。腦之思想大作。以致所貯之電。盡爲消耗。而向由腦分給於各部之電。至是不得不暫行收回。以延喘息。其結果必至死亡而後已。腦之感動。與臟器之精液。互爲變化。一轉移間。能使健液變爲毒質。如服毒然。特來博士嘗言曰。人當盛怒時。膽質能變爲辛辣而刺激。如甘汞之性。大恐怖時。腸變寬鬆。如中煙草毒者。大憂慮時。胃汁不生。如服顛茄者。狂暴時。口涎變爲毒質。如中水銀毒者。洵非虛語也。又康倍氏之言曰。腦與消化器。最有關係者也。故逢腦病及腦之外傷。以及感動憂慮、驚聞不佳之消息等事。其最初發現之病狀。即胃中飽悶、惡心、嘔吐、食欲廢止焉。其影響於心肺二器者。即歎息、心跳、發暈等是也。若於體氣虧弱之人。鮮不因此而致命焉。又當大戰爭時。人民之死亡疾病。十百倍於平時。兵士之死於疫癘者。更不知凡幾。此非盡爲疾病所致。要皆由恐怖所召者也。蓋人當恐怖憂懼。其腦筋頓形衰弱。疾病乘虛而入矣。綜觀以上所言。心理之與身體。其關係如何密切。可爲明證矣。

(三)對於第三條之解釋　人體之流質爲血。血之效用。能造成一切組織。如骨。如肌。如腦筋。如軟骨。無一非由血所生。血之成分。爲紅白血輪及血漿。紅血輪多於白者三四百倍。全身之血。約重二十八磅。其週流於全身也。由心臟而經動靜二脈及微絲血管。及血之流行。全藉心之運行不息。其動也如節筒然。由動脈送活血至各部。以滋養全體。復由靜脈收回已用之血。而送之於肺臟。以吸收酸素瓦斯(卽養氣)仍收入於心房。以貫注於動脈。然後週而復始焉。有人計算每小時。心跳動四千回。左右心房之容量。各有一兩。故在一小時內血之經過其間者。共有二百五十磅焉。總而言之。血之入動脈與微絲血管者。皆爲有用之血。乃送滋養料於全身者也。及其入靜脈而迴至心臟時。血已含有體內之廢料。不合滋養之用。必須重經肺臟。以吸收酸素瓦斯。方能復用。故血之爲用。實司全體之交通。既運輸滋養之原質於全體。復能攜去體內之廢料。以傾棄之。如肺、肝、腎及各種排泄管與毛孔。皆其廢料之出路也。血之功用。既如以上所述。當可明瞭。設血而失其常度。含有不潔之物質。則其流行至全體時。不但無滋養之力。且使組織起而反抗其敗壞之物質。其結果必至人體之臟器。均含有毒質。肝臟不獲宣洩。壅塞不通。或受刺激。或起炎症。或生結核。如侵及肺部。則成肺病。如及於胃。則消化阻礙。飲食不進。終至人體之內外。無一非受病之處。常人之識見。往往因皮膚上無纖微之疤斑。卽謂血甚潔淨。殊不知內臟病患莫不因血之不潔也。若僅現於皮面。內臟尙可保全。乃病之輕者耳。

論健全之價值

奚伯綬

十年前美國耶魯大學理財科教授歐文費禧耳氏。忽患肺結核症。勢頗危劇。氏乃暫輟業。專心調養。并詳攷最近之治療各術。依法實行。未幾竟占勿藥。然尙脆弱。難任勞苦。不克供職。氏固熱心教育者。自念人生苟不盡其本務。則雖生活於世。亦無價値。故竭力研求養生術。以期恢復本元。復執教鞭。且其意一若非將衞生學理。徹始徹終以研究之不可。爰就飲食、體操、沐浴、休息等項。凡涉於操作所需體力之各問題。罔不極深研幾。遇有心得。卽施諸實行。而其結果。卒致氏之操作力。兩倍於昔日未病之時。不甯惟是。更從研究之餘。發明一種衞生新義。謂人類苟能實踐。則壽命可延一紀有半。其操作力亦可增加一倍。而一年中美國全境因却病所節醫藥等費。當不下數千兆圓云。

費氏旣發明此理。卽一意以研究人生爲務。屛除陳見。以期發前人所未發。其時美國有所謂自然派醫療法者。頗受醫界之詆訶。氏躬自試驗。知其有效。因警告醫者。謂君等苟墨守舊法。不速引用醫理上之新要素。如天氣、清水、日光、電力、體操、按摩等法。則優勝劣敗。勢所必至。迨門可羅雀。悔之晚矣。氏又著短簡數種。以明佛賚乞氏所創食物宜完全咀嚼及減少食物可增操作力之說。非屬子虛。幷研究吉敦盾氏之說。而謂欲求任重耐勞。則宜減少食物。凡多含蛋白質之食物。如肉、魚、牛乳、乳油及荳類。所以構成身體之組織者。尤須節食。幷研得心理醫療一法。謂樂天知命。愉快無憂。實為人生健康之最要素。

月氏不僅研究發明而已。又從事實行。就通行衛生之學說。而更剖析之。以期衛生一學科。更有把握。又組織一董事部。計共百人。氏即為之長。此部隸屬美洲理科進行會。(該會為北美洲全體格致家組織而成極有力之團體也)而成一國家衛生部。又組織一美洲健康會。每年必在耶魯大學為學生開會演講。發明衛生之要旨。而其宗旨不外以人為運命之主人翁。而非其犧牲品。故人苟實踐已明之學理。實用已有之機械。則可延年却病。倍其操作之力。

美國前總統羅士佛曾委費氏調查全國關於衛生之事。著一報告。呈於國中之天然物力保存部。(此部專講開通利源之法爲美國最新政事之卓卓者)其報告今已宣布。爲千餘葉之厚冊。其內容均係實事之結果。不但證明在弱疾病夭逝之不足制人。且按之歷史。知生命主權。實操於人。而日漸進步。苟欲得此主權。尤貴由一定之門徑。故今日衛生進步之速。較數世紀來之成效。實遠過之。近世人壽漸長。疾病死亡之數漸減。卽其徵也。

考之十六世紀時。歐洲各國人壽均數約在十八及二十歲之間。今日則驟增至四五十歲。當十七八世紀之交。醫藥衛生學尚未胚胎。人壽增進之率。約爲每世紀四歲。洎乎十九世紀之初葉。各科學均已萌芽。人壽增長之率。卽爲每世紀九歲。迨其末葉。各科學已成熟。而人壽增長之率。亦幾倍於疇昔。今在德國。醫藥衛生學最發達。施於實用。亦最美備。故其人壽增長之率亦最高。而爲每世紀二十七歲。至於印度則醫理未明。衛生不講。人壽均數竟無增加。且人壽既增。死亡之率。自亦隨之而減。當十七世紀時。倫敦每千人中死亡之率爲五十人。今則減至十五人。同時美國波士敦城每千人中死亡之率爲三十四人。今則減至十九人。奧國維也納都會死亡之率。於一世紀內。自每千人中六十人減至二十三人。而倫敦、伯林、曼尼支三城死亡之率。亦於一世紀內減少一半。蓋醫藥衛生之理愈明。則人壽愈長。死亡愈少。而亦愈可却除疾病。瑞典國爲林氏體操法（此爲體操法之一種亦名瑞典體操法布行最廣）之產地。兒童均事體操。定爲教育之要素。故人壽之長。冠絕環球。其中數爲男五十歲。女五十三歲。印度醫藥未明。不務攝生。故壽命最短。其中數爲男二十三歲。女二十四歲。美國近始知此種科學之價値。用以抵制各種戕伐生命損害神經之事物。故今日人壽均數爲男四十四歲。女四十六歲。尚不爲短。死亡之率。亦推瑞典、挪威二國爲最低。計千人中祇十三或十四人。而以印度爲最高。千人中有四十二人有奇。若美國則爲十六人有半。且攷得死亡之率。城市較高。村野較低。貧民較高。富人較低。黑種較高。白人較低。勞力者較高。勞心者較低。質言之。生活之境地惡劣者必較高。而優美者必較低也。

且不特死亡日少而已。疾病之勢力。殆亦日就衰退焉。中古時各城恆患癘疫。死者動輒數千人。今已罕聞此事。一七九三年。美國斐拉特斐城患黃熱症。一時蔓延極廣。一月有半。死者殆居全邑戶口之十分之一。今則此症撲除殆盡。國中絕少患者。痘症流行時。死者恆數萬人。然自發明牛痘以來。此症亦不屢見。而其他傳染症。亦年少一年。由是觀之。昔日學識幼稚。防衛未備。其成效彰彰已如是。苟以今日淹博專長之學識。

措諸實用。使普及於世界。則於人生之健康及壽命之增長。又當何如增益耶。費氏謂清潔二字。受用不盡。若氣清。水清。飲食清潔。街衢清潔。馴至無物不潔。自足掃除今日致人死命之無數病原。若就經濟而言。美國每歲因死亡損失之數。當不下一千兆金。而因疾病所耗。至少亦當五百餘兆金。凡此虛耗。其大半均易於免除。至因小恙疲勞等損失之數。尚未計入此款。當視因疾病所耗者又為數倍。國家有此漏卮。糜費之鉅可知焉。

然此計學家僅就天然物力之可以保存者而言。費氏則謂其數或當視此倍蓰。美國人民每歲因患肺結核症而損失之實有生產力。及因病死而損失之貯蓄生產力。計達一千兆金餘。如因患腸熱症而損失者。則一百五十兆金。因感冒瘴氣所損失之數一百兆金。而南部各省因患鉤頭蟲症(此症為懶惰病患者面黃肌瘦無力工作)而所損失之款。尤屬不貲。內中如南加羅林納一省每歲所耗已不下三十兆金圓矣。凡此諸病。均可先期防免者也。攷之已有之成績。尤屬彰明較著。例如患肺結核症者之死數。計自組織專員設法防禦以來。其率已大減。而曼尼支城患腸熱症(傷寒之一)者之死數。在一八五六年。每十萬人中約二百九十一人。而在一八八七年。則驟減至每十萬人中一百人。計自將郊野貯積濁水之池沼塡塞後。汲引遠方淸水入城。以供飲食洗濯。患者之數。已減至百分之九十七。美國麻沙朱色省勞稜史城在一八九二年。患腸熱症而死者之中數爲一百五人。後四年因用濾水器。患者之率驟減至二十二人。又在畢次堡市。當一九零七年。患腸熱症之死數中率爲六百三十八人。翌年卽在城中設蓄水池濾水。客歲死者之均數頓減至九十六人。費氏謂苟不惜一二百萬之巨款。則美國南部之鉤頭蟲症。卽可殲除淨盡。西印度間之波多黎各島。此疾已無噍類。計每人之獲痊者約耗銀一圓餘。英人爲之布置衛生各事。每歲所耗不下四千二百萬金圓。計共十五年之久。而近十年間。亦已恢復所失矣。伍德將軍曰。自發明蚊蟲爲傳遞黃熱症之媒介以來。人之賴以獲全者。較之美西一役陣亡之數尚衆。且此舉裨益世界商業。尤非淺鮮。蓋無此發明。則每歲因此症所損失之款。必過於美西之戰費。某處人壽保險公司嘗謂各公司苟願聯絡協行。歲以二十萬金爲闡明衛生之用。則每歲因此所收之利。必八倍於茲。

古巴島之會城　哈瓦那市素不宜於攝生。往彼者視爲畏途。然自設城市衛生局及研究個人衛生以來。已一變而爲健康樂土。噫昔當無黃熱症之歲。每千人中死亡均數約五十四人。而遇黃熱症流行之歲。則增至一倍。今則減至二十或二十四人。巴拿馬亦然。當一八八七年。法人經管巴拿馬時。每千人中死亡中數爲一百人而當一九零七年。在美人治下。則減至三十七人也。

以上祇就已有之成效而明人力之所能及耳。費氏言今日美國每歲所耗尚夥。亟需整頓。統計全國中患病者常有三百萬人。每人每年因疾病虛擲之光陰約十三日。然此僅指患有重症臥牀不起數星期或數月不克治事者而言。若頭痛傷風。積食不化。服藥一二劑。休息三四日之輕症。尚不在內。此等小病。患者既衆。而患之之時。又屢而非偶。因此所耗必較患劇症爲甚。費氏及美國星星拿的城之李查利氏。均謂七年間所失。足償巴拿馬運河之開鑿費。足以擴張水陸軍備增加一倍。足以加深國內之水道。足使運送業及商業加增一倍。足以淸償國債。足以蠲除稅課。而於國庫尚有千兆金之贏餘。噫其損失之鉅。可想見矣。

然欲彌補此健康光陰財力之損失。果以何術哉。亦惟個人及社會各盡其義務耳。個人有個人衛生應爲之事。社會有社會應治之事。而二者不特僅顧目前。亦爲遺傳後嗣計。人之生也。稟於天命。不能自擇其祖父母。然不妨自今日始。於個人或社會中鼓吹一種强種之思想。期其後裔。悉成體格健碩之種族。不願與羸弱多疾者。訂婚嫁。諸伉儷。則凡荏弱多病之男女。自不得遺毒後世。而一世之後。行見種族漸臻强武。昔人因種族之嫌。尙不願結婚近支。今爲後世子孫健康計。獨不願擯斥弱種不與論婚乎。費氏并謂輿論不振之處。國家當明訂法律。凡病弱不宜生育者。必禁止其嫁娶。如美國之印第安納、康內的吉密執安等省。已有此種禁例。他日性質遺傳之理益明。人必益知禁止弱種嫁娶。爲最適當之辦法。實與禁止殺人越貨無異。美國有名猶克者。惡名藉甚。其人七十五年中所傳苗裔。多至一千二百人。稟承先世遺性。大半不肖。巨奸大慝。萃於一門。統計國家爲此一姓所耗之監獄賙恤等費。不下一千零三十萬金圓。由此可知劣種遺毒之烈。而人人咸當籌一補救之方。蓋社會之劣種不絕。則人日與之交接。雖個人講求調攝。社會研究衛生。亦必失其效力。

夫欲將個人衛生及公共衛生之律施之實用。則各處之地方自治團體。各省之行政廳及中央政府。莫不有應盡之責焉。例如地方自治團體。應爲居民謀飲食、水道、空氣、街道房屋等之淸潔。豫防一切傳染之症。禁止煙害。疏通溝渠。掩骼埋胔。掃除街道。禁人涕唾。汲引淸水。檢視食物。頒行建築房屋之律。設立化驗微菌之所。廣布牛痘及解毒之法。杜絕患傳染症者之交通。而宣布其豫防之術。設立施醫之局。并於各學校中施行驗病及醫治之制。

凡一省之行政廳。有監督全省衞生之責。凡有礙攝生之事。均當設法禁止。如兒童尙未成丁而卽勞動。婦女居孕期或哺兒之時而受僱傭。或工人操作之時間不宜。礦場工廠之境地不合等均是也。

中央政府則有防堵疾病輸入之責。故當嚴誡通商各口查驗入口舟楫。并於各省出入關隘。設法查驗。以防疾病自此省傳入彼省。檢查關係人民衞生之各種消息。調查疾病死亡及衞生上各方面之統計。凡此均極重要。惜政府漫不加察耳。

然除政府之外。凡醫界、學界、工界、宗教界等費氏所謂半公事業。亦有當協助施行者。如從事研究發明者自玆益盛。而苦學之士亦必較易爲力。醫界當棄其鄙陋陳見迂腐舊法。開拓胸襟。利用新理。昔日病者專事乞靈藥石。自今當委之生理上之天然醫療各要素。如空氣、日光、清水、電力、按摩、運動、體操等事。以及心理醫療之法。醫士以身作則。不但口演攝生之術。尤須力行實踐。示以模範。病院不但爲治療之所。尤爲健康之中心。學校不僅栽培才智出衆之士。而尤須以養成體質堅實之人爲目的。他若宗教界闡明靈界之醫療。實業界改良其制度。俾勞動者有利無害。庶幾却病延年。上下交利矣。

若夫個人應爲之事。則加意攝生。獨善一身。蓋人身健康。卽其體處於適合之境。能任對於世界應盡之責。故人之於身。猶工之於器。凡勞心力所治之事。其品與量。悉視此器之境地而異。故就社會一方面言之。一人之價値。悉視其所成事業之品量爲正比例。蓋人既爲社會之一分子。自當恆使其身處於最適宜操作之境地。以竭忠輸誠於社會。卽個人對於世界莫大之義務也。或問何以致此。費氏曰。當以去毒爲第一義。氣中之毒。水中之毒。食物之毒。思想之毒。嗜慾之毒。直與煙酒藥石之毒無異。故當深吸清氣。節食甘旨。戒妄想。淡嗜慾。體操宜求實益。凡競勝不量力之運動。宜戒絕。練肌之餘。并當淬厲智慧。引起感情。衣服宜少著。其料以多具孔隙者爲佳。衣服之制。不宜窄小。致緊壓束縛。體失均勢。沐浴宜勤。使皮膚清潔。適合排洩汗液之用。心情宜常愉快。最忌憂慮。凡此均個人所以保存國家財力之要圖。然事之有裨於全體者。自必有利於個人。故凡實行以上種種者。要不僅爲宗邦致富强。亦不啻爲己身及兒輩儲財產也。

不佞譯此。不禁矍然曰。是無怪外人之以病夫齷齪兒目我也。我國向不講求衛生。街道汚穢。飲食腐敗。房屋隘陋。衣服襤褸。一年中疾病夭死者。不知凡幾。醫藥喪葬之費。不知凡幾。虛擲之光陰。空耗之生產力。又不知凡幾。惜無費氏其人。調査詳情。著爲統計。以警告我同胞耳。夫生息敎養。既不如疾病夭逝之速。浸假衛生不講。長此不已。則吾國之向以戶口甲他邦者。亦必以漸寥落而招滅種之慘。况際此經濟困難之秋。每年受此損失。其何能堪。我願青年三復斯篇。人人自奮。各以一方之衛生爲己任。起而改良之。則我國幅員雖廣。期年之後。亦不難變成一片清淨土也。

美國今已提議於中央政府。設立衛生部。設正次官及屬員。一如其餘諸部之例。專講壽世作人之事理。此誠世界之創舉。亦卽爲費氏諸人所主動也。

參觀肺癆病研究會記

陳邦賢冶愚

中國青年會特開肺癆病研究大會於本埠南京路口將各種癆瘵病實地調查製成種種模型陳列會場任人入內觀覽乃謀肺癆病知識普及計也前月二十三日適逢華人游覽之期余特往參觀焉會場內整齊嚴肅有招待員數人隨時指引並贈工部局衛生處史旦萊博士編述癆症或肺癆防免及其治療之法其所陳列者約分四類一標本二模型三圖說四照片標本最少僅有剖下之病肺數種貯入酒精瓶中按病理學謂患肺癆病吐粉紅沫者卽爲肺組織已損壞之徵候今觀此標本組織上點點有形乃爲肺癆病菌所侵蝕殆卽患肺癆病者吐粉紅沫時之肺組織歟模型有多種玆擇其最要者記之有一種有一少年偶像着中國衣履由大門出卽入棺木中週而復始循環不已外有墓數塚蓋示人以肺癆病傳染之慘死亡之多也又有人力運動之模型蓋示人以患肺癆病時不可運動無病時而又不可不運動也又一模型置良惡人面各一其良者下置燈一架註謂大放光明其惡者下置一黑燈罩註謂黑暗無光蓋示人以肺癆病者空氣須良好不可穢惡也食品須油潤不可枯槁也作事須休息不可勞苦也習慣須清潔不可齷齪也又有一模型列於會場之正中懸有一板中

間懸一鐘鈴時時作響註謂每鐘一下中國因癆病而死者一人並註云此皆可不死之症更註西文云中國因肺癆病而死者每點鐘死九十七人每日死二千三百三十五人每年死二十五萬二千三百四十八人嗚呼吾國人之阨於肺癆病者亦云慘矣

夫肺癆病本總名也有第一期第二期第三期之區別其第一期類皆可救者也第二期則介乎可救不可救之間第三期則必死今之醫者不識第一期第二期之正當療法概以背謬之法治之妄用藥餌以致本可不死之病而亦致死矣豈非可慘事哉

會場中陳列圖說甚多有述肺癆病卽吾人之惡仇敵者有述蠅爲肺癆病之媒介者其最要之一圖先述肺癆之所需如居室內之日光森林中之空氣飲食中之牛肉鷄蛋牛乳之類次述肺癆病潔淨之方法如痰宜吐入手巾所吐之手巾須燒却或煑沸患肺癆病者須隔離清潔之類次述肺癆病最易染之媒介如飲酒閉窗戶過勞動居室人多穢氣充斥最易爲媒介之類末述傳染及結果謂中國得肺癆病死者約七十五萬餘人云其影燈有一片謂香港患肺癆病者萬人中死二十八人患鼠疫者萬人中死十六人蓋示人以肺癆雖慢性傳染病較鼠疫之急性傳染病尤可恐也陳列照片亦甚夥有城鄉空氣優劣比較圖有癆病由灰塵傳染呼吸傳染圖有一圖謂一年

肺癆病等於十五年之萎黃病吁、可畏矣其餘有米頗林男子養病院圖牛約衛生隊於阿替斯法之病幕圖牛約衛生隊避暑養身所圖孫彼勤之養病大病院圖避暑海濱圖婦女野外養身院圖婦女癆疾初起養身所圖養病於馬立克屋頂圖有一圖謂美國於四年中因癆病死者較南北戰事死者尤多更有發明肺癆病柯饒伯醫學博士之玉照若是者蓋示人以歐美撲滅肺癆病菌有一日千里之勢也余參觀至此不禁有所感焉夫肺癆病重調攝不重藥餌因世界無殺肺癆病菌特效之良藥調攝之法約分四端一、營養療法二、空氣療法三、日光療法四、精神療法營養療法者注重飲食也空氣日光療法者注重起居也精神療法者則於飲食起居之外而特注重心理生理也吾國除丁仲祜先生譯述肺癆病書數種外鮮有談肺癆者上而官紳既缺地方衛生之知識下而士庶其講體育重衛生者復百不獲一而一般醫者又罔知肺癆病之原因及其調攝之方法以致肺癆病日蔓延於社會也豈非可憫之事歟不知吾國人之參觀斯會者其亦有所警惕否耶因有所感遂拉雜記之文字工拙所弗計也

腎臟與生命（錄青年）

眞我

人身百體。功用各殊。肺司呼吸。胃主消化。脾藏氣。心養血。其爲重要器官。關於全體之

健康。固爲吾人所習知而共喻。顧於百體之中。有一器官。其性能與功用。在淺學之醫家。未能爲詳晰之說明。因之人多不察。既未知其組織之原素。更莫識其庋藏之位置。因之五臟動靜互根之理。稍忽置其一部分矣。

衛生家所忽置者何物乎。卽腎臟是也。夫腎臟亦爲人生命根所在。苟其健全。裨益甚大。一有傷壞。救治至難。其貽害足以摧毀生命之全部分。有令人莫可措手者。是故人身各病。俱不若腎病之可畏。蓋以近世醫學之發明。對於腎病。尚無切合之治療法也。

腎爲一種之核腺。其結構之細密。爲他體所不及。而其最要功用。卽在分泌體內毒質也。血中所有廢料穢物。能提出之。傳達於膀胱。乃由尿管排而去之。或謂腎之功用。有對內者。有對外者。對外則取血內之毒質而排洩之。已如上論。對內則取血中有益之原料。加以組造。使成一種具有活力之質素。散布血液。消除其間細胞因破裂所生之毒質。有極重要之功用。此說頗有意味。後當有實驗家證實之也。

生理學家之視人體。爲羣細胞所集合而成者耳。細別之。則各細胞個個獨立。自具機體。所需之資養料。由血中吸收。用餘之滓。則吐棄之。此種現象。紛呈於全體。無一息之或停。是故血絡。不獨爲人身之溝渠。亦爲百體營養之要器。既以滋養。兼爲排洩之用。

譬諸城市。開浚水道。所以汲清泉。而陰溝所以排濁水。血絡則於此二種功用。合而一之。而細胞能吸收經過之資養料。然亦能產生毒素。脫曰人身中無有此潔清血液之器官。則全身血絡。充積毒素。爲時甚速。人以此而傷失其生命。固不須加入他種之病原也。

內腎位於兩脇之下。其功用在濾淨血液。內腎之健否。與血分清濁。最有連帶之關係。夫此清血要工。皮膚及大腸內膜。固亦相助爲理。即如肺之呼吸。亦能祛除體內毒素之一部分。然僅能治標。而不能治本。治本之工。端在腎之活動。苟不爾者。行見血液即失其保護。而腐質毒素。將不轉瞬而充積其間焉。

腎之職司。既若是其重要。其運行如何。是亦不可不知者。夫腎有特別之脈管。苟比例於全體各器官之大小。則腎脈管最爲碩大。以故血液之湧入亦繁多。此脈管係由切近心房之大脈管。直接分布者。除心臟與督脈而外。以此種脈管之血壓力爲最强。大脈管既入腎臟。即輾轉分支。形成極細之毛管。密布四圍。毛管不能以自力爲漲縮。任血之自由出入。血壓力大則漲。小則縮。不能爲節制也。苟過於膨脹。血液中之水素。即沿其內膜流過。此作用雖徧體有之。然惟腎尤著。以其血壓力特高。而毛管最繁也。

連於腎臟之毛管。盈千累萬。皆作螺旋形。而總結爲一叢。一叢爲液囊所包。與瓶形之細管相接。液囊中之水素。皆滴入瓶形細管之中。復環繞曲折。而達於腎管。管亦旋曲。所以使水素徐徐通過也。此種水素常潔淨。有時稍含血鹽。當其經過腎管時。乃漸由環繞之血液中。吸收含毒之鹽素。愈進而隨入之毒素亦愈多。旋入於奇形之腎盤中。夫腎盤以凹凸不平故。其面積頗寬。所以容受各管所洩之水也。尋常之腎盤。可受流質三四匙。此種流質。卽名爲尿。由腎盤直達膀胱。聯以麥柴管式之管。二腎各一。以特殊之法。洩尿入膀胱。使不得復返於腎。此腎臟作用之大略也。

腎之構造。繁複旣若是。其猝有意外而致病者。亦甚隱微。卽如毛管總叢內。通過水之多寡。以血壓力之高低而異。大驚劇悲之餘。血壓力立時增高。毛管總叢通過之水。亦因以加增。其結果則便溺頻數。且其汁甚清。蓋血壓力旣大。毛管中之水流。卽見迅速。當其經腎臟而宣洩於膀胱也。其所吸收之含毒鹽素。乃較尋常減少。而其汁遂見清澄也。

醇酒及利尿之藥劑。亦能使血中之水素。流行無滯。更不吸收含毒之鹽質。卽多飲清水。亦能增高血之壓力。熱水尤甚。致令清澄之溲便過多。此雖不足爲病。然有種病症名尿崩者。實即不含毒質之尿過多。其色見爲稀薄也。此種病症。其原因在神經系。而不在腎。蓋神經系有病。致起一種之消渴症。飲水既多。血壓力自然增高。因有多量清汁之便溺。此不得定其名爲尿崩也。夫尿崩爲可恐之徵候。醫家常引爲大忌。蓋有等人之腎臟。於所食糖質。無力消化。以致尿中多含糖質。則宜戒食糖品。至尿中含有蛋白質。則爲劇病之現象矣。夫尋常病者。溲便之中。每不能察得不健全之證據。然不能遂謂無腎病也。蓋其病原深伏於脈管之血壓力。時而增高。時而降低。隨心經之變轉。飲食之宜否。而異其作用。則以腎之神經。固亦感覺甚敏者也。故凡驗尿一次或數次。每不足證實腎病之有無。必待多方察驗。而後能辨認也。

病魔之來侵。多半由於飲食乎。夫飲食一道。當古者民俗醇樸之世。力田鑿井。近取無待多求。即在百年以前。食不重味之風。猶有存者。降至近今。俗尚奢靡。無論筵宴中珍饈雜陳。使胃臟不勝其憊。即中人以上家庭之間。亦唯講究食品。既多多益善矣。又從而力求其精美。抑知甘脆腥濃。無補於身。體力以消化爲難。且不免暗受其損害。初時或不自知。久之而腎病發現矣。就中尤以嗜酒者爲甚。至不能消化。而始悚然自警。堅心恆忍。力自抑制。非不可救也。若仍狎而玩之。則將有追悔莫及之一日矣。

大概腎病初起。每以傷風爲豫兆。夫傷風之類別夥矣。或係喉炎。或爲肺病。或關於腦系與鼻管諸症、皆以此爲顯著之朕兆。顧有受寒於不覺。而病侵腎臟者。當腎臟受寒之際、身發熱脊背痠痛、此際當善自攝養。俾得漸痊。否則寒熱醞釀於內。一朝暴發、危險滋甚、夫肺癆病固人人所畏怖。然與腎病相比。則猶遜一籌。良以肺癆雖惡。猶屬軀體一部分之損壞。若腎病者。足使血中充盈毒質。瀰漫全體、夫病而至於運行血脈之中。肆其攻伐。乃生命與敵讐肉薄奮鬪時也。腎病亦若是耳。

雖然。有等病人、因腰脊微痛。背上肌肉乏力。溲便過多。惴惴然惟腎病是憂、此過慮也。以上病象。大都由於肌肉之神經疲敝。未必由於腎臟之變動。肌肉疲敝。豈惟導原於腎病。他部分有病。皆足致之也。更有人焉。常因溲便中有澱渣。引爲大戚。詎知此類澱渣。不用顯微鏡而能見者。實無甚危險。當溲便既冷。有紅灰色之質。沈降於底。此雖可以證知其人之飲食習慣。有所不合、要不得指爲可驚之腎病。患此者亦無須就診於醫。但當減食簡單之食物。多飲清水。其患自去。明乎此無論溲便中之沈澱物作何顏色。不必自起猜疑。惟當反求諸消化系之是否有當。嗜欲之宜否禁革。以及肝臟之是否有病。力圖補救。庶乎得之。當知血中所含之質。無論其爲腐質毒、爲鹽素。腎臟一與相値。必盡力以排除之。於吾人之溲便中而時或發見未經化學作用之物質者。即此理也。

腎病之徵象有二。其顯見者。爲體膚浮腫。以血中積有毒素。不由溲溺排洩。而散走肌膚間也。其隱藏者。爲尿中含有蛋白質。可用化驗之法證明之。常人腎臟健全。則其功用。不唯能排除血中無用之質素。同時亦能阻止營養料之遺失。迨夫腎病。或腎臟中之毛細管或有敗壞。於是血中資養料。乃隨毒素而俱出。此所謂白賴脫症 Bright's Disease 即日本所稱之尿毒症是也。犯此症者。醫家往往束手無策。雖然尿中經化驗而發現蛋白質者。或偶由他管道混入。而非關腎臟之失職。不能遽指定爲險惡之白賴脫症。惟當反覆考驗。始能確定其究竟也。

近年患腎病者。日見增多。中美有同樣之比例。在患此病者。必在未病時屢屢摧殘其身體。不稍愛惜。遂致一旦決裂也。良以腎臟具有柔耐性。必待有害之質素。貫注血液之中。繼續不絕。如多食。如當不消化時妄食。如縱食異珍美味。致腎不克支。始有潰決之虞。尤可慮者。莫如吸痲醉劑淡巴菰。夫淡巴菰能使血壓力變其常度。不甚高。則甚低。皆有傷於腎。故有多數人已謝絕淡巴菰不食。然更趨而與醇酒爲緣。此非所謂拒虎進狼耶。吾請正告一般不愛身之少年曰。子欲不罹此人生最危險之腎病乎。務自改良其飲食習慣始。

請更申一言以告慰讀是論者曰。吾人不當因背痠脊痛。而重滋惶惑。惟循正當之衛生要理。常懷樂望。務遏制其肉慾。勿乞靈於藥劑。則既病尋愈。何況未病。此又少年所當自決者耳。

慢性氣管枝加答兒及其療法

錫齡述

原因　慢性氣管枝加答兒。乃自急性氣管枝加答兒所轉發。苟急性氣管枝加答兒之原因。歷久不除。或反覆無常時。則變爲慢性氣管枝加答兒也。

慢性氣管枝加答兒之原因。尤以塵埃爲主。當社會進步工業發達之世。塵埃之吸入。勢所難避。蓋勞動者日營生活於塵埃之中。故患氣管枝加答兒者甚多。慢性氣管枝加答兒。乃一種職業病。如業紡織、石鑛、煙草等工人。罹之者尤夥。植物性塵埃。較鑛物性塵埃。易起氣管枝加答兒。鑛物性塵埃因有尖形銳利之緣角。侵入肺實質或淋巴腺內。則肺臟及淋巴腺受其害。而氣管枝則否。反之植物性塵埃。例如麪包工等吸入多量之小麥粉。於氣管枝與黏液混合。形成黏稠之塊狀物。使氣管枝狹窄或全被閉。分泌物因此停滯而發加答兒。又都市較鄉村之塵埃爲多。故都市之居民。易罹氣管枝加答兒。蓋繁華之區。塵埃必多。且都市人民之體質虛弱。抵抗不强。故易罹氣管枝加答兒也。空氣之溼度及溫度之異常。其影響波及於氣道。乾燥寒冷之空氣。作用於氣管枝黏膜。而爲加答兒之誘因。

慢性氣管枝加答兒因他種疾患續發者不少。如肺氣腫常併發慢性氣管枝加答兒。

心臟瓣膜病、心筋炎及血管異常時。小循環起鬱血。遂引起氣管枝加答兒。他若脊柱後側彎慢性肋膜炎、腹水、脂肸病等。與呼吸障礙同時起氣管枝之鬱血而爲續發性加答兒之原因。

當鼻疾患不能營鼻呼吸或鼻腔擴大之際。於氣道之關門因空氣濾過及保溫之不完全。則亦足以發慢性氣管枝加答兒者也。

急性氣管枝加答兒之原因。最多爲感冒而感冒之永不治愈或反覆時。則誘致慢性氣管枝加答兒。感冒之本態。自理學方面觀之。因周圍之劇冷作用於呼吸器及皮膚。此時雖與溫度消失之多寡有關。而寒冷之作用乃其主因也。例如勞動者因勞役而發汗。一時勞役中止。瞬間卽罹感冒者頗多。又肥胖者、飲酒家。稍服勞役。卽發大汗。亦爲罹感冒之機會。

病理解剖　氣管枝壁及黏膜肥厚。黏膜鬱血而腫脹。黏液分泌增加。滲出血淸及膿球。其後肥厚之黏膜。及氣管枝壁萎縮。而擴張成圓柱狀或囊狀。氣管枝之擴張主發於下葉。

症狀　其主要之症狀。爲呼吸障礙、咳嗽、喀痰。

咳嗽有緩和及强劇之二種。早夕較晝間尤爲劇烈。喀痰之量不定。或竟缺如。或僅有少量黏稠之喀痰。或多量之黏液膿性及漿液膿性之喀痰。犯及氣管枝之小枝時。則黏液膿性之喀痰。保有氣管枝之形狀。有時爲螺旋狀。以顯微鏡檢之。則見有膿球、扁平上皮細胞、甦毛上皮細胞、脂肪酸結晶、多數之細菌、少數之尖形八面性結晶（所謂喘息結晶）等。若高度之鬱血性加答兒及咳嗽劇甚時。則喀痰中含有少量之血液。

加答兒擴充於小氣管枝而爲廣汎性時。則因氣管枝腔之狹窄而呼吸困難。然慢性氣管枝加答兒之呼吸困難。則多因肺臟或心臟之異常而起。打診音無變化。每因後下方肺組織之弛緩而呈鼓音。又因少量分泌物之瀦溜。而略呈濁音。於呼吸時因氣管枝通氣不靈。故肺臟下緣之移動減少。於聽診上。則由加答兒之性狀而有乾性及溼性囉音之別。此囉音雖亙全肺。然亦有僅限於肺之下葉者。呼吸音於囉音之間。有正常、銳利及粗糙三種。呼氣延長。空氣頗難侵入肺胞。其下葉則因分泌物瀦溜。故呼吸音消失。

慢性氣管枝加答兒分爲三種。分述於下。

一乾性慢性加答兒　分泌物微量。咳嗽頗甚。有少量黏稠之喀痰喀出。於聽診上聞有笛聲而無囉音。多與肺氣腫合併。發作時起喘息。此乃頑固而延長至數年者也。

二溼性慢性加答兒　於咳嗽時喀出多量之漿液膿性分泌物與多量稀薄之喀痰。一日夜約有五十瓦以上。苟將此喀痰放置之。則分三層。下層爲膿。中層爲漿液黏液。上層爲泡沫。於聽診上有多數之囉音。而於下葉特多。喀出多量喀痰後。囉音卽少。

三漿液性慢性加答兒　卽昔時所謂溼性喘息也。咳嗽時有多量之漿液黏性喀痰喀出。一日夜約有一二立突。咳嗽反覆發作。綿延至半時乃至一小時以上。聽診上有多數之囉音。

經過　綿延甚長。反覆增劇。於秋冬之時。病勢增進。甚至延至數年之久。反覆輕重而轉發肺氣腫及肺結核或心臟肥大等症。

診斷　頗易。惟須注意其爲原發性抑爲續發性。而心臟、腎臟亦必檢查。蓋恐誤斷其爲肺結核也。

豫後　續發性加答兒。須視其原因如何。原發性者。則其原因除去。較可速愈。若經過久長。則必續發肺氣腫、心臟擴大及肺結核等。甚危險也。

療法　慢性氣管枝加答兒之療法。除原因療法外。有理學的療法及藥物療法之兩種。而尤以前者爲主要。茲分述於下。

理學的療法

氣候療法　氣管枝加答兒。與氣候有密切之關係。凡患慢性氣管枝加答兒者。於夏季每能減輕。於冬季則常增劇。於秋冬之交。固易起急性氣管枝加答兒。而慢性氣管枝加答兒亦易增劇。夏季氣候溼潤氣溫驟變之時。亦易誘起加答兒也。故氣溫之劇變。空氣之溼潤。均不宜於慢性氣管枝加答兒。而乾燥則亦不宜者也。

轉地療法　適用於冬季。夫溼冷之氣候不適當者也。反之乾冷之氣候。(高山)則頗適宜。而尤於强壯之青年爲宜。惟結核患者之集合地。則又不可。老人之慢性加答兒。宜擇南方溫煖之處。乾性加答兒宜擇溼溫之氣候。溼性加答兒宜擇乾溫之氣候。苟不能轉地。則宜注意家庭之適當氣候。行家庭氣候療法。卽於冬季保持室溫之平均。(約十六度)乾性加答兒宜發散水蒸汽。溼性加答兒。宜蒸發的列並油是也。於夏期不能轉地之患者。則宜移居於郊外。而以海濱爲尤佳。此更適於虛弱之小兒。氣候療法之原則。以氣溫及溼度爲第一要件。至若風光明媚。富於日光而絕無狂風塵埃之處。則更佳矣。

與轉地療法有同等之功效者。併行溫泉浴及飲鑛泉是也。溫泉之效果。由其種類而異。據經驗上所知。慢性氣管枝加答兒可用鹼性泉及鹼性鹽水泉。有慢性胃加答兒時。尤爲適宜。有便秘習慣之患者。則以含有硫酸鈉之鑛泉爲佳。弛緩性加答兒及痛風患者之加答兒。則貴用硫黃泉。

吸入療法　吸入料有種種。乾性加答兒。用二至三%之食鹽水及鑛水或人工鑛水。(鹽化安母、炭酸鉀、炭酸鈉)溼性加答兒用明礬、單寗酸溶液、(〇、五至一%)的列並油、石灰水等。

空氣療法　慢性氣管枝加答兒。其黏膜腫脹肥厚。有黏稠之分泌物充實其中。因此空氣之流通不良。故宜用人工壓縮空氣而使吸入。及於稀薄空氣中營呼吸也。彼歐洲於溫泉場中、作空氣室者。蓋以此耳。

此外營呼吸體操及水治療法。亦頗有效。至若袪痰之法。宜令患者時時變其位置。如加答兒僅在一側者。則宜橫臥。而以健側在下。咳嗽時起立。使胸部自由運動。則痰易喀出矣。

咯出矣

藥物療法

茲舉其二三處方例於下。

咳嗽劇甚之際。宜用麻醉劑。然若慢性氣管枝加答兒經過已久。則應用時宜細心注意。又連日服用易起胃之障礙。故當改用別法。皮下注射。不可用於神經質之患者。用爲坐藥。則頗便利。

鴉片　〇、〇一至〇、〇三至〇、〇五至〇、一

右爲坐藥一個。每日夕時用一二個。

或以莨菪越幾斯〇、〇二至〇、〇五(一回量)或〇、〇一至〇、〇三之嗎啡代鴉片亦可。分泌阻止劑。除的列並油之吸入療法外。拔爾撒謨劑。亦足止泌祛痰。溶解黏液。祛痰劑則吐根、攝湼瓦根、安母尼亞茴香精等。頗爲有效。

台爾批諾兒　〇、一至〇、二　阿列布油　〇、三

右爲膠囊一個。一日服五至十個。

百露拔爾撒謨　一〇、〇　亞拉毘亞護謨漿　適宜

右爲丸五十粒。一日服五粒。

骨湃波拔爾撒謨 三、〇 亞拉毘亞護謨漿 薄荷水 各七五、〇

右爲乳劑每二小時服一食匙。

百露拔爾撒謨 一、〇 苦扁桃乳劑 一八〇、〇

右每二時服一食匙。

沃度加僧謨 三、〇至五、〇 鹽水安母尼亞 五、〇

甘草越幾斯 一〇、〇 蒸餾水 二〇〇、〇

右一日數回每回服一食匙。

薄荷腦 ユーカリプス油 各二、五

的列並油 杜松子油 松芽油 各五、〇

右混合滴二三點於吸墨紙片以六至八滴用於病室內。

驅蚊塵談

裴德

一蚊之爲害 (甲)蚊爲傳染病之媒介物。瘧疾瘴癘。俱由蚊而發生。故欲除病。必先驅蚊。(乙)煩擾人之安寧。(丙)阻人之發育。減人之精力。故多蚊之地。雖名勝之區。人亦視爲畏途。

二蚊之蕃殖　(甲)卵。蚊分數種。產卵亦有別。卵之結聚如木排。單個形如香蕉。小端向上。大端下垂。卵色始白。終微黑。至出蛆之後乃空。但傳染瘧疾之蚊。其卵各個獨立。不相連續。每卵兩旁有氣泡。內貯空氣。所以能浮水面而得生也。若沈於水底或附在水草之上曝乾。則必致盡失其生活。每清晨時。母蚊飛出產卵。尋死水所在。雖遠至里許。亦必往焉。不但河塘溝井爲然。即圩田蘆洲屋簷蛇洞樹穴污泥馬廐以及破壞器具內。均爲蚊之俱樂部。即均爲蚊產卵之地。最奇者傳染黃熱病之蚊產卵於污泥內。泥乾雖經數月。蚊之卵並不死。及污泥得雨滋潤。卵即復生。此外另有數種蚊卵。可以度冬。(乙)蛆。(即鉤頭蟲)卵既孵化。蛆出蠕蠕而動。其體甚微。爲人目所難見。後長至三分之一寸。游行水內。往來甚速。有複眼二。其所食者爲水中小植物。如無食物可尋。則大者食其小者。如大魚之吞小魚然。蛆於天暖時方生。其所賴以生活者。亦爲水與空氣。是以雖有時沈於水底。然少頃必仍浮水面。呼吸空氣。其呼吸之法。頭垂水內。從尾端有一氣管。浮起呼吸。但傳瘧之蚊。稍有分別。其呼吸亦由尾端之管。惟其頭不下沈耳。豫防之法無他。即用煤油滴於水面。油散開後。蛆即不能呼吸而死。因由蛆變爲蚊。少則五天。多則十天。故吾人豫防之法。亦須五日滴油一次。否則任其滋生。其害將不可勝言矣。(丙)蛹。蛆既成蛹。即伏處其中不食。(丁)蚊。蛆成蛹後兩日。蛹破蚊出。稍停水面。卽展翼飛去。夫蚊之形狀。初視之不過兩翼一嘴而已。若細爲攷察。則見有複眼二。介二眼之中。嘴銳長如象鼻然。內具二管。一吐涎。一吮血。管之上面有刀。下面有鋸。另有鬚二。感覺最靈。可以知人身皮膚之厚薄。頭部有涎腺二。分泌液質。其貯液質之管。與長嘴相通。故蚊吮血時。可注液質於人之血內。傳染瘧疾。令皮膚發紅作痛癢。皆此液質之爲害也。且此液質更有特別作用。可使血之流行甚速。蚊卽乘機速吮人血。血至蚊之喉部時。或入膆或入腸。腸膆之間。有膈膜以隔之。蚊之吮血。大槪每日一次。旣吮之後。則匿於黑暗處休息。使之消化。此雌蚊爲然。雄蚊則不吮人血。

三寄生物(卽寄生於患瘧者血內之微蟲)　他類之蟲。四五變卽成。(如由卵而蛆由蛆而蛹由蛹而成蟲)　惟此瘧疾病之寄生物。須歷十六變方成。在患瘧者之血內數變。及蚊吮患瘧者之血。此寄生物傳於蚊之血內。亦有數變。始能完全

四蚊吮患瘧者之血　母蚊吮患瘧者之血。卽吸其寄生物至腸。七日內變其形態。及至涎腺。再變其形態。十日至十三日。蚊之全體俱爲寄生物所充塞。查蚊身之涎腺

內。寄生物最多。故蚊嚙無病之人時。先吐涎與涎腺內之寄生物於人身。後吮其血。寄生物在人身之狀態。略分爲三。(甲)寄生物傳於强健者之血內卽死。並無傳染之能力。(乙)寄生物入人身後。或入脾。或留於骨髓。久之身體軟弱。寄生物卽滋生於脾內。成爲瘧疾。身體稍壯者。雖受傳染。亦不自知覺。及體弱時始發。(丙)寄生物寄於人身。或九日或十日。布滿人身。卽成瘧疾。其入血後。卽妨害吾人之血輪。患瘧者面恆發白。其明證也。寄生物滋生甚速。每個可變爲兩個及二十四個不等。及入血輪後。輪破卽出。再入他之血輪。循環不已。變化無窮。迨人之全身寄生物稍多。卽發冷發熱。瘧疾之病。不召而自來矣。(或云寄生物附於人身其類有三有每日令人發寒發熱者有間日一次者有三日一次者)

五治法　大概用殺蟲之藥品。金鷄納霜最佳。

六豫防　患瘧者不能逕傳瘧疾於無病者之身也。有蚊爲之介紹。而無病者乃有病矣。以故欲去病。必先去蚊。謂余不信。試取近事證之。法人之開巴拿馬運河也。耗去金錢一二百兆。然於事無濟。非計畫之疏。亦非人工之不足。乃作工之人數。死於蚊者百分之二十五。工人均裹足不敢前也。夫以絕大之工程。隳於最小之動物。可勝浩嘆。自後美名醫格爾喀司。思設法治之。知蚊生於死水。即將死水所在。浚之使通。地之低窪者。以土填之使平。不能填者。則用煤油殺之。此法一行。巴拿馬作工者之死率。驟自百分之二十五而減至百分之一二。故吾人欲抵制蚊害。宜採用格爾喀司之法。池塘深潭。有不能填者。則用煤油滴於水面。水缸亦然。否則以蓋覆之。（塘之有三丈對徑者。用煤油一斤。水缸約用一錢。滴油之次數不以日計。宜視水面有無煤油爲斷）若以填塞池塘將不利於灌溉。則可用滑車吸井水以代之。如塘萬不能填。則可養魚多種於塘內。亦可使食此變蚊之蛆。至於潮溼之地。宜令受日光。透空氣。使之乾燥。以避蚊害。

冬日之蚊。伏於隱僻汚穢處。薰以硫黃。可絕其種類。設使薰之而仍不能盡。春夏之交。仍出而擾人。則吾人萬不能熟視無覩。甘心犧牲此健康之生命也。不得已而思其次。每日可食金鷄納霜少許。以防患於未然。

夫豫防之法。既周且備。苟再能廣爲演說。刊於報章。或加入學堂中之衛生課程內。使人人知此長喙細腰搖脣鼓翅之惡蚊。爲播毒之種子。害人之蟊賊。先事而豫防之。臨時而撲滅之。將見影滅聲銷。不爲人累。則芸芸衆民。同登壽域。不亦善乎。

衛生要件十六條

朱笏雲

一　每朝日出卽起。每晚九時就寢。睡時最晚不得過十時。每晚最少宜睡八小時。

二　起牀後就眠前宜行冷水摩擦各一次。必不得已則僅於起牀後行一次。

按予向患肺病。行冷水摩擦後。肺病久已根治。精力亦遠勝於前。可知行冷水摩擦。最於身體有益。

三　起牀後宜飲開水一二杯。以引起食慾。通利大便。

四　起牀後午餐後就眠前宜洗滌口腔及摩擦齒牙各一次。必不得已則朝晚各一次。凡漱口之水忌過冷過熱。牙刷宜用柔軟者。牙粉宜用不含澱粉者。若患齒痛。則宜延醫診治。

五　每日宜行深呼吸三回。每回可行十分至十五分鐘。惟初行深呼吸時。時間不宜過長。每回行二三分鐘已可。迨習練既熟。然後漸次延長其時間。深呼吸者。宜於空氣潔淨之處。挺身直立。緊閉口腔。先將肺中之氣。由鼻孔盡行呼出。後再將外界之清氣。由鼻孔盡力吸入。每分鐘可行四次至六次。此法能擴張肺臟。撲滅肺中之結核菌。豫防肺病。及治療初二期之肺病。莫善於此。惟喀血時忌行深呼吸。喀血治愈

數週後方可行之予罹肺病後實行深呼吸已四年實行甫及半載而十數年間頑固之盜汗劇甚之咳嗽喀痰心悸亢進等症已全消失

六　起牀後隔一小時方食朝餐朝餐後隔五小時方食午餐午餐後隔五小時方食晚餐晚餐後隔二小時以上方就寢每餐均宜慢食碎嚼忌過飽食至八分爲止

七　食物宜取滋養而易消化者滋養之物穀類中如米大麥小麥等鮮菜中如青菜白菜菠菜芹菜甘薯山藥黃瓜紅芋白蘿蔔紅蘿蔔及各種蔬菜水果中如梨桃杏梅棗瓜橙橘葡萄香蕉蘋果等穀實中如榛栗胡桃杏仁花生松子等水產中如鰻鯉鱸鮒青魚等鳥獸肉中以牛肉爲最佳羊肉次之雞鴨肉又次之豬肉最下火腿與家鄉肉宜擇其佳者食之牛乳雞蛋宜食新鮮者

八　食物之不易消化食之有害胃腸者如粉團糕餅油煎生炒乾魚乾肉等刺戟臟腑食之易生疾病者如酒類濃茶咖啡芥子辣椒花椒香料水煙旱煙香煙雅片等此等物均不可食鹽與糖亦忌多食

九　房事宜有限制切忌過度

按房事過度最傷身體大抵壯年時代每週之交接不得過二次此後當隨年齡之

增加而遞減凡月經來潮時妊娠後半期產褥期中男女患病或有淋病時男女之生殖器患病時身體及精神極倦怠時憂愁忿怒悲泣或有所恐懼之時交接之際女子感有苦痛時妊娠之婦腹內有病的徵候之時及起牀以前食後一時以內均忌交接交接則有大害

十　吃花酒打茶圍觀淫劇閱春冊最易挑動色慾宿娼買妾最易感染黴毒手淫最易短促生命此數者宜嚴禁之

十一　每日宜排便一次患便秘者每日宜於一定之時行圊且多食新鮮蔬果以通利之下劑非不得已時不可輕服

十二　所居之室宜將窗戶開放若緊閉窗戶則清氣不能流入必易生病臥房雖在夜間亦宜留一入空氣之竇切不可將窗戶全行關閉

十三　服裝宜寬緊則妨礙呼吸宜薄厚則皮膚變弱易患感冒宜時加洗濯以養成清潔之習慣

十四　事無論大小切戒憂鬱卽見事壞敗亦不可忿怒憂鬱忿怒能傷害精神崩壞血球摧殘胃力最於身體有損

十五　每日宜體操半時或一時走路數里以活動筋絡流通血脈若終日坐臥不動則身體漸弱易爲病魔所侵

十六　每週宜洗浴二次凡體質過弱忌行冷水摩擦者尤宜多洗浴以增進皮膚排泄之功用凡浴湯不可太熱洗浴忌在空腹及飽食時食後隔一小時方可洗浴

以上十六條均爲衞生中之最要者果能切實行之則却病延年有可操券願吾全國之民廢俗說破習慣毅然决然將此各條一切施諸實行庶數年後吾國孱弱之國民悉變爲强壯之國民彼歐洲各國不復敢以東方病夫目吾也

通信處在蘇州養育巷中瓣蓮巷五十一號朱寓

夏季衛生方法之談話

上海日報載某日醫談夏季衛生方法如下。植物在四五月。發育最速。人則反是。十月最宜。自四五月至七八月間。爲發育程度最鈍之時。凡百疾病。此季最易發生。目下流行病。爲痲疹、喉痧。次則傷寒紅痢。此時爲豫防病疫。首應注意者。第一勿多食多飲。勿食不消化物及腐物。勿爲過度之運動。夜中勿過游蕩。宜使足眠。此俱係緊要事。晴日宜常納新鮮空氣於室中。間或散步閑郊。飽吸清氣。又自此時起。試行冷水摩擦。又健康人行腹部呼吸。俱可使體氣增健。爲防疫計。莫善於此。以上各事勵行後。許多病已可抵防。惟痲疹則是空氣傳染。最須小心。該病多傳小兒。初與受風無異。經一二日。則齒外生斑。眼喉發腫。故易判別。今年痲疹。小兒得之。多轉肺炎。故應早爲留意。又喉痧一項。大人特多。始時咽喉覺痛。小兒則咳嗽如犬吠。此其豫兆。此外則腹瀉症尤多。應留意勿眠中受寒。精神宜淸爽自持。切勿因循怠惰。此要事也。

喉痧之治療及豫防法

美國醫學博士日本細菌學專科士常州福音醫院院長 王完白

近見報載本城東直街唐姓家發現喉症。彼此傳染。相繼而逝。全家四口。一旦盡絕。可慘孰甚。此實因不知治療及豫防之法。有以致之。爰草此篇。以盡忠告。有意衛生者。幸卒讀之。

喉症之種類甚多。最危險者。則爲喉痧。亦曰白喉。西名曰實布的利。此症由一種桿狀細菌傳染而成。叢聚於病者喉內。其發生之毒質。則遍達全身。表狀爲喉內紅痛腐爛。全身苦累。熱度甚高。皮膚出薔薇色紅斑。稍不細察。每誤診爲紅痧、痲疹或喉門核炎等症。自一八八三及一八八四年。有克勒勒非二氏。發見此症之細菌。於是診斷易於確定。而治療豫防等法。亦悉有把握矣。

喉痧之治療　舊醫法對於一般喉病。不過吹藥與服藥而已。若在風火喉症。尚有效力。其因細菌而發之喉痧。則絕然無用。惟近今發明之血清療法。效驗之速。如音斯響。誠喉痧症之福星也。茲將關於血清之理。略述如左。

一製造　先備強壯之馬。種以極輕之喉痧毒。此馬自種此毒以後。而其血液中。即能發生一種抵抗喉痧之質。此質曰敵毒質。其後再加種病毒。而馬血液中之敵毒質。亦因之而逐漸增多。其結果雖更種以極重之喉痧毒。而馬亦不至於死。蓋因其血液中所貯之敵毒質甚富。足以撲殺病菌也。今由馬血液中提煉飽含敵毒質之血清。用注射器以注射於患喉痧者之皮下。使其頓增無數有力之敵毒質。病菌即行死滅。而其所患之疾。自得以治愈。

二應用　注射血淸。絕似調兵禦寇、有百利而無一弊。然一見病狀。當立卽施用。愈早愈佳。若因循遲延。則寇已深入。雖有援軍。勢必不克抵禦。用量則寗多而勿少。否則譬猶兵力不敵。仍必歸於失敗。若一次注射後。病勢所退無幾。仍宜繼續注射。萬勿懷疑而中止也。

喉痧之豫防法　喉痧之傳染既速。一家之中。不幸有人患此。卽須嚴重防範。免致蔓延。試舉簡易可行之法於下。

一病時　病者務須獨居一室。與他人完全隔絕。至於如食具、手巾等物。切不可與人通用。痰沫不可吐於地上。必須吐入貯有消毒藥水之痰盂內。禁絕親友之入室探視。侍病之人。宜加罩外衣。以白色布掩蓋頭面。僅露其目。每次自病室出時。必脫去其外罩之衣。另易他履。後以消毒藥水漱口洗手。否則侍病者縱不自染。亦必爲傳染他人之媒介。

二病後　病者既愈。須沐浴更衣。始可外出。病室則以紙條嚴封門窗之隙。內焚硫磺熏之。(約每千立方尺用硫磺二斤)過一晝夜啓關。再取凡可經水之衣被等物。入鍋煑沸洗淨。木器硬件。則以消毒藥水揩拭一過。四壁白堊。宜重加粉飾。苟能依此實行。可免傳染之虞。

總之喉痧一症。在昔日固視爲至難防治之惡疾。自細菌學家發明敵毒血清以來。而病者之死亡數。已減至極少。卽無病之人欲免傳染。亦可注射少量血清。以防喉痧細菌之侵入。惟望吾國人。勿拘泥古法。舍至寶貴之發明品而不用。致可救治之症而終至不可救治也。

年統計全球罹疫死者有一兆二十萬人之數自二十年盛傳於中國各埠如福建福州廈門廣東開平廣州灣香港汕頭膠州湖南唐山鷄籠東溝新疆牛莊北海平州蒙古等處無處無之雖在二十年時僅有一國發生疫症近則徧染五十一國為傳染病之最劇者也

傳染病之警告曰宣統二年冬百斯篤發現於上海幸防之甚嚴未大流行而哈爾濱奉天等處忽有百斯篤侵入勢甚猖獗吾民每謂古無此症甚有疑為誕妄者按是即清民政部因鼠疫猖獗組織臨時防疫事務局時也（參閱清之醫政防疫則）

二　傷寒（溫病溫疫腸窒扶斯）

吾國自唐以上之醫書謂之傷寒者包括中風、傷寒、溼溫熱病而言為熱病之總稱素問陰陽應象大論曰冬傷於寒春必病溫又熱論篇曰今夫熱病者皆傷寒之類也難經第五十八難曰傷寒有五有中風有傷寒有溼溫有熱病有溫病其所苦各不同傷寒論曰太陽病發熱而渴不惡寒者為溫病是古時已有溫病之說隸於傷寒而未能詳闡其義也清代詳論溫病、溫疫者甚多茲擇要記之

喻嘉言曰溼溫一證即藏疫癘在內一人受之則為溼溫一方受之則為疫癘此即仲

平。所云清濁互中之邪也。又曰。傷寒之邪。自表傳裏。溫熱之邪。自裏達表。疫癘之邪。自陽明中道隨表裏虛實而發不循經絡傳次也

葉天士曰。疫癘穢邪。口鼻吸受。分布三焦。瀰漫神識。既非風寒客邪。亦非停滯裏證。故發散消導。即犯刼津之戒。宜以辛寒清血絡而防閉結芳香解疫毒而驅穢濁使九日外不致昏憒。冀其邪去正復云。

吳鞠通溫病條辨曰。溫病者。有風溫。有溫熱。有溫疫。有溫毒。有暑溫。有溼溫。有秋燥。有冬溫。有溫瘧。

王孟英曰。余纂溫熱經緯一書。詳辨溫熱、暑溼之異於正傷寒。因古人但以寒爲肅殺之氣。而於暑熱甚略也。然嚴寒易禦。酷暑難消。熱地如爐。傷人最速。按徐后山柳崖外編云。乾隆甲子五六月間都城大暑。冰至五百文一觔。熱死者無算。九門出櫬日至千餘。又余師愚疫疹一得云。乾隆戊子丙午壬子癸丑等年。暑疫流行。率用大劑石膏救全不少。紀文達公云。乾隆癸丑京師大疫。以景岳法治者多死。以又可法治者亦不驗。馮星實姬人呼吸將絕。桐城醫士投大劑石膏藥應手而痊。踵其法者活人無算。蓋即師愚也。

自西洋及日本醫學輸入以後。謂傷寒之原因由於窒扶斯桿菌而來。舊譯作肚腸熱症。又名小腸壞熱症。又名泰裴士熱。博醫會譯作癥症。又名腸熱症。日本譯作腸窒扶斯。英合信氏曰。中國稱有毒爲溫疫。丁仲祜先生譯著近世內科全書。就傷寒與腸窒扶斯症候會通而言曰。輕症腸窒扶斯。即太陽病也。若變爲重症。其熱爲稽留狀或往來間歇者。即轉少陽也。病重者。其熱稽留而不往來。即陽明症也。若合併膽液熱腸胃熱者。即少陽病。胸脇苦滿。或太陰病。腹滿是也。遷延神經熱。即少陰病也。劇發神經病即陰陽疑似之症也。

三　霍亂

霍亂。即霍然而亂之謂。吾國每値夏秋之際。無歲無之。在萬病回春。謂之溼霍亂。（虎狼病）在瘟疫論。謂之瓜瓤瘟。在張氏醫通。謂之番痧。在醫林改錯。謂之瘟毒痢。近時謂之霍亂轉筋。弔脚痧。癟螺痧。自西洋醫學輸入。譯作亞細亞霍亂。一名眞霍亂。一名霍亂吐瀉。又名犴腸痧。博醫會譯作癨。又作亞細亞癨。又作癨亂症。自日本醫學輸入。譯作虎列拉。又作亞細亞虎列拉。此病流行於乾隆嘉慶之際。近世則以光緒壬寅爲最盛云。

四 痢疾

吾國素問靈樞難經等書。關於痢疾之學說甚多。靈樞曰。春傷於風。夏生後泄腸澼。素問有腸澼下白淋、腸澼下膿血、腸澼便血等語。難經有大瘕泄者。裏急後重。屢上廁而不能便。大腸泄者。食已窘迫。大便食白。腸鳴初痛。小腸泄者。溲而便膿血。少腹痛之說。曰腸澼曰大瘕泄者。蓋皆痢疾之症也。迨隋唐以下。曰滯下。又或曰便膿血。傷寒論謂之下痢。金匱則與泄瀉(下痢)混淆。故後世稱之曰痢疾。

痢疾之異名甚多。除滯下。腸澼。大瘕泄之外。如范汪方則謂之天行痢。病源候論則謂之休息痢。休息氣痢。休息下。千金方則謂之久痢。病源候論又謂之熱痢。水穀痢。赤白痢。血白痢。血痢。膿血痢。冷痢。魚腦痢。千金方則謂之熱毒痢。仁齋直指則謂之氣痢。赤水。玄珠則謂之疫毒痢。本草綱目則謂之瘴痢。三因方則謂之風痢。秘方集驗則謂之疫痢。禁痢等。或依其原因。或依其證候而命名。

西洋醫學輸入。亦譯作痢疾。博醫會譯作稚痢症。日本醫學輸入。譯作赤痢。此症及類似此症者。西洋太古時已有之。赤痢(Dysenterie)之名。始於歇撲克拉斯氏也。

五 瘧疾

瘧酷虐也玉案曰瘧者殘虐之意字從病從虐說文曰瘧寒熱休作也古名痁又名痎說文曰痁熱瘧也痎二日一發瘧也或曰寒熱病又曰脾寒病俗名發瘧子南名打擺子素問曰先寒後熱者名曰寒瘧蓋此症發隔日者曰間日瘧一名㾬瘧即新醫學所謂隔日熱是也古書有風瘧溫瘧癉瘧寒瘧溼瘧瘧母瘧痢種種之名醫學入門所載老瘧謂頑固經久難治者也病源候論所謂勞瘧即勞復之義謂瘧之再復也西洋醫學輸入譯作瘧熱又作瘴氣博醫會譯作瘴熱症又名瘧症日本醫學輸入譯作麻拉利亞又名間歇熱又名泥沼熱因瘧疾由於麻拉利亞胞子蟲侵入赤血球之中而起此胞子蟲乃由泥沼中之蚊蟲而傳染也

六　天痘水痘附牛痘考

痘者疱瘡也一名虜瘡擊虜所得也或曰聖瘡言其變化無測也或曰天瘡言爲天行疫癘也或曰百歲瘡言自少至老必出一次也或曰豌豆瘡言其形相似也西洋醫學輸入譯作痘熱症博醫會譯作痘症日本醫學輸入譯作痘瘡又作天然痘此病之起源雖未甚明確後漢馬援征武陵蠻士卒皆患瘡此爲濫觴按後漢書不載此事外臺秘要引肘後方曰比歲有病發斑瘡頭面及身須臾周匝狀如火瘡皆帶白漿劇者數

日必死此惡毒之氣也世云以建武中南陽擊虜所得仍呼爲虜瘡後人誤認肘後方中所云之建武以爲東漢之建武也按肘後方爲東晉葛洪所撰葛云比歲有病則瘡之起源於東晉也必矣

水痘舊譯作水痘熱症又有風痘石痘等名張氏醫通曰水痘色淡漿稀故曰水痘

牛痘未行於中國之前吾國防痘之法乃取天痘痂塞鼻或破外皮採痘漿沾接稱之曰苗痘醫宗金鑑言種痘之法大別有四有取痘粒之漿而種之者曰漿苗有服痘兒之衣而種之者曰衣苗有以痘痂屑乾吹入鼻中種之者曰旱苗有以痘痂屑溼納入鼻孔種之者曰水苗四者之中水苗爲上旱苗次之痘衣不應驗痘漿太殘忍古法獨用水苗近世始用旱苗云又云種痘之法起於江右達於京畿究其起源爲宋眞宗時峨眉山有神人出爲丞相王旦之子種痘而愈其法遂傳於世此爲吾國固有之種痘史也乾隆三十五年至四十五年間英人占那氏出乃發明牛痘之法初得之於村婦云染牛痘者不出天花乃徧訪諸畜牛家均同此說於是注意研究此事又越十六年至嘉慶元年有女子因牝牛之乳皆染牛痘於其手占那氏乃假其痘漿種於他嬰兒臂上不數年間種牛痘法遂徧傳歐亞矣嘉慶十年英商多林文攜牛痘種由小呂宋

至澳門南海邱浩川先試種之遂習其術此吾國布種牛痘之始也阮文達贈邱氏詩有云若把此丹傳各省稍將兒壽補人年牛痘之傳各省雖不能盡悉其年月然據邱氏所著引痘略各敍可略知其梗概粤之乳源與湖南宜章相比鄰先是乳源有廖鳳池者得牛痘術以道光七年輸入宜章明年曾望顏以牛痘種於京師十一年正月顏敍功聘痘師種於閩道光甲午江南大痘京江醫者包祥麟乃赴楚購牛痘苗十六年分種於蘇皖各地二十年江西劉子雄由新昌挾其術至省之奉新未幾蜀人陳北崖亦習其術入蜀布種此牛痘偏傳各省之大略也自牛痘術偏傳各地而吾國曩時苗痘之法已漸次歸於天演淘汰矣

七　痧疹（猩紅熱麻疹風疹）

吾國舊醫學書籍。痧疹多併論葉天士曰。吳音爲痧浙音爲瘖北音爲疹爲丹可見痧疹學說每相混淆不易剖析自西洋及日本醫學輸入。分爲猩紅熱、麻疹、風疹猩紅熱即痧夾疹之類也麻疹即疹夾麻之類也風疹即疹之輕性者風疹姑不論茲就猩紅熱及麻疹述之

猩紅熱一名疫毒痧又名痧子又名丹痧又名細小痧古時又有隱疹赤疹丹疹風疹

風瘖等名舊譯作疹子熱症又作花紅熱症博醫會譯作紅熱症又作痳症譯作猩紅熱者日本名稱也

痲疹之名自古有之保赤全書云古謂痲卽疹也疹出如痲成朵傷寒論謂之癮疹金匱謂之陽毒證治準繩曰。北人謂之糠瘖南人謂之麩瘖吳人謂之痧越人謂之瘄張氏醫通曰。痲卽疹也疹、軫也出軫軫然生如芥子痲又曰痲疹手足太陰陽明二經蘊熱所發是亦時氣傳染之類也又有痲子赤疹赤斑瘖正疹子膚疹騷疹等名西洋醫學輸入。譯作疱狀血斑狀湊合痲疹又作痲子熱症博醫會譯作疹熱症又名疹症又名痲熱症茲將清代關於痧疹併論之學說。擇要記錄於左。以供參考焉

王晉三曰。痧瘮初發。以肺經藥主之。風溫雖分逐年歲氣雜至要皆輕清之邪。或從口鼻。或從三焦。四時皆有。惟春爲甚。

葉天士曰。方書謂足陽明胃疹。如雲密布。或大顆如痘。但無根盤。手太陰肺疹。但有點粒無片片者是也。又曰。幼科方書歌括有言。赤疹遇清涼而消白疹（王孟英云白疹卽白瘖）得溫煖而解

余師愚曰。乾隆戊子年吾邑疫疹流行先惡寒後發熱頭疼腰疼腹疼嘔瀉兼作大小

同病萬人一轍。有作三陽治者。有作兩感治者。有作霍亂治者。迨至兩日。惡候蜂起。危證難以枚舉。如此死者。不可勝計。良由醫者固執古方之所致也。又曰。疹色淡紅而活榮而能潤。是爲佳境。深紅較重於淡紅。血熱也。色豔如臙脂。較深紅而更惡。血熱極也。色紫赤如鷄冠花而更豔。較豔紅而火轉盛。不急服清涼解毒。必致變黑云云。

吳鞠通曰。太陰溫病不可發汗。發汗而汗不出者。必發斑疹。

八　發疹窒扶斯

發疹窒扶斯。日本譯名也。又名飢饉熱。又有戰時窒扶斯。飢饉窒扶斯等名。舊譯作瘟疫發斑。博醫會譯作瘟熱症。又名瘟症。外臺秘要之斑爛隱疹。金匱方論之陽毒。瘟疫論之瘟疫。似即此病。邵新甫言。斑者。有觸目之色。而無礙手之質。即稠如錦紋。稀如蚊跡之象也。或布於胸腹。或見於四肢。總以鮮紅起發者爲輕。色紫成片者爲重。色黑者爲凶。色黑而潤者可治。色青者爲不治。邵氏之所言者。殆即發疹窒扶斯之一類歟。

九　白喉（爛喉痧）

白喉。即古之所謂鎖喉風。馬脾風之類。舊譯作時疫白喉。博醫會譯作痄症。又名假皮症。日本譯作實扶的里。蓋此爲各國所通用名也。此症常與痧疹併發。故名爛喉痧。又名爛喉丹痧吳鞠通論溫毒喉痛則曰溫毒者穢濁也咽喉爲害溫毒上攻所致李紳修謂爛喉痧古無是證今則有之太陰陽明風溼熱毒上攻咽喉則腐爛唐迎川吳醫彙講謂近來爛喉丹痧一症患者甚多而死者亦復不少爛喉丹痧輯要謂雍正癸丑年間以來有爛喉丹痧一症發於冬春之際不分老幼徧相傳染王步三論爛喉丹痧謂此症方書未載雖金匱有陽毒之文叔和著溫毒之說究未能詳闡其義痧喉之發疫氣偏行一門傳染相繼云亡顧玉峯著痧喉經驗闡解謂近來蘇杭痧喉一證日甚一日且多殞命王孟英治段婦痧喉喉腫白腐齦舌皆糜骨瘦如柴肌熱如烙瓢痰阻於咽喉不能咯吐又治吳兒發熱咽痛有誤投升透藥者赤斑似錦喉爛如焚半月之間闔家傳染斯可覘白喉一症始於清代而傳染慘劇也

十　脚氣

脚氣自隋唐時區別爲二種其有腫者爲溼脚氣無腫者爲乾脚氣玄珠曰古無脚氣之說內經名厥宋齊後始名脚氣千金方曰脚氣者黃帝之緩風溼痺也又曰頑弱名緩風疼痛名溼痺醫學綱目曰脚氣頑痲腫痛爲痺厥足痿軟不收爲痿厥脚氣衝心爲厥逆自西洋醫學輸入譯作風毒博醫會譯作癉日本亦名脚氣又名倍里倍里亦

傳染病之一種丁仲祜先生脚氣病之原因及治法後序有言曰。脚氣者因食物而起之一種特別中毒也吾國之廣東上海與日本流行最盛其症狀大抵先現於脚部故名脚氣其原因諸說紛紛今日尚未確定云

第二　呼吸器病

一　感冒

感冒或曰傷風或曰冒風皆同病異名也孟子有寒疾不可以風亦即感冒醫通曰。傷風則人迎浮大。咳嗽自汗。鼻流清涕。痰必從口中嗽出。發散則愈。入門曰。冒風者。惡風多屬肺。肺主皮毛。通膀胱。最易感冒。即咳嗽、惡風、鼻塞、聲重、噴嚏是也。西洋醫學輸入。博醫會譯作急齉鼻急泗炎鼻疚泗炎等名日本醫學輸入因感冒必先鼻塞流涕遂譯名爲鼻加答兒

二　咳嗽

咳嗽一名呷嗽病源曰。呷嗽者咳嗽也、呷玉篇吸呷也即引息也丹臺玉案曰。有聲無痰謂之咳有痰無聲謂之嗽有聲有痰名曰咳嗽西洋醫學輸入譯作氣管炎一作肺氣管內皮發炎博醫會譯作氣脂炎分急炎疚炎臭炎多種日本醫學輸入。譯作氣管

枝加答兒蓋皆因咳嗽雖原因有種種要不外氣管受刺戟也

三　喘息

喘息之名始於靈素古今通名也周禮金匱謂之上氣又有喘急哨氣病喘喘促痰喘喘呴哮等名西洋醫學輸入譯作氣喘又名微絲氣脂閉縮而喘博醫會譯作痚症又名氣脂哮症日本醫學輸入譯作氣管枝喘息

四　肺癆

肺癆之症傳染最劇古有勞瘵虛勞傳屍勞等名素問曰此名寒熱病勞此爲吾國肺癆病之濫觴虛勞之名始於金匱然其義與今之肺癆不同謂腎虛也又有痰勞風勞蓐勞等名蓋皆據其誘因而定名也此外有傳疰勞疰傳尸勞等名蓋以兄弟姊妹血族皆罹此病而名者也更有因症狀而定名者如因勞而發熱者曰勞熱入暮而發熱甚者曰骨蒸因勞而咳者曰勞咳名稱雖多而從未有能述及眞正之原因者自日本醫學輸入始知肺癆病由一種結核桿菌而起此種細菌都存於患肺病之喀痰中若入於尋常人之肺內病即應之而起故肺病爲傳染病一名肺結核博醫會譯作肺瘵症近世肺癆病甚多自丁仲祜先生倡天然療法之說而叢時之學說爲之一變

五　肋膜炎

肋膜炎即昔之脇痛也。脇痛之病。由於內經以下諸書謂暴怒傷觸。悲哀氣結。飲食過度。冷熱失調。顛仆傷形。皆爲其原因。又有痰積流注。與血相搏致痛之說。淸沈金鰲著沈氏尊生。採諸家所說。參互折衷。論胸脇肋痛。其原因大別有五。一曰氣鬱。由大怒氣逆。或謀慮不決。皆令肝火動甚。以致胸脇肋痛。一曰死血。由惡血停留於肝。居於脇下。以致胸脇肋痛。按之則痛益甚。一曰痰飲。由痰飲留注於厥陰之經。以致胸脇肋痛。痛則咳嗽氣息。一曰食積。由食停脇下。有一條扛起。以致胸脇肋痛。一曰風寒。由外感風寒之邪。留着脇下。以致胸脇肋痛。此五者皆足致痛。而惟怒氣瘀血居多也。至胸脇肋地分。本近一處。故其爲病。亦不必細分何部。僅以脇痛概之云。按脇痛即指單純性肋膜炎。其痰結痛。或即指肺炎之一類也。舊譯肋膜炎作肺胞膜炎。又名肺衣炎。博醫會譯作胸統膜炎。

六　胸水

痰病中自古有飲證之名。脈經曰。夫飲有四。何謂也。師曰。有淡飲。一云留飲。有懸飲。有溢飲。有支飲。問曰。四飲何以爲異。師曰。其人素盛今瘦。水走腸間。瀝瀝有聲。謂之淡飲飲後水留在脇下。咳唾引痛。謂之懸飲。飲水流行。歸於四肢。當汗出而不汗出。身體疼重。謂之溢飲。咳逆倚息。短氣不得臥。其形如腫。謂之支飲。金匱方論曰。久咳其脈虛者。必苦冒。其人本有支飲在胸中故也。考飲證之停留水氣其支飲及懸飲蓋卽指胸水而言也。

第三 消化器病

一 食道狹窄

內經有膈(又作鬲亦作隔)症。病源候論有噎症。其噎云者。飲食窒塞於咽喉之謂也。其膈云者。飲食窒塞於胸內之謂也。隋唐時有五噎五膈之區別。後世之醫書多混稱噎膈爲同一之症。按其症候卽食道狹窄。多發於五十歲以上之老人其最多之原因爲食道癌腫。

二 食道痙攣

萬病回春謂梅核氣。吐不出。嚥不下。按卽食道痙攣也。

三 傷食

飲食不攝。能致腸胃之障礙。上古已知之矣。靈樞云。飲食自倍。腸胃乃傷。病源候論謂

宿食不消致食傷飽諸症按後世諸書其傷食一門即博醫會譯作胃急炎舊譯作胃新炎日本譯作胃加答兒症也

四 留飲淡飲

留飲之名始於金匱隋唐之醫書皆揭載之後世又有停飲水飲等稱其症槪慢性胃加答兒也留飲之一種云淡飲者病源候論謂淡飲者由氣脈閉塞津液不通水飲氣停在胸府結而成淡又其人素盛今瘦水走腸間漉漉有聲謂之淡飲其爲病也胸脇脹滿水穀不消結在腹內兩肋水入腸胃動作有聲身體重多唾短氣好眠胸背痛甚則上氣咳逆倚息短氣不得臥其形如腫云依所見症候乃因慢性胃加答兒而成胃擴張也

五 鼓脹及腹水

鼓脹之名出於素問一稱氣脹千金方揭稱蟲脹唐以後名稱複雜要皆以脹滿爲總稱也凡腹滿皆云鼓脹脹滿之狀形大如鼓故鼓脹與脹滿同爲一症其內有水脹與氣脹之別靈樞水脹篇之症似即腹水之症也

六 胃擴張

金匱曰。脾傷則不磨。暮食朝吐。宿穀不化。名曰胃反。千金方名反胃。依胃反之證候考之。卽新說之胃擴張症也。

七　泄瀉

素問云泄。後世或云洩。宋以後謂之泄瀉。俗稱水瀉。卽新說之所謂腸炎。腸加答兒是也。

八　腹膜炎

素問云衝疝。骨空論曰。此生病。從小腹上衝心。而痛。不得前後。爲衝疝。又曰。卒心痛暴脹。似卽指腹膜炎而言也。

關格之名。見病源候論。肘後方云。風寒冷氣入腹。忽痛堅急如吹狀。大小便不通。或小腹有氣結。如升大腹起。名爲關格病。是乃記卒暴之病。以大小便不通爲主徵也。沈金鰲云。關格卽內經三焦約病也。約者不行之謂。謂三焦之氣不得通行也。惟三焦之氣不行。故上而吐逆。曰格。下而不得大小便。曰關。是乃記吐逆與大小便不通爲主要徵候。依關格之病症考之。是卽因腸管閉塞而起之腹膜炎也。

第四　心臟病　心臟瓣膜病胸絞症

蕉陰居筆記

林仙畊

中醫書不列細菌之說。實卽昔人之所謂風也。風字從蟲。卽風動而蟲生之義。蓋風者空氣也。空氣中之塵埃爲病原的黴菌。一切微生物。正藉塵土以寄生。一經空氣動搖着於人而爲病。六氣中以風爲首。傷風有傷風菌。破傷風有破傷風菌。風氣之中。皆有菌類。受風而病者。乃風中之菌爲患也。餘如癩風、痲風、風溼、風癬、風勞。凡治風之藥。每寓有殺蟲之品。內症如風熱、風溼、風寒、風火。均有病毒。此毒字卽菌毒之謂。故西之所謂菌。卽中之所謂風也。然中醫於風字之義。類皆混稱。腦出血者稱爲中風。關節痛者稱爲痛風。癲狂稱爲心風。癇症稱爲羊頭風。瘈瘲痙搐者。不稱爲驚風。卽稱爲肝風。而皮膚病。又有赤白癜風、鶴膝風等之名稱。甚爲複雜。不知中風、痛風、心風、羊頭風、驚風、肝風。皆非外受之風。中醫稱爲內風者是也。以今考之。內風卽腦神經之病。

醫書中有以氣字立病名者。如肝氣、胃氣、心氣、小腸氣。以氣爲病。正如西醫所云臟腑中不能有氣。有氣卽以病論。然古書論臟腑。曰某臟多氣多血。某腑多氣少血。又似臟腑中不能無氣。然臟腑界內産生之物。有痰氣、痞氣、水氣、濁氣、溼氣。此等氣字。斷不能成立病名。亟當訂正。

蕉蔭居筆記　二

疝氣一症。中醫用辛溫香燥之藥。畧能見效。遂疑小腸受寒溼所致。豈知辛香之劑。取其能興奮小腸之蠕動機。故脹痛處稍爲輕減耳。至疝氣之情形。係小腸墜膜而出。因大力咳嗽。大便用力。重物提傷。所以小腸離本位。而從腹軟處偪出。或被腹筋帶勒住。壓迫神徑。故疝痛。但疝症古有七疝。獨不見於女科。考之西醫。有臍疝、胅疝、腿疝三種。臍疝由臍凸出。余曾見之。胅疝分斜直二種。直胅疝直衝腹圍而出。此症甚少。斜胅疝、與卵子、筋同路。腎囊腫痛。此疝男子患者最多。中醫祇見此一症。而遂謂女無疝症也。誰知腿疝。係小腸衝出至大腿脈。在大腿彎迴內面。乃婦女最多之症。發時少腹兩旁必痛。月經困難。景氏醫書。謂女人陰疝。小腹兩旁頂出脹痛。用逍遙散加沈木茴香楂核。即此症也。其他㿗疝症陰戶突出。當又是一症。可見疝症女亦有之。

心痛有九種。曰飲、曰食、曰熱、曰冷、曰氣、曰血、曰悸、曰蟲、曰疰。試問飲食蟲。全與胃腸之病。與心何干。近時發明心痛之症。有心房炎、心囊炎、心筋炎、心臟痙攣諸名稱。學理學說。遠非冷熱氣血之空談。

腹痛一症。舊說謂臍上屬脾。當臍屬腎。少腹屬肝。此主經絡而言。若論內容部位。臍上。乃大小腸當臍。尤小腸之專部。少腹內。則小腸膀胱子宮也。質之醫學家。以何說爲是。

商標 **所羅挨** 標　'SOLOID'商標 TRADE MARK

商標 **內淨** 標　'NIZIN'商標 TRADE MARK

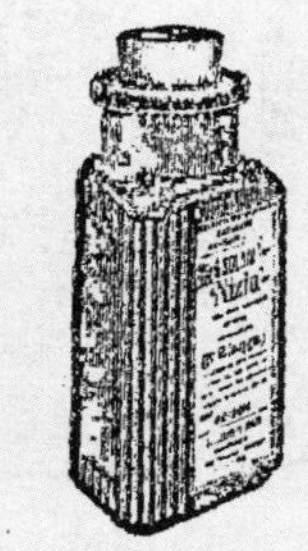

所羅挨內淨瓶樣

所羅挨內淨西名鉦化硫安尼林酸醫藥界業已證明其滅穢效力較勝他種鉦鹽類。有激發性水易溶化。如按分劑作藥消水。施於洒膜上。無刺戟發毒諸弊。據醫者之經驗。謂治急性白濁症有良效。射尿脂與陰道。用二釐至六釐。0.13 Gm至0.389 Gm化水一量兩。實有良效。不致痛癢。亦不發炎。用此所羅挨內淨。既極簡便。又可縮短療治期。又按此分劑之藥消水。洗頑瘍（久不收口之頑瘡）為最妙之消毒激發藥。各種皮膚頑症。洗之亦效。治睟白濁炎、睟炎積血及他眼痛。皆有靈驗。其良方如左。所羅挨內淨二釐。所羅挨硼强酸六釐。水一量兩溶化。用眼盃洗之。每日四五次。為最廉最美之眼藥水。

本行著有大寶來醫藥淺說一書。為醫界最有用之本。如蒙函索。當即郵奉。惟須詳示姓名地址。並提明因閱中西醫學報而知云云為要。

英京　上海　寶威大藥行

中華民國四年八月出版

中西醫學報

第六年　第一期

本期之目錄

本報全年十二冊本埠洋八角四分中國境內洋九角六分日本臺灣洋一元零八分香港南洋各島洋一元三角二分零售每冊洋一角上海英大馬路泥城橋西首龍飛馬車行西間壁三十九號丁福保醫寓發行

日商 **仁壽堂大藥房廣告**

◉醫療用各種藥品◉醫療用各種器械◉工業用各種藥品◉棉花繃帶材料◉閨閣用各種化裝品◉代售各種靈藥

敬啓者本大藥房專向日本著名各大廠販運上等原封藥品並寄售仁丹　日月水　中將湯　胃活　靈效丸等著名靈藥茲值交易伊始**特廉價發售以廣招徠**賜顧者請認明牌號庶不致誤此佈

上海虹口吳淞路口字第一五〇號 **仁壽堂大藥房謹啟**

電話第四〇五七番

浙江廣濟醫報

民國三年十月出版學說新頴議論精奇掃盡浮辭獨標眞諦灌輸醫學上之新知識爲醫界放一異彩發行處在杭州大方伯廣濟醫院上海英界派克路十三號廣濟同學會事務所欲購閱此報者卽向上開列之地點定購可也

全漢三國晉南北朝詩預約券

無錫丁福保編○共十一編曰全漢詩曰全三國詩曰全晉詩曰全宋詩曰全齊詩曰全梁詩曰全陳詩曰全北魏詩曰全北齊詩曰全北周詩曰全隋詩○其搜輯之詳密精核讀緒言卽知○全書用中國上等連史紙印成四開大本其大小長短均如緒言每部定價八元預約四元明年三月出書○總發行所上海靜安寺路三十九號醫學書局○外省買書者書欵從郵局匯寄欲索樣本者請函內附郵票三分當卽寄上

八代詩菁華錄箋注

無錫丁福保編○內有漢詩一卷魏詩一卷晉詩一卷南北朝詩一卷選擇頗愼博而不蕪簡而不陋其評語及箋註又極詳盡歷歷若辨淄澠而析毫末爲漢魏六朝詩各選本中最易明白之善本也每部定價八角○總發行所上海靜安寺路三十九號醫學書局

歷代詩話出書

全書共二十八種皆爲完全之足本與明人刻書將全書割裂者有霄壤之別此書自乾嘉以來並無別本流傳絕少福保特將家藏初印本付諸石印其版式字體一概照舊並不縮小共訂十六册用上等連史紙印刷每部定價六元實價三元郵費三角

外科總論預約劵

是書爲日本醫學士下平用彩原著。江陰徐雲、無錫萬鈞合譯。計四十三萬餘言。內附最工緻之圖四百二十八。是書內容豐富。理論新穎。爲吾國數千年來獨一無二之巨著。共五編。第一編外傷及炎症總論。分五章。第一章外傷論。第二章炎症論。第三章創傷傳染病論。第四章動物毒傳染論。第五章慢性傳染病論。第二編各器官之外傷及諸病總論。分十三章。第一章皮膚及皮下蜂窩織之外傷及諸病。第二章黏膜之外傷及諸病。第三章血管之外傷及諸病。第四章淋巴管及淋巴腺之外傷及諸病。第五章神經之外傷及諸病。第六章筋膜及筋之外傷及諸病。第七章腱及腱鞘之外傷及諸病。第八章黏液囊之外傷及諸病。第九章骨之外傷及諸病。第十章關節之外傷及諸病。第十一章體腔及其他諸臟器之外傷及諸病。第十二章銃傷。第十三章壞疽。第三編腫瘍論。分二章。第一章腫瘍總論。第二章腫瘍各論。第四編外科手術及療法總論。分十五章。第一章外科手術及其準備。第二章麻醉法。第三章手術中血液儉節法與愛斯氏人工驅血法。第四章防腐的手術之施行、手術中不快之偶發症及手術之後療法。第五章諸組織分割法。第六章止血法。第七章創液排導法即排膿法。第八章諸組織接合法。第九章皮膚之手術。第十章血管之手術。第十一章神經之手術。第十二章筋及腱之手術。第十三章骨之手術。第十四章關節之手術。第十五章切斷術及關節離斷術。第五編綳帶術論。分六章。第一章創傷綳帶概論。第二章其他之創傷綳帶、創傷療法。第三章卷軸帶及布帕綳帶。第四章患者安置法與安置裝置。第五章不動固定綳帶及伸展綳帶。第六章義裝法。末附按摩法。吾國譯述之各外科書。從未有是書之詳備者。分裝三巨冊。

定價大洋五元。外加郵費。

總發行所上海英大馬路泥城橋西首龍飛西間壁三十九號醫學書局書款可從郵匯寄

感謝捐款

羅君子昌重慶名醫也提倡醫學不遺餘力本會屢受其益茲又捐助本會經費特此鳴謝以誌高誼

中西醫學研究會啓

屋佛沐丁爲最新最效之滋養品

按屋佛沐丁 OVOMALTINE 係瑞士國新出之一種滋養品。用麥精、牛乳、雞蛋三種物所製成。有養身補腦之要素。服之能增加永久的精力。增益身體健爽之神彩。如積勞孱弱之人。服之尤易獲益。非他種滋養品可比。鄙人用此品已歷試多人。均能得美滿之效果。敢以一言介紹。凡海內諸君欲購買此屋佛沐丁之滋養品者。可直向上海英界靜安寺路派克路口三十九號敝醫寓內購買可也。丁福保附識

原素 屋佛沐丁係用麥精、牛乳、雞蛋等物之滋養素併合而成。具有呵咕香味。形色爲純潔易化之粒體。與一般麥精食物不同。因其絕無小粉纓絲與糠末等質也。據衛生學理考察食物。凡增益體力補養精神之飲食品。必須含有三質（朊精脂油炭輕酸）凡食物之祇具其一或含其二者。要不能稱爲滿足養身之品。屋佛沐丁包含充分之養身原素。皆在宜於消化滋養之地位。且蛋黃內含有一養身燐質（立雪芹）即爲養腦補神所不能缺。增加紅血球所不可無之原素也。惜此原素之滋養力。往往爲普通燒煮之法所毀滅。又麥精與牛乳之滋養力。亦爲沸滾熱力所減少。故製造屋佛沐丁者。用特別秘法。不使高度熱力。消滅各料養身原素之滋養力也。

服用方法 加一或二茶匙屋佛沐丁於一盃熱牛乳或開水中而調和之。即能立時融化。不留精液。切勿先加屋佛沐丁於盃而後加熱牛乳或開水。因如此豫備。恐融化不如前法之易。食時可隨意加糖少許。惟斷不可煨煮。蓋沸滾熱力。必減少其滋養力也。

滋味 屋佛沐丁具有一極甘美之呵咕香味。與麥精的香味。與一般飲品不同。且其滋味能使恆久食之而不

生厭惡心。若較上列分量。多加屋佛沐丁。則其味更近於麥精。若減輕，則呵咕之味較强。故可按個人所好。而配求一適口的飲食品也。

補藥品 屋佛沐丁具有極大的補益效力。蓋其極易消化。而卽能化爲養身補腦之原素。世有以各種酒精支撑衰弱之體力者。不久卽退。若久飲之。則反受其害。不如屋佛沐丁之能增加永久的精力。增益身體健爽之神彩。而於積勞孱弱者服之。尤易得美滿之效力。

養身品 準以測量食物養身力之表計算。凡一盃屋佛沐丁。除去牛乳或糖料。幾及五倍呵咕的養身力。且較爲適口而易化。又二茶匙的屋佛沐丁與一茶盃牛乳之養身力。足及二大湯匙的麥精或魚肝油入酒盃的肉或麥精酒或三十盃的牛肉汁。

調養品 凡乳母或覺飲食無味者。皆當服用屋佛沐丁。因其容易消化。而復具極大之滋養力。

孩童飲品 凡孩童生長神速。而胃力不足。且不可飲茶或咖啡者。屋佛沐丁可爲一種完美的飲料。蓋其滋味甘美適口。孩童莫不喜飲之。

勞力者 凡於多用腦力與經營大商業者。活潑之腦力。與辦事的耐苦力。皆爲不可缺之物。而此二物俱本乎體健。而完美之飲食。又爲該二物之本源。屋佛沐丁爲養身强體、防禦疾病、增益體力、鞏固神經之聖品。若以之作每日早餐。或隨時進食之飲料。其功效之偉大。決非他種滋養品所可同日語也。

睡前晚餐。人多患夜不成寐之病。不知此病乃因腦部受胃中餘料消化汁之感觸。以致不能熟眠。如在未之睡前。飲屋佛沐丁少許。則此感觸可立止。而得安眠熟睡矣。

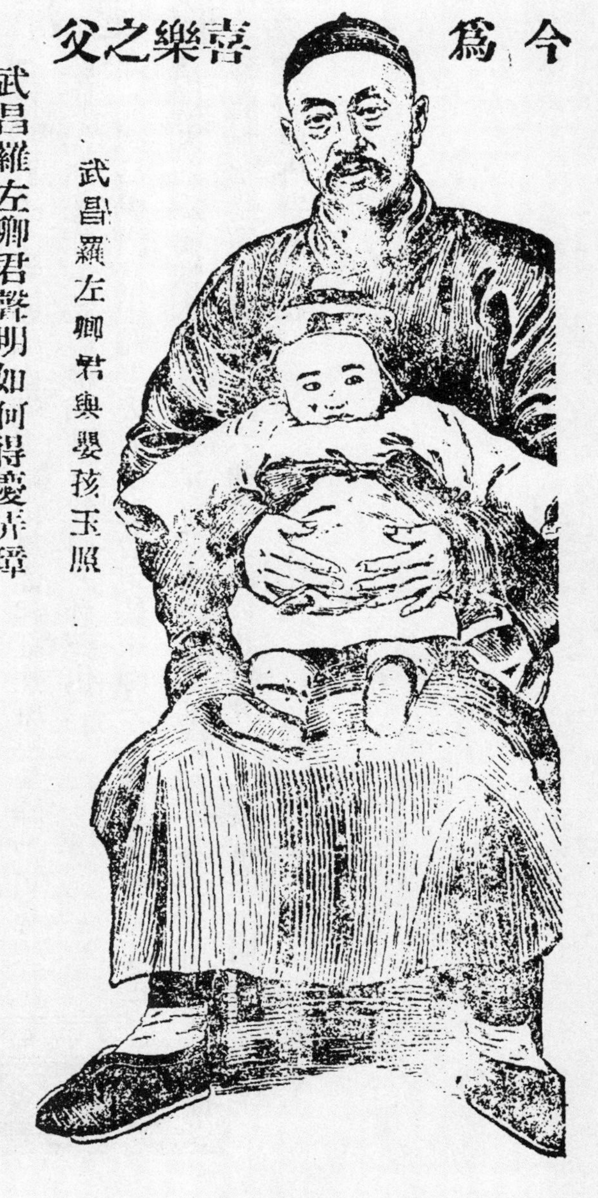

令爲喜樂之父
武昌羅左卿君與嬰孩玉照

武昌羅左卿君聲明如何得慶弄璋

韋廉士醫生藥局收到無數感恩謝函由天下各處軟弱乏嗣房事無能精力衰殘者皆聲稱彼等由天下馳名補血健腦之聖品韋廉士大醫生紅色補丸而得精力復原因韋廉士大醫生紅色補丸能速生有力之新血散佈週身俾得精神爽健重享康樂也

湖北武昌黃鶴樓公產管理員羅左卿先生現年四十八歲來函云僕少時身體素來薄弱及至中年失於調養兼公務奔波遂至步履維艱服中外各藥亦未見效幸蒙友人指點勸服韋廉士大醫生紅色補丸當即購服半打服後不惟身體強健且內人於冬月幸得一子足見大醫生醫術大明練此恩此德舉家佩戴合肅蕪函鳴謝藉佐保證且以敬告世之欲廣嗣者速服韋廉士大醫生紅色補丸

韋廉士大醫生紅色補丸之功效不論男女均屬相同凡經售西藥者均有出售或直向上海四川路九十六號韋廉士大醫生藥局函購每一瓶英洋一元五角每六瓶英洋八元郵力在內

彼何以服用韋廉士紅色清導丸

名醫丁福保云

丁福保醫生滬上名醫中之一係中西醫學報總編輯也其來書云紅色清導丸功效甚好因清導丸余曾親自服用性極和平爲潤導之妙品使大便通利暢適不傷腸胃較之別種尤爲穩妥故余臨症時常竭力推薦也

暑天清涼爽健之妙品

大便首貴逐日通暢有序韋廉士紅色清導丸正是及時之良藥專治大便閉結肝火上升頭痛虛潮暑熱傷風面起紅瘰斑點等症並可免去痢疾腹瀉諸患能滅體溫清補開胃健脾之妙藥也

湖北武昌楊讚緒中將老太太年已七旬其來函云余服用韋廉士紅色清導丸甚爲暢快因此丸乃是清潔腸胃之聖藥服之無不奏效如神如

尊處無從購買請寄郵票洋六角至上海四川路九十六號韋廉士醫生藥局原班寄奉一瓶

韋廉士紅色清導丸

TRADE MARK

PINKETTES

REGISTERED

大謬之衛生

丁福保仲祜

近時衛生之思想日益發達普通之人幾無不知當注意衛生者誠可喜之事也然自余觀之今之所謂衛生法者惟可稱爲消極的衛生循此以往本極健全之身體反將日趨於衰弱必致因衛生而生不衛生之結果此亦極可憂者也

衛生云者乃保持身體健康之謂也而所謂眞健康者必對於外界種種害因有强固之抵抗力不擇物而食不擇地而眠不擇時而動作身體上毫不起病的變化者方足以當之今世不解衛生之目的誤會健康之意義者所在皆是於食物則推敲其質性於睡眠則必有定處於動作則必有定時非牛乳及肉類則謂其不適於滋養非輭褥高枕則謂其有妨於睡眠非定時而動作則謂其有害於身體此等衛生之智識津津然唱道之實行之以爲衛生保康之道不是過矣而其結果反致健康日退化體力日墮落成爲一種之衛生病者適與半病人相等試觀世之日日講衛生之人而身體健强者殊少面黄肌瘦者反多非其明證乎

夫吾人之身體實對於外界情事及境遇有自然調節適應之妙機者也例如身體勞動不可不催進血液循環之際則心臟即亢盛其運動整理循環以應之又飲水多量

全身血液之水分過多則不用之水分卽由腎臟而排出之嚴寒之候皮膚之血管自然收縮以豫防體溫之放散一方則食欲亢盛身體之酸化燃燒機能增進而務使體溫之增高若在酷暑之際則皮膚之血管自然擴張又頻頻發汗以放散體溫食欲亦大爲減退以減體溫之發生吾人之身體皆有如此調節適應於外界情事之妙能故能常保持健康之狀態則吾人於此自然妙能之調節作用自當十分維持之而勿使減退總須使其於外界情事大有變動之際亦能適應調節之方爲確合衛生之眞意故當常以冷水摩擦身體又勉行冷水浴以增强皮膚對於寒冷之調節機能如是則雖遇氣候之劇變亦不致易罹感冒彼平時慣於溫暖之人偶犯寒氣卽罹感冒者畢竟以其對於寒冷之調節作用怠於練習故也總之不論何事平素之練習最爲必要吾人欲應於外圍情事之變動以維持健康狀態必不可不常練習自然之調節機能以爲抵抗病源侵犯之準備此眞衛生之要道也

然吾觀世人所行之衛生法則毫不注意於此試舉一二例言之彼所謂衛生家者米飯務取其精好而柔軟者稍稍硬固則謂其有害於胃而不敢下箸如何之食物宜於消化如何之食物礙於消化選擇甚嚴惟取最易消化之物品而食之彼蓋謂如是最

合於胃腸之衛生也然自我觀之此等衛生家實全不知衛生之爲何其平時全不練習胃腑之作用故稍啖硬飯卽起消化障礙而罹胃病彼若平時能於硬飯及稍稍不消化之物無不攝取則自能增强胃腸之調節機能雖遇害因亦不難適應而抵抗之矣余輩有見於此故於稍稍不消化物亦勉行攝取藉以增强胃腸之作用若徒小心翼翼專攝取易於消化之柔軟食物則胃將習慣之而作用日益衰弱今不明此理之衛生家所在皆是無惑乎患胃病者有增無減也

今世衛生家有恆言曰鷄卵宜食半熟者生者消化難不宜食牛乳當爲日食之品松茸及烏賊魚等消化極難愼勿食之然此等之說惟可向於病者言之非對於健康人之言也如生卵及其他稍稍不消化者平時皆當攝取以練習胃腸之機能如此方合於眞衛生之道始可稱爲積極的衛生也

今又有一種醉心洋食之衛生家者以本國食品滋養鮮少而主張攝取洋食咀嚼臭味觸鼻之牛油津津有味此等衛生家眞所謂知其一不知其二者也西洋各國氣候多寒故宜多食富於脂肪之肉類我國除北方極寒冷之地外固無多食肉類之必要況吾人之飲食宜攝取與胃腸相習之品非然者雖富於蛋白質及脂肪之肉食亦必

不能十分消化而呼吸之其平時慣食及其人所嗜好者縱使營養之成分較少亦必能爲身體之補料故吾人之食物當隨於氣候之關係及日常生活法之如何而非可有定型以範圍之者則彼醉心洋食之衛生家謬可知矣

又近時習聞西洋避暑避寒之事二三富豪頗有艷羨而效爲之者此風既行將來效爲之者恐不止富豪矣雖然夏而避暑冬而避寒非惟耗費資財而已且亦不合於衛生上之原理者也夫平時體質虛弱無抵抗劇暑劇寒之力者及在病後之恢復期內者徙居於山秀水明之地或以避暑或以避寒亦其攝生上之當然者若夫健康無病之人從而效之自謂適合衛生之道此亟宜排斥之者也何則避寒避暑實反於自然生活之最甚者其結果必使身體對於寒暑之調節機能日益退化體力將墮落於不知不識之間可不懼哉

即此論之則今世所謂衛生法實蔑視人體固有之調節力而不知利用天賦之妙能者眞衛生之道決不然也申言之現今世人所唱道所實行之衛生法全爲對於病人之消極的衛生決非對於健康人之積極的衛生又爲治療病人之醫者唱道之衛生決非健全無病者當遵守之衛生也夫如斯大謬之衛生法得盛行於世者其原因果

何在乎蓋近世之衛生談多爲醫者所唱道其旨趣別有所在遂使此消極的衛生法漸次流行於世間耳

夫醫學之中本有以保護健康爲目的之衛生學一科然其所論者皆爲誘發疾病之種種原因及豫防此等之方法一言以蔽之所教者不過未雨綢繆之方法耳故修此衛生學之醫者其向於世人所講衛生之道專注意於豫防疾病之一方面而於遏制疾病之法則多從闕如且醫之爲業所以治療疾病而且爲豫防之計畫者非爲健康人說法者也則其所唱道之衛生談皆陷於消極的及豫防的者亦其自然之趨勢耳故如斯之衛生法謂爲訓戒病人之語則可謂爲眞正維持健康之道則大謬矣要之眞衛生之道惟有沐風雨勞筋骨使其接於種種之外因以增强其抵抗調節之機能而已豈有他術哉

世界文明日進而吾人體力日益薄弱者乃遠於自然生活狀態對於外界變動之抵抗力調節力減退所致也試以野蠻未開化之人與極文明之歐美人相較而觀歐美人智力之進步固可驚嘆然其身體之脆弱則亦殊有可異者此蓋以文明日進而生活狀態日與自然之狀態相遠夏則製冰應用電氣扇又徙居山明水媚之地以避炎

著冬則設煖爐著溫袍所以防寒之具無所不備故身體之抵抗力漸次減退稍遇氣候之變化即罹疾病又其食物之烹飪法日益精巧故齒牙之咀嚼力亦漸次減退而其質脆弱或更生齲齒文明人多生齲齒而野蠻人種殆絕無患者此亦不可掩之事實也病理學家亨氏 Hansemann 其所著進化及病理學中 Descendenz u. Patholog- 謂今日之文明人中完全具三十二枚之齒牙者甚不多覯云其他以烹飪法之進步及選擇食物之嚴密故胃臟日益衰弱胃病之不絕於世者殆亦以此又如婦女之分娩在野蠻人種初不覺有劇烈之苦痛又不藉他人之助力而自行處置以爲常而於文明國人則分娩之苦痛特甚難產者日多必賴產婆或醫士之助力此亦以文明之程度日高生活日遠於自然身體抵抗力減少之結果也然余輩決非反對文明之進步者又非如盧騷唱道返於自然者惟論述生活狀態之遠於自然其結果使人體之健康日益退化體力日益墮落以證明今日之衛生法非合於眞衛生之道耳

此外尚有一言當陳述者即余之關於體育之意見也健康之精神宿於健康之身體之西諺此注重體育之人所奉爲金科玉律者今各地之學校無不獎勵體育使練習各種柔術舉行野球網球等種種之競技務以磨練其體力此誠足贊賞者也雖然有

一利必有一害亦數之所不能免者注重體育而十分獎勵之熱心之餘反致有傷害身體違背體育本旨之憂此吾人所不勝慨嘆者也如馬拉孫競走及山野橫斷競爭者最劇烈之運動也今東西洋各國皆以謀强健身體之目的而有盛行此種競技之趨勢然自我觀之此種急激過劇之運動雖車夫馬卒尙有所難今乃强青年學生拚生決死以行之而謂非如斯不足以資衛生之發展圖體質之改良反復思之竊期期以爲不可也孔子曰過猶不及此等過劇有害之運動竊願敎育當事者勿貿然效顰施行於我國之青年學生斯幸矣

英儒培根有言曰智識者力也善哉言乎今日固智力之時代也吾人具有智力不惟可探究宇宙人性之秘密並人力所不逮之猛獸亦得而捕獲之神妙不可測之雷霆亦得而利用之此戰勝自然界之智力實人類與動物所以區別之要點也今縱能藉體育以增强吾人之體力令如猛獸然而於社會的生存之上實別無何等之價値者夫如前所述吾等非甚注重身體之健康圖謀衛生之普及並欲挽救人體健康之退化而以體育爲必要者乎然於智力時代之今日而對於欲使人類如虎豹之體育方鍼實斷乎不能贊同者也

又健康之精神宿於健康之身體之西諺固久已膾炙人口而奉爲至言矣然於實際上觀察之身體健康者亦非必有健康之精神而身體衰弱之人精神卓絕者實不可勝數試讀古今大學者大文豪之傳記卽可知矣如司馬相如那坡翁氏皆爲肺結核患者達爾文康德斯賓塞哈庫司雷牛頓氏等皆體質虛弱之輩然此等人之身體非宿有聳動世界之大精神者乎若力强如虎體堅如鐵者果當有卓絕之精神則江湖賣技者流所謂男兒好身手者當大有人在而何以事實上絕不然耶此可知精神之優劣於身體之强弱固無直接之關係者也然余等決非蔑視身體之健康者觀上所陳當可共喩惟以世人過信健康之精神宿於健康之身體之一語而獎勵過度之運動反不免陷於所謂賊夫人之子者故聊爲匡其謬見耳要之處智力時代之今日過度獎勵體育欲改良國民之體格使皆爲銅筋鐵骨如虎如狼者竊謂與體育之眞目的去之遠矣夫使身體各器關增强其對於外因之調節力抵抗力受種種之刺戟如行所無事者蓋眞衞生之目的也卽體育之主眼亦必在於此欲達此目的則惟有適度鍛鍊其筋骨食不擇美惡衣不過溫暖時不避寒暑衣食住三者務爲近於自然之簡易生活而已世之眞衞生家倘亦有取乎斯言而不遽斥爲謬妄者乎余日望之矣

軍隊衞生之研究 譯美國戰報（錄大中華）

陳霆銳

攷之。古昔戰史。前敵兵士之死於疾病者。常較死於礮火者爲多。嗚呼。不仁之器已足。滅絕人類。而有餘。而又重之以疾病瘟疫。天喪斯民。何其酷耶。雖然此實非不可抗之災害。不難以人力蠲除之焉。特昔人醫學不精。衞生之道不講。故一任兵士之傷亡。而莫能爲之營救。亦可哀矣。若今日則異於是。蓋自文明愈啟。醫學愈精。軍隊中之衞生。亦遂因之而愈形講究。故出征軍士之死亡率。較昔大減。此豈非人道之大幸哉。此豈非人道之大幸哉。

昔日出征兵士之有疾病者。每不能得適當之看護。即受傷兵士。亦不過由其同袍者。稍盡照拂之責而已。否則由隨營之女子。或僧徒看護之。從無有多數之專門醫生隨往前敵。軍人之飲食。爲之詳細攷究。軍人之疾病。爲之加意診治。手術高妙。藥物齊備。如今日軍隊之完備者。夫拿破崙時代。文明亦可謂大啟矣。然拿翁對於軍隊之衞生。亦從未稍爲注意。則拿翁以前之戰爭可知矣。今人將歷來戰爭兵士傷亡之數。略爲論列。藉可以攷究古今兵制之優劣焉。半島之役。法兵之陣亡者。僅六萬人。而死於疫癘者。則有四十萬人之多。一千八百十二年之戰。俄國六月間出征兵士達五十萬人。

而十二月戰能生歸之俄兵。蓋不及二萬人焉。夫死於礮火死於嚴寒者。固大有人在。然其大多數之兵士。必死於疾病無疑。至一千八百十三年萊泊齊之役。其兵士死於疾病之數。亦約略與上年相等。蓋動員出發者。計十萬人。而生還者。不及其百之一焉。蓋軍中疫氣流行。死亡枕藉。故死亡之巨。爲歷來所未見。克利美之戰。英兵每千人中。因傷寒痢疾及其他傳染病而致死者。年有二百三十人之多。一千八百七十年至七十一年。普法之戰。法兵每千人中。因病致死者。大概爲一百四十人而强。德兵則僅有二十四人半也。南非之役。爲時可二年零八月。英兵共有二十萬八千三百二十六人。而死於戰場者。爲七千八百八十二人。約佔全年死亡率千分之十四。因病而死者。有一萬四千二百十人之多。蓋佔全年死亡率千分之二十五半。較死於礮火者。一倍而强。其餘百分之三。則終年疾病。完全失其戰鬭力焉。日俄之戰。日兵死於疾病者。則爲年佔千分之二十五。與德兵在普法之戰之死亡率。相差無幾焉。由此觀之。則軍隊衛生。誠不容一日之或緩也。故自日俄之戰以來。世界列强。無不帖然震驚。知軍隊衛生之不能或已。雖年費千萬金。亦非所恤。且創設軍醫學校。以培植人才。發刊軍醫雜誌。以普及智識。凡此設施不一。而足蓋武夫干城。古有明訓。國家損失一軍人。即減少一分戰鬭力保存一兵士卽增加一分抵抗力一國兵士傷亡之多寡與其國力之强弱蓋有至密切之關係焉然則操一國之兵權者能勿以軍隊衛生爲當務之急乎

攷今日歐洲軍制。凡入伍軍人。例先就軍醫檢驗體格。其檢驗之制極嚴。凡不合格者。一概屏斥勿收。卽取召募制之英國。入伍之資格。亦極爲嚴厲其餘取徵兵制之德法各國軍人。則非特在在伍年限之時。須經軍醫嚴格之檢查。卽在退伍以後。亦須時時受合法之攷驗。蓋軍隊之精强端在兵士之能忍苦耐勞故入伍之初不得不取嚴格的檢驗制也

新兵入伍之初。一切操練休息飲食居住衣服等事。均須由軍醫特爲規定。雖大將不能置喙於其間也。大凡今日軍醫之設施。最以衛生爲亟。蓋與其臨渴掘井。何勿綢繆未雨之爲得乎。況大將出征首在有精神奮發之軍人而後可以殺敵致果若驅奄奄不振之軍士而與他國爲敵是以兵予敵也惟見其遁逃敗北而已矣

自防疫注射法發明而後。而腸窒扶斯之病。遂不爲軍隊大害。蓋軍人防腸窒扶斯之發生。可以先行注射法。以增加體內之免疫性。如是則決無傳染之虞。此法初僅爲美國軍隊所採用。繼亦盛行於歐洲大陸諸國。然歐洲各國之兵額。較之全美何啻數十

倍。故防疫注射。未必能普及於全國軍隊。據英國軍醫宣稱。謂今日歐戰倘相持不已。則腸窒扶斯之病。必有爲禍於軍隊之日。況再有多數傳染之病。有非豫防所能爲功。則一朝蔓延。其患豈堪設想耶。

凡軍醫對於兵士之衣服。固宜注意。而於軍靴一項。更應切實研究。倘軍靴不佳。則進行綦難。欲望其追亡逐北。其可得乎。攷軍靴設備。以英美二國爲最完全。每兵各給快靴一雙。以爲長路行軍之用。至德國軍制。雖歐洲稱最。然對於軍靴之設備。曠乎後矣。惟近年以來。已稍事改良云。

至兵士飲食之定量。則最爲一般軍醫盡心研究之事。蓋人體如汽機然。欲汽機生若干匹之馬力。必先供以若干噸之燃料。故軍醫之亟須研究者。即每兵須予以幾許之食物。始克奮發有爲而無枵腹之慮是也。然今日各國軍制。殊有不同。今請詳述如下。

食量之宏。以俄國兵士爲最。每兵每日。須供以可發生四千九百二十九溫素（按溫素西名爲Caloric蓋醫生測量溫度之單位也每一溫索即每格蘭姆之水自零度至攝氏寒暑表一度之熱力是也）之食物。法兵則須供以能發生三千三百四十溫素之食物。英兵每日所需之溫素。則爲三千二百九十二。若德兵則供以能發生三千一百四十七溫素之食物。奧兵則僅供以能發生二千六百二十溫素之食物。較之俄國幾相差一倍。未免有過少之弊云。

英國兵士所食之物。與美國略同。卽每兵各給以麪包一磅。鮮肉四分之三磅。或鹹肉十七兩。再加以值銀一角二分之蔬菜一種。德法兵士則多以罐頭食物代之。其製造場所。則由政府派軍醫監視云。

軍隊食物。貴富於滋養料固矣。然其烹飪之方法。亦不得不略事研究。若烹飪不佳。則與兵士衛生。必有妨礙。故法蘭西兵隊。自一千九百零五年以來。對於食物之設備。非常講究。其所得成效。極為美滿。據陸軍部宣稱。自飲食衛生講究而後。平時軍士之死亡率。已自千分之二十。減至百分之三、七五矣。甚哉軍隊衛生之不可一日緩也。法國糧臺之組織。亦極完善。今自開戰後。自動車之運肉食至前敵者。絡繹於道。未嘗間斷。其最大之車。可以載重至二噸半有餘。運輸之靈便。恐有非他國所能冀及者。至歐洲軍士所用之飲料。亦稍有區別。大陸諸國。多用咖啡。英國則用茶云。

軍隊飲水之定量與夫時刻。亦至有研究之價值。據著名軍醫研究所得之理論。一如下述。兵士每消耗一溫素之熱度。需水二格蘭姆。而兵士每進行一英里。則需消耗九十溫素之熱度。卽需水一百八十格蘭姆也。如是計之。則兵士每進行六英里。需水一立突。約當全體水素四十分之一。斯時倘不立時進飲。則於身體之健全。將有妨礙。故軍隊每行六英里後。當使就飲一立突之水。則最爲有利無弊云。按德兵行軍之時。例遣騎隊先行。俾告知沿路居民。豫備淸水。以供軍用。亦善法也。

軍醫對於兵士之行裝及其安排之法。亦宜大加注意。蓋行裝太重。足以消耗兵士之精力。而安排不善。亦足使其呼吸、窒、礙、或更生其他之危害也。

世界兵士之體格與其行裝。以美國爲最完備。蓋美國軍醫。對於軍隊之衛生問題。最爲注意。故一切體格之檢查與夫行裝之設備。皆合於衛生學原理。無絲毫流弊者也。宜世人之稱羨不置矣。

列强兵士所帶之行裝。雖各有不同。然要不出下述之外。洋鎗銃劍濠鑿各一把。軍服一身。第一級之救傷藥料一包。彈子一百五十排。食物一大束。毯子一條。及其他零物種種。英兵行裝。共重四十七磅。德兵三十八磅。法兵四十四磅。俄兵則自六十一磅至七十二磅。英俄兵士之行裝。所以獨重者。則以所帶子彈。較多於德法兵士也。

軍醫對於兵士個人之衛生。固應嚴爲注意。卽軍隊中之公共衛生。亦當善爲設備。如營帳間之溫度與淸潔等事。皆須在在研究也。

軍醫在平和時代之責任猶小在戰爭時代之責任實大蓋戰爭之時。非特衞生設備須在在注意。而對於疾病創傷之兵士。尤宜善加看護。庶生力之軍。可以源源添補雖經百戰而無害於實力之健全也。

今日文明各國之前敵軍人。例須隨帶第一級之救傷藥料。倘受傷較輕。即可自行療治。或由同袍者代爲裹治之舉其利益有二（一）可減少軍醫之事務。俾得專醫受傷較重之兵。而無所牽掣。（二）可免去兵士之危害。蓋受輕傷之兵。若不立即施以第一級之手術。則傷勢往往隨之而劇。故有多數受傷甚輕之兵士。徒以未即施治第一級之手術。而因之不起者。若採上制。則此二項弊害。自可一例蠲除矣。

兩軍交綏。雙方受傷兵士之確數。雖無一定。然正不難以距離之遠近。而爲約略之統計焉大凡兩軍相距一千碼者。則受傷人數。約當百分之二十。相距自一千碼至四百碼者。則受傷人數。約當百分之六十。衝鋒與追逐。則受傷者不過百分之十而已。

戰地醫院之設備。亦最爲軍醫至當研究之事其所佔地點。以接近戰場而又爲敵兵礮火所不能及者。最爲佳勝。故醫院位置。決不能於未交綏之前。先行規畫。須俟戰線開展而後。始可相度地勢。而爲合宜之設備焉。

自文明愈啟。而殺人之器愈烈。然一般兵學專家。猶以今日所用之子彈爲有人道主義自詡。嗚呼彼所謂有人道主義者。特以今日子彈較前爲小。而發射速率則較前有增耳。然據今日戰場軍醫報告。謂現在兵士所受流彈之輕傷。自較前易於治療。至重大之創傷。則與前者無異。或較爲利害云。

今日之殺人利器。以礮彈爲最烈。一千八百七十年普法之戰。每一千傷兵中受礮彈之傷者。計九十一人。日俄之戰。則增至一百七十六人。巴爾幹之戰。則增至三百六十四人矣。而受礮彈之傷者。往往致命。以其射擊力較鎗彈爲猛耳。故軍醫對於受礮傷兵士之診治。亦較爲棘手也。

死亡兵士之埋葬。亦爲軍醫所有事。蓋陳尸纍纍。最足爲害於公共衛生。是以不得不專其責於軍醫也。聞今日歐洲戰場。以五百人組織之掩埋隊。可於一句鐘內。埋尸一百四十具。可謂神速矣。然而無定河邊之骨。猶是深閨夢裏之人。每念至此。能無蟲沙猿鶴之痛乎。

爲中國醫學商中西教授說

阮其煜

守方隅之見者不能馳域外之觀昧變通之方者難與謀斯世之善方今四海爲家五洲同軌舉凡三才之所有百族之所宜正當增損乎古今參酌乎中外要使善無不備美無不臻庶可收推行盡利之效萬不能墨守舊章執而不化今天下事何莫不然而醫猶其顯焉者也考醫之一事古人奉之爲調燮陰陽之資康濟斯民之助若操術不精將見遺人殀札絕人壽命比之操刀殺人於無形也可不懼哉是醫之爲道有關生命之重也如此溯我國自軒岐以至秦漢醫法至詳晉唐以來漸失眞傳宋元以降尤多紕繆及今泰西各國通於中土不但機器矜能即於醫學一道亦臻美備所以我國欲精通醫術非設立學堂培養醫士不可欲立學堂非學西法不能於此而學堂中教授講義必用西醫之書可無疑義矣但逕用西文教授吾恐學者將來行之中土於社會究多隔閡一在名詞各別究不能開通中國社會致阻醫學之發達更不能將我國岐黃精義參通之以改良中國現今之醫學一在藥物一端從此不能改化即我國有同類之藥品亦不能通用之況中國上古醫法非不精良惜後世以悞傳悞至失眞本流覽古籍視之西醫似覺大同小異足徵中西醫學本屬同原恐泰西醫學殆亦由此

而來耶今設醫學堂純用西法教授亦無不可而況近今繙譯日佳譯出善本類多明白暢達以作教科書儘足合用然西洋醫家新理想新發明日出不窮乃有我適以爲新者彼更有新者出焉而我之新者已爲過時之物矣即此以觀似非精通西文不可殊不知西文之於醫學一道別有門徑往往我國精通西文者使之視西醫書其間名辭類難辨析以其未經習見故也欲觀西人醫書須令我國醫學生於醫學畢業後擇能通西文者給之以費出洋實地見習於是以既有根柢之學考核周詳審查精確恍若如來之大放光明此中道味玄機於是而得其眞諦將來歸國而用爲醫學講師於西醫各種書籍無論其時有發明均可譯爲華文無不瞭如指掌不難窮其奧妙辨其精微以之啟迪後人庶幾日進高明將來爲吾國斡旋造化之偏拯救蒼生之厄豈不於斯是賴者耶惟冀我國醫學完善不揣冒昧敢貢芻言願證之博雅君子

免疫說

邯鄲郭雲霄

免疫者乃人體或動物體對某病原菌或其毒素而有不感受之性質之謂也在往時傳染性諸病之原因未明時代某生物對傳染病具不感受性之理由殆全不能說明之至前世紀之終有任納 Jenner 氏者發明種痘術以來人皆知天然痘可免矣然氏之法原係偶然之發見非基於學理者僅將牛痘接種於人體使發病減輕以豫防人痘之發生邇來學者研究日衆就中如潘詩塔 Pasteur 氏卒先將狂犬病脾脫疽鷄虎列拉等之病毒減弱接種於動物竟獲免疫之成效

今區別免疫爲先天性免疫及後天性免疫之二種

先天性免疫乃生來對一定之傳染的病原而備不感受性之謂也然此不過比較而論之究非完全者此性質由自然或人工的障礙亦能減却或消滅而此免疫又區別爲菌免疫與毒免疫前者對一定之細菌傳染而具不感受性之謂也後者對一定之毒質(例如蛇毒)而有不感受性之謂也蓋先天性菌免疫之原理卽先天性對某細菌不感染之原理如上所述雖現今尚未能完全說明然梅奇尼叩佛 Metehnikoff 氏之喰菌細胞說與步納 Buchner 氏之體液說最爲人所信服近時賴託 Wright 氏之

阿布蘇寧(Opsonine)說亦能新人之耳目據梅奇尼叩佛氏之說謂侵入於人體及動物體內之細菌被白血球(梅氏所謂喰菌細胞)捕獲消化而死滅先天性免疫動物之白血球自然備此攻擊力後天性免疫動物之白血球至傳染病耐過之後始具有此性能云據步納氏之說謂人體及動物體之體液殊於血液中含有高度殺菌力之物質侵入體內之細菌由之而被撲滅云而步氏名該物質爲阿列克新(Alexin)然此兩說尙不足以完全闡明先天性免疫之原理最近賴託氏以阿布蘇寧說明之其說謂病原的細菌雖如梅奇尼叩佛氏之說被白血球喰盡然非白血球直能喰盡細菌者亦非血清以獨力能撲滅細菌者細菌先在血清中由一種之物質調理之始供白血球之貪喰而賴氏名此物質爲阿布蘇寧者蓋此語乃調理細菌爲美味使易喰之義也然先天性毒免疫發生之原理由上記之說不能解釋之唯埃爾黎 Chrlich 氏之側鎖說最足以說明之其說謂免疫性動物之細胞內以缺與毒結合之原子簇不能逞毒作用云其詳細更於下文敍述之

後天性免疫亦有自然的與人工的之別自然的後天免疫偶然罹某傳染病治愈之後長時或一時不感染同一之傳染病之謂也人工的後天免疫用人工賦與免疫力

於人體或動物體之謂也於此又區別爲自働的與受働的二種

自働的免疫乃由人體或動物體自己之動作而生之免疫力其法在直接注入病原菌或毒素於人體或動物體內蓋注入毒性强烈或減弱之細菌或其已殺菌者於動物體內時於體內一定之細胞來一種之變調注射後經過五乃至十日因之體內產生一種特異之抗體是乃體細胞被注入之細菌或毒素之作用反應而生之防禦物質此物質從病原菌之種類不一定在體內能維持免疫力數月乃至年餘

受働的免疫乃注入免疫血清(即由自働的免疫而得之動物血清)於人體或動物體而賦與免疫力之法也但此免疫法異種之血清與其防禦物質俱被排泄於體外時則失免疫力由人工的賦與毒免疫於人體屬於受働的免疫法

不問自然的與人工的凡得後天性免疫之人及動物之血清中以含有一種特異之防禦物質有防護同種病原菌或毒素之再感作用此物質之性質不同區別爲二種一與毒素結合而防其毒作用者稱之爲抗毒素一對細菌或溶解之或凝集之或沈降之者稱之爲溶菌素凝集素沈降素

就上記諸種之抗體再將其成立及作用之原理論述於左茲先略述埃爾黎氏之側

鎖說免疫現象諸說雖多究不若埃爾黎氏之說簡單明瞭且中肯綮埃氏謂凡抗體之發生不外與細胞之營養有關係之生理的現象反覆即營機能細胞之原形質分解爲營爲核與多數之側鎖此側鎖之作用由結合簇之媒介從血液及體液攝取適於自已之營養素（側鎖有譯爲撰擇手者）

今假定一動物體內爲某病原菌或一定之毒素侵入時其動物體之運命關於其生理的側鎖中向此細菌或毒素有結合者否若此動物體內無與之結合之側鎖即該動物對此細菌或毒素而爲不感受性者（先天性免疫）反之若有側鎖與之適相結合該動物最後之運命關於傳染物之量及毒性之多少例如今注射甚多量之毒素於某動物毒素之結合簇先與其相適之體細胞側鎖之結合簇而結合結合後即爲潛伏期有毒素之毒性簇發揮毒性作用細胞原形質爲其毒所中動物遂至於死亡若注射致死量以下之毒素時則僅少數之側鎖無毒素結合此側鎖除與毒素結合不爲細胞營養之用外然動物尚能以再生機能而發生之按生理學上魏給兒特氏（Weigert）所謂過剩產生之原則而此新生之側鎖過多不能存在於細胞內遂由之分離而被排除於血液中此遊離之側鎖即所謂抗毒素也而各種之免疫原（即

細菌或毒素）與之適相結合即呈免疫現象是故固定於體細胞之側鎖依其結合簇而使起疾病遊離之側鎖（即抗體）與毒素結合不使之與細胞近接以防疾病之發生此抗體之所以能愈病而又能免疫也而於動物由注入免疫原自形成抗體時名之爲自働的免疫將自働的免疫動物之血清與抗體共注入於動物而得免疫時名之爲受働的免疫如實扶垤里亞血清療法即基於後者之原理

至溶菌素凝集素及沈降素其發生之理由與抗毒素略同茲不贅述

家庭衛生譚序

葉祖章 仲華

嘗讀素問曰聖人不治已病治未病西哲有言曰一磅之豫防勝於百磅之治療二說雖異其揆則一也夫治未病者不使病之來也古人簡質但未詳言耳此即吾國衞生學之鼻祖也衞生也者本天然之理以保持人體康健之學問也東西各國人人視爲生命上之至寶人人具有此智識國家且特設法律責成衞生警察董理其事防衞綦嚴視各種傳染病同於水火刀兵一若人民固有之康健不使纖毫有所損失而後已故其種族有強壯之精神健全之軀體過其國者莫不同聲讚美回顧我國居處幽暗飲料不潔空氣光線不事講究妄作妄爲動與天然之理相背積習成風委靡不振無

家庭衛生譚序　　六

怪東西人士視我國人爲病夫有由來矣噫、我國地土之廣天產之富婚娶之早遠勝他邦而人口未見增殖國勢日形衰弱者推其最大原因實由不知注意衛生有以致此事理無窮積世益明通人玄解萬里一轍。朱君景孫。青年好學士也。曾肄業於上海紅十字會醫校。天資英邁。學理豐富。而英文致功尤深。近譯家庭衛生譚一書。原本爲英國謝克恕所著。書共十章。第一章曰發端。第二章曰人體之運用。第三章曰個人之習慣。第四章曰外界物。第五章曰空氣。第六章曰水。第七章曰食物。第八章曰衣服。第九章曰房屋。第十章曰傳染病之豫防。衛生學本與醫學有密切之關係。是書與生理學解剖學病理學醫化學細菌學相表裏者不少較坊間通行之醫生講本有別朱君之譯是書有功於社會豈淺鮮哉譯既竣問序於余余讀而善之爲述其緣起於籍端

嬰兒衛生 譯美國"Magazine for women"

東埜

論小兒驚風症

（一）驚風之起原

驚風爲嬰兒常遇之症。惟始生一二月內絕少。偶有之。則在誕生後數時或數日內也。大抵驚風之來。每由分娩之際。嬰孩頭骨。受種種之壓束。腦筋爲所震動。而疾起矣。嬰兒生後六月至滿二週歲。其間起驚風之疾者。則由腦系之一部分。發達滋長。極形迅速。其他部分不及隨之增長。以劑於平。而症又起矣。此外在生齒時期。嬰孩喜食硬物。消化機關。助腸胃而發達甚速。嬰兒內部之組織。遂受兩重之壓迫。各臟腑之滋長發育。或不能悉劑於平。亦有起此症者。有時嬰兒血液。通過腦系者。其血中缺乏補腦之原質。亦起驚風之一種原因也。

大腸及膀胱中。存貯之渣滓。恆不能排洩盡淨。而留有餘屑。鬱而生毒。侵入血液中。輪轉全身。而入腦部。腦受其毒。驚風之症乃起。又嬰孩頭殼。或在先天。其構成之形式。緊壓腦部。或在後天受損傷及腦筋。因而起急驚風症者。又數見不鮮也。

驚風之症。起於嬰孩二週歲以內者。概不甚重。其結果不至危及嬰孩。蓋在此時期。嬰孩多哭易怒。亦能起此症也。不論何種驚風。症候一起。卽須報告醫生。而嬰兒或患肺炎。Pneumonia 或患紅熱病。Scarlatina 或患百日咳。Whooping-cough 或患腎病。Kidney disease 或患痢疾。Diarrhoea 在此各種症候期間。現出驚風之象者。愈爲重篤危險。須立請醫生診治也。

總之。驚風之起原。不論其爲頭蓋骨之壓迫。爲生理上內部機關發達之不平勻。而看護之者。宜具醫學上之知識。又驚風症初起。不論爲輕。爲重。爲急。爲慢。醫生之診治。決不可少也。

驚風大抵無遺傳性。偶有之。則由神經組織與特殊之形式。由父母傳之於其子女者也。

(二)驚風之豫防法

嬰兒略有患驚風之象。看護者卽須特別注意。一舉一動。衣食居處瑣瑣屑屑之事。皆不可忽也。第一要義。卽爲寧靜。嬉戲雖不可全免。而要在審愼得宜。勿過分激動其神經。戲園、酒館、影戲館及其他公衆聚集之所。均不宜攜之前往。防激刺其神經過甚也。引逗笑樂。務爲和緩。勿事激急。食物勿令過飽。於嬰孩腸胃不相宜之食物及水漿。皆禁絕之。彼雖甚欲食。亦不許也。肉食能禁絕最佳。如不能者。則予以極少之量。每日一次爲限。蛋物亦宜加以限制。大凡。嬰兒之易患驚風者。食物每喜過飽。且所食者。多爲不易消化之食。是所當注意者也。飲食口腹之間。稍有不慎。驚風卽隨之而起矣。此種嬰兒看護者。宜每日注意其便通。不可有一日令糞渣滯留其大腸間。致生疾病也。大便閉結。亂啖食物。激動神經。是三者爲嬰兒自幼及長發動驚風之大原因。可不愼歟。

（三）驚風之看護法

嬰兒不幸起驚風。卽置之於地板上。襯以綿輭之物。以厚而廣闊者爲宜。防輾轉反側時。損傷其體也。衣服當咽喉及肚腹間者。均宜解鬆。嬰兒如已生齒。則置一物於上下顎之間。防其咬舌。如無潔淨地板。起病後置牀中者。則須時時防衛之。免其傾跌。如嬰兒起驚風後。脈象細弱。顏色青白。脣及指甲泛青。手足冰冷。而醫生猝未及至。則速浴嬰兒於溫水中。惟水之溫度。不得過於法倫海寒暑表一百度100 F 如家無寒暑表。則爲之母者。可以手探湯及於肘。覺溫煖適宜爲度。

看護嬰兒者。非得醫生命令。切不可浴嬰兒於燙水中。溫水則可。浴時。以芥辣半杯。傾入水中。頗有爲益。又嬰兒入浴。至久不得過二分或三分鐘。浴畢。速以溫煖之絨毯裹

之。使之靜睡。如驚風再起。則再浴之。夫驚風之起由於便結及大腸中宿穢未清者甚多。故溫水浴一法甚爲相宜

醫生既至。看護者舉嬰兒患病情形。與醫生對答。說之務宜詳盡。例如驚風之起以何時始以何時止嬰兒之動作如何首向何方側眼向何方斜如左右不定者則細察其傾向何方爲甚屢起屢止亦屢止屢起之情形若何先輕後重或先重後輕之變化若何有無起別種症候之現象驚風未起前嬰兒有何特殊之舉動嬰兒自咬其舌否口中吐泡沫否便溺中有特異之物質否呈異色否皆須一一爲醫生言之也

以冰塊置首上之法。有時可行。（譯者按中西體質不同此法未可輕試）惟無論行何法術總以溫和鎭靜爲要看護者心思愼密舉措安詳嬰兒之就痊因之較速如驚惶失措或以大意行之則嬰兒之受其害者不淺也

嬰兒起一次驚風後每繼以安睡此時切不可驚醒之亦勿提抱之防其醒也看護者當任其安眠靜待彼自醒爲要惟嬰兒沈睡時看護者勿離其身細心察視睡中或有起驚風之象否如有之則待其醒後依前法重爲施治

胃病之豫防術

裘棫寰

緒言

吾人所藉以生存與健康不外空氣飲食二者而已空氣固不可缺乏而飲食亦尤貴適宜但既飲食矣若無胃腸以消化之吸取之則食猶不食耳奚益哉至論胃腸受飲食影響之疾病則胃較大小腸爲獨多緣胃當食物首要之衝食物不良胃必先腸而受累況胃液具撲滅各類黴菌之功能若胃病而弱黴菌遂得潛過胃經得孳生於大小腸或全體中其爲患遂不堪設想矣語云與其有病而求醫何如無病以却藥且多種疾病類非藥石所能及不然即使鍼砭有效勿藥可占奈光陰金錢耗廢已多噫疾病歟健康歟其得失誠不可以道里計焉

吾國昔日所謂胃脘病者其範圍殊廣凡食後吞酸、噯氣、胸腹脹疼以及口吐清水、胸前刺痛、甚者或食後即反嘔其食物等均逮焉考諸古代醫籍其所論之病因與病理亦每多混合僉云此種病均係胃弱所致治法不外投患者以經驗藥物如乾薑、肉桂、株萸及荳蔻、厚朴等治表之劑以收目前之效果其故蓋因乾薑桂等性辛熱而有刺激胃經之能蔻朴等質芳香而具排氣消脹之功耳所惜者以上諸藥皆非治本之品常有藥至病獲瘥。藥亡恙又作之憾。卽不然。若只顧目前之快。而久服此消散刺激之奮興劑。則其胷道慣受此種藥力。以致漸顯痲木之態。勢必日增其分劑而後有應效、其結局遂使胃經固有之消化功能。損剝淨盡。而瀕於危矣。雖然。此種不完全之治療術。在現世觀之。固不免有掛一漏萬之譏。但我先哲得能於三千年前已發此醫藥之萌芽。倘後人不墨守舊章。膠執成見。就此切實討論研究而演進之。從數千年以抵今日。則吾東亞享受美滿醫學之榮譽。未必不先泰西諸國也。奈不務於此。至今日猶斤斤保守厥陰陽明之謬解。屏新說而惟恐心悟。愈求愈遠。如墜五里霧中。嗚呼。此豈古人之過哉。夫胃病一科。雖其病理不一。而症狀之類別繁夥。然除遺傳及爲他病所波及（如口牙患病或胃染子疸以及胃脈被壅等種種原因均是也）與腦筋關係外。其發軔大概皆由於飲食不節或勞逸過度、悲喜異常所致。今將社會中所最易疏忽而亦最易犯受者。姑以貧富兩種人假定而表出之。願留意衛生者。勿因其淺近而忽之也。

甲　貧者易致胃病之由

（一）因貧乏而過於寶貴其光陰。當餐之時間雖至。猶忍饑耐餓以畢此工程。卽食亦無暇細嚼。而囫圇吞下。且食後卽赴勞動之場。其餘如長途跋涉。身體困乏而卽進、飲食等。

(二)食物過於粗陋。且因事故。而食物常失其適宜之溫度。

(三)或病後乏資購備合宜之食物。而仍強噉其胃所不能任受之糟粕。

(四)或因憂貧慮乏而使胃漸失其消化之功能。其餘如與人紛爭。其氣尚未平而勉進飲食。(此項不論貧富均多患之)

乙　富者易致胃病之由

(一)食物過豐或過飽或飲食之次數過多。以及嗜酒幷嗜濃茶等。

(二)飽食後胃經出其全力以消化食物。身體遂顯疲困之狀。因之上牀鼾睡。

(三)食時懶用其齒牙咀嚼之力。任令食物整塊呑下。

(四)嚼食難於消化之食物。如油炸食或富於植絲質類如蝦蚌等。

(五)病後胃經虛弱或精神不爽時。不問食慾之振興與否。而強進平昔之食量。(此類貧者亦多犯之)

(六)竭力運動後。不休息而即就膳食或食後即行運動。(此類學校中之青年最易犯之)

(七)過用腦力。如終日研究科學或學生因考期將至而日夜讀書等。以上各端。固爲豫防而立說。但已有胃病者。如能將各條日加留意。其功亦不在醫藥下耳。

煙草有害於衛生談

玉生

煙草內含有毒質。名曰尼可的。此係化學專家由煙草化驗而得。計煙草千分中含尼可的十五分至九十分。尼可的濃液一滴量。能立斃一犬。人若服之。則立刻死亡。有美醫謂尼可的爲最烈之毒質。今人初吸之。雖不立見其害。然濫用之則中其毒。又煙草中之毒質。非僅尼可的一種。經化學家考究。尚含有與鴉片同等之質。故吸之者多成癮。雖與鴉片異名。其種毒之效果。未嘗不同也。每聞吸煙者云。飯後吸紙煙一支。能助消化。此實誤甚。紙煙者。煙草之一。蓋紙煙內尼可的。始則刺激胃經。使分泌胃液。以助消化。然久受刺激。則其終必有胃液不及之危。至此時。其人胃液不足以消化食物。胃口減弱。全身營養不足。卽肌力亦甚薄弱。

時聞學者云。學校課程繁多。日間無暇豫備。接之以夜。夜又欲睡。乃吸煙一支。立見精神振作。然此暫時提神耳。若久使用。必不可得。有美醫云。尼可的之毒。呈於腦筋者爲最著。以其能痲痺腦筋。若久濫用。則中尼可的之毒甚深。必易起一切之腦病。又有美醫云。濫用煙草。則主宰心部之腦筋。必被尼可的所痲痺。如是則心機失其約束。跳動又甚弱其結果卽成爲一種危險之心病。尙有美醫云。濫用煙草者之肺部內微血脂膨脹。有咳嗽多痰等之顯狀。又氣管之洇膜。常有莫大之關係。又受煙氣之刺激而衰弱異常。一遇病菌。卽無力抵禦。遂孳生蔓延而成極重之肺病。尼可的對於腎臟。則其毒亦甚著。因使腎經變質失功。有礙排泄之機能。因而廢料積於體內。不能外出。爲身體各部器官之大害。此外對於眼部。更起眼病。以尼可的毒中入眼腦筋。外觀雖無甚異。惟視力漸衰。不能見細小文字。爲終身之一大累。

尼可的對於青年體育未曾十分發育者尤顯。以其阻靑年身體各部之發育。以致骨格短小。肌肉消瘦。尤有可畏者。吸煙草者之後嗣。往往因其雙親之血液內煙質充分。其腦筋及腦系。皆中尼可的毒。多成痲痺。體力衰弱。智慧思想力。俱不發達。吁、煙草之毒。可不懼哉。

尼可的易溶解於水內。又易受熱而飛散。製造卷煙者。欲以葉柔軟。先浸於水。則尼可的稍可減少。做就後。又必在熱鐵板上焙之。此時多量尼可的可以飛散。如此製成之卷煙。尼可的雖減少若干。然亦不可謂上等煙草含尼可的少。下等煙草含尼可的多。蓋製造煙草之人。定煙草品位時。以香味爲標準。不以尼可的含量之多少爲定例。若使設法除刦毒質。則因煙草之特性失去。而煙草之味不美。故上等煙草仍含有尼可的。普通所買之紙煙。所含尼可的孰多孰少。實難認辨。不過煙脂少者。其所含尼可的必少。

尼可的遇高度之熱。大都分解爲無害之物。故以燃燒速者之煙草宜於衞生。而煙草之固卷難燃燒者不宜。其灰黑者較之灰白者爲劣。因餘黑灰者燃燒未盛故也。若逢高熱而其間若有水蒸氣。則尼可的不得分解。故溼煙草有毒。世有吸紙煙者。先溼之以舌。而後吸之。於衞生殊不宜。

吸卷煙應用煙管。不宜用口。否則尼可的吸出。必與唾液相混而入胃。又卷煙之口。必須小刀切斷。勿用口嚙爲要。又煙管常宜清潔。吸煙之多寡。各人不同。每日吸二十瓦以上者皆危險。以上所述。煙草確爲有害之物。不吸爲上。但世人嗜此者多。甚至婦人孺子。亦且甘戕其身。有志衞生者。應當矯正。

簡明診斷學問答

丹徒陳邦才藝丞編纂

第一章　總論

問何謂診斷學。

答研究病情之疑似處而斷定其爲某病者謂之診斷學。

問診斷分幾種。

答診斷大別爲三種。曰疾病的診斷曰解剖的診斷曰症候的診斷

問何謂疾病的診斷。

答由諸種之症候而鑑識其病性者曰疾病的診斷

問何謂解剖的診斷。

答因疾病而起器官之解剖的變化者曰解剖的診斷

問何謂症候的診斷。

答解剖的變化不能詳悉惟從其現於外面最顯著之症候而定其病性者曰症候的診斷。

問診斷有何用。

答無精確之診斷則不能判定豫後之吉凶及施適當之方法病者欲奏治愈之目的。困難事矣。

問診斷時須注意何事。

答診斷時須注意之事項即詢其病歷察其症候也。

問何謂病歷。

答從得病時以迄現在常常記錄其病變者謂之病歷。

問何謂症候。

答疾病時之種種病的現象謂之症候。

問症候分幾種。

答症候大別爲三種。曰自覺的症候曰他覺的症候曰自覺他覺衆有的症候。

問何謂自覺的症候。

答病人自覺身體之違和者曰自覺的症候。

問何謂他覺的症候。

答病人並不感痛苦經醫師診視方知已受病者曰他覺的症候

問何謂自覺他覺兼有的症候

答病人與醫師共見其受病者曰自覺他覺兼有的症候

問診斷法大別爲幾種

答診斷法概分兩種曰訊問如問診法屬之曰診查如望診法聽診法檢溫法檢脈法檢尿法打診法腹部診法等皆屬之

問何故須訊問及診查

答從訊問以知既往症從診查以知現在症既明既往症與現在症然後可得精確之診斷矣

問小兒診斷法與成人診斷法相同否

答小兒不能自述其症狀固與成人迥殊且遇非素親狎之人又或示憎厭或且啼泣故診斷小兒之病最覺困難

問醫師亦能免診斷小兒病之困難否

答醫師欲免診斷小兒病之困難全在得其父母之信用怡色柔聲以親昵小兒令其

不辨誰爲醫師則可從容診斷矣

第二章　問診法

問何謂問診法。

答以醫師之言語詢患病者之一切情形而探知其既往症及現在症者謂之問診法

問問診法之目的。

答使病人自述其病狀據之以與自己之學問經驗相比較而定精確之診斷

問問診時當注意何事。

答凡病人之住所年歲職業生活法遺傳性以及既往症現在症傳染病等均須一一詢明之

問何故須問住所。

答因住所之不同則所患之疾病亦有異如居山上之患脚氣病者較住卑溼之地者爲少其一例也

問應詢病者住所之事項爲何。

答住所之光線空氣地位乾溼等均宜詳細詢問之

問何故須問年歲。

答疾病之發生常隨年歲而異例如胃癌與胃潰瘍之徵候頗類似而癌多發於五十歲以上之人潰瘍則患於年幼者也

問詢少女年歲有妙法否。

答少女每諱言年歲醫師宜先詢患某病時適爲幾歲次再詢某病已越幾載其相加之和數即爲該女之年歲矣

問何故須問職業。

答職業病因所爲之職業各殊其所生之疾病亦異如製鏡者之汞中毒排字工之鉛中毒是也

問何故須問生活法。

答因生活法與患病者有密切之關係設有貧人偶著清美之衣服請醫師診病倘不之察囑攜醫師看護婦至某地療養則病者既欲病之治愈又無力以行之其不轉爲劇病者幾希

問應詢病者生活法之事項爲何。

答醫師。須不憚煩勞詳詢病人而探知其爲心身過勞者或常手淫者或飲酒者或吸煙者以及家計富足與否也。

問何故須詢其有無遺傳性。

答患病者之有無遺傳性大有影響於其定治療法與豫後者。故醫師遇患腺病或精神病或花柳病等必詢其祖父母及父母曾患此病否也。

問何故須問既往症。

答醫師不詢其既往症則其以前病之症候及經過俱不得而知定無精確診斷之可言。

問既往症概分爲幾種。

答既往症分爲前之既往症與現病之既往症兩種。

問醫師果須詢患者既往之治法否。

答醫師對於患者既往之療法須詢其有無效力藉以供參考之資料

問詢現病時當注意何事。

答醫師須詢患者之現在症何處欠和何處苦痛凡有所疑者必詢明之

問何故須問鄰近之患病者。

答傳染病發生風傳流染蔓延甚廣如實扶的里猩紅熱腸窒扶斯等症均能傳染者也。

問醫師可盡聽病者之言語否。

答醫師聽病者之言語宜具有選擇之能力不可貿貿然盡信之蓋歇私的里性之人每張大其病詞而年少之男女恆隱蔽生殖器病焉

問患者不肯自述病狀醫師應如何處置。

答患者不自述其病狀醫師必用種種手段以誘之待之既久仍堅不肯言則醫師雖藥而弗顧亦未足厚非也。

第三章　望診法

問何謂望診法。

答以醫師之視官觀察病人之身體各部者謂之望診法

問望診時當注意何事。

答凡體格體質及各種之面貌皮色與坐立行走臥法等皆可以望診法決之

問何故須診體格。

答體格之良否。大有關於疾病之發生。以及日後之可治。不可治者。

問體格分幾種。

答體格概分三種。曰强壯體格。曰薄弱體格。曰中等體格。

問何謂强壯體格。

答骨格强大。胸廓廣闊。筋肉堅細。皮膚潤澤者。曰强壯體格。

問何謂薄弱體格。

答骨格纖弱。胸廓狹小。筋肉瘦軟。皮膚寬浮者。曰薄弱體格。

問何謂中等體格。

答身體介於强壯體格與薄弱體格之中間者。曰中等體格。

問强壯體格抵抗疾病之力如何。

答强壯體格者。其抵抗疾病之力甚强。雖罹呼吸器病等。亦易於治療也。

問薄弱體格抵抗疾病之力如何。

答薄弱體格者。其抵抗疾病之力甚弱。偶罹重病。一時雖幸治愈。尚須防再發焉。

藥物學拾遺

梟山汪大灝夔東氏譯

育興賓Yohimbine

來原　育興賓者。乃一種之亞爾加魯乙度。係由東斐洲土生之育興賓樹皮而得者也。

功能　本品爲有力之催春劑及局部麻醉劑。當用爲麻醉劑時。直接外用於神經或黏膜。卽能奏其有效之作用。但其局部發生充血。非若用古加乙涅之局部發生貧血耳。

醫療的作用　於單純性生殖器陽萎有卓效。然原因於全身病或器官病之陽萎則無效。在高年之人其效力亦微小。

禁忌　有各種腹內及骨盈內臟器之急性及慢性炎症及充血者。均禁用之。

保存　本品確有見光卽被其分解之虞。故其溶液須貯於黃色瓶內而置之暗處爲要。

用量　每用十分之一喱至六分之一喱。（〇、〇〇六至〇、〇一）或用其（二一%）五十倍之液五滴至八滴。漸增至十六滴爲度。

拍爾特新 Pertussin

來原　拍爾特新。商業名詞也。乃德國知米羊草之糖化越幾斯。或以知米羊油與酸化鎂粉末細研後。和以單舍利別濾過而成者也。

醫療的效用　能治百日咳與肺氣腫、急性及慢性之喉頭加答兒及氣管支喘息等症。

用量　每服一英錢至四英錢。（四、〇至一五、〇）日三四次。

賽健諾爾 Thigenol

來原　賽健諾爾者。商業上之名詞也。乃以亞硫酸曹達與硫化油類爲有機的化合而成。內含百分之十之硫黃。

性狀　本品爲無臭無味之液體。而呈暗棕色舍利別狀。能溶於蒸餾水、酒精或甘油內。

醫療的應用　溼疹、癰疽、痤瘡、皮脂漏、齇鼻及其他皮膚病等。爲依比知阿兒之代用品。外用於局部。均有優美之效果。

用量　外用爲水溶液。內服亦可。每服三喱至十喱。（〇、二至〇、六）

鋅諾爾Zinol

來原　鋅諾爾者。商業上之名詞也。乃以醋酸亞鉛一份。與那普篤硫酸蛋白四份混和而成之製劑也。

功能　本品兼有收歛及殺菌之作用。

醫療的應用　治淋疾膣加答兒有卓效。亦用於褥瘡及化膿之創傷。

用法　宜爲水溶液而用之在於淋疾。以其一二喱(〇、〇六至〇、一二)製爲一英兩(三〇、〇)之液。爲注射料。在於膣加答兒之由於淋疾者。宜用其六百六十倍至三百三十倍(〇、一五至〇、三%)之液。於褥瘡及化膿之創傷。則可用之爲罨法料。

海爾陀蜜Helmitol

來原及性狀　本品由烏魯篤羅並及美企倫檸檬酸構成。故又名 Methylene-citronate of Hexamethylenamin (Urotropin)爲白色結晶之粉末。易爲亞爾加里類所分解。溶於百分之七之水。遊離仿馬爾埵非篤。Formaldehyd 較易於烏魯篤羅並。

體功效　本品性質和平。奏效確實。爲優美之利尿劑、泌尿器、防腐劑。其優點約有三。

(一)較其他同性之劑。易於血或尿中。游離仿馬爾埵非篤。卽尿爲亞爾加里性時亦然。(二)能迅速使尿清潔。而成酸性。同時緩解刺激及痛苦。(三)胃易容受。亦無不快之作用。及於心臟或神經系統。

療效　膀胱炎、尿道炎、腎盂炎、攝護腺炎、尿中燐酸過多症、黴菌尿、淋疾、石淋、尿酸石、豫防猩紅熱性腎炎。

用法　每服八喱至十五喱。(〇、五至一、〇)化於冷水一大杯。內服。一日三四次。鮑特氏謂一日可用至一二英錢。(七、五)於淋疾。則當外用蛋白化銀 Protargol時。兼內服本品。或以拜耳氏賽來蘇 Thyresol 同用或交互用之甚妙。

太陽中篇

傷寒五六日。中風。往來寒熱。胸脇苦滿。默默不欲飲食。心煩喜嘔。或胸中煩而不嘔。或渴。或腹中痛。或脇下痞鞕。或心下悸。小便不利。或不渴。身有微熱。或咳者。小柴胡湯主之。(從宋板玉函經删與字)

此言太陽日久往往發生少陽太陰之合併病也。經脈充血既久。則發血管壁之彈性漸次消失。而其中之血運即因之遲緩。絡脈之血向由經脈而循行經脈之血本歸孫脈以周轉。今經脈血運既懈。斯絡脈之下流阻滯。孫脈之上源少竭。此少陽太陰之所以合併而來也。胷肺屬經脈之流域。肝脾係絡脈之分區。孫脈遍布腸胃與神經相錯雜。故胸脇苦滿。心煩。脇鞕。皆肝脾充血之徵也。默不欲食。腹痛。喜嘔。皆腸胃孫脈貧血之據也。若心下悸。小便不利。或渴。或不渴。身有微熱。或咳者。則皆太陽本症之現象也。柴胡爲調節絡脈血運之主藥。加黃芩以佐之。則少陽之症自除。人參甘草爲恢復腸胃消化之效劑。加半夏以輔之。則太陰之症可愈。生姜解外寒。而代償胷功。大棗潤內皮。而補助肺力。太陽之本症亦由此而可解矣。至如往來寒熱。乃痲拉利亞等作用於其中。血運既復。此種病菌自無容

身之地耳先儒不悉太陽中篇之旨往往以此列入少陽篇中不大謬哉

傷寒四五日身熱惡風。頸項強。脇下滿。手足溫而渴者。小柴胡湯主之。

此承上文而申言之且以表示少陽厥陰之鑑別法也身熱惡風項強等症皆太陽之本症惟脇下滿則少陽見矣然手足厥冷而消渴又爲太陽厥陰之合病小柴胡湯不中與也必手足溫而渴者方可謂太陽少陽之合病小柴胡湯加減用之乃爲對證觀此足徵仲景此書處處皆從經驗而來金元諸子嗟何企及

傷寒。腹中急痛者。先與芍藥湯。不差者。小柴胡湯主之。(脈狀及法當二字後人攙入削之從宋板削與小柴胡湯之與字小建中湯古今錄驗稱芍藥湯古名也從之)

此指太陽太陰之合併病而言蓋腹痛爲孫脈貧血養料充塞腸胃壓迫神經之確證用芍藥湯即桂枝加芍藥湯之遺意也膠飴爲含有醱酵之要素物和入桂枝湯中而倍加芍藥則消化嘉良腹痛亦當自止其不差者仍以小柴胡湯加減主之亦恐其太陽症罷而轉屬少陽耳

傷寒二三日。心中悸而煩者。芍藥湯主之。

此章疑有缺僞陳平伯曰但云心中煩悸不云無汗惡寒等症可知服過麻黃湯

後表實已解裏處漸著故以此湯補之否則大青龍梔子豉之症誤服害事

右四章一節論病迄於裏者而辨水血之治也（此節水血之分有無是處）

太陽病過經十餘日反二三下之後四五日柴胡證仍在者先與小柴胡湯嘔不止心下急鬱鬱微煩者為未解也與大柴胡湯下之則愈（成本宋板玉函經皆大柴胡下有湯字）

此言太陽日久而誤下之不特發生少陽太陰之合病且有發生少陽陽明之合病者然必於少陽症外見有嘔不止心下急鬱鬱微煩等證方可以法下之大柴胡湯為小柴胡小承氣之合劑變而用之殊為對證

傷寒十三日不解胸脇滿而嘔日晡所發潮熱已而微利此本柴胡證下之而不得利今反利者知醫以丸藥下之非其治也潮熱者實也先宜小柴胡湯以解外後以大柴胡加芒硝湯主之（柴胡上加大字說在精義）

此言大柴胡症而遇大下之害也人之體溫於晨間則低下於傍夕則昇騰不獨患熱病者為然卽常人亦莫不如是今云日晡所發潮熱不過陽明症之輕炎未可遽施大下之品也且嘔與利為太陰之徵胸脇滿乃少陽之象故先取小柴胡

湯以和其太陽少陽及太陰後與大柴胡加芒硝湯以平其陽明少陽之血壓若是則諸證可愈矣細玩潮熱者實也一言承接何等靈活蓋云潮熱雖云內實猶必先宜小柴胡湯以解外後以大柴胡加芒硝湯主之如此緻轉解方證自明先儒往往不將下利作撇筆看幾如下利之後復用芒硝豈不謬乎

太陽病過經十餘日心下溫溫欲吐而胸中痛大便反溏腹微滿鬱鬱微煩先此時極吐下者與調胃承氣湯若不爾者不可與但欲嘔胸中痛微溏者此非柴胡證也（此條失次序今正之自字意義不通刪之嘔以下註文也刪之）

此言病證在疑似之間尤必察其先時之治法也腹滿而痛上吐下溏本屬太陰證候然發於極吐極下之後則其欲吐而胸痛腹滿而微煩又爲轉屬於陽明而成結胸之輕症耳蓋經脈充血之際茍施以極吐極下之法則胃腸之容積驟減孫脈之血量亦卽因之而驟增故其現象均屬實證然不投以大陷胸湯而投以調胃承氣湯者以大便微溏故也陽明篇中有云傷寒吐後腹脹滿者與調胃承氣湯是其一例若字以下復申言太陰症候不獨不能以承氣下之亦且不可以大柴胡湯妄治之也

素問曰。心者。五藏六府之大生也。精神之所舍也。其臟堅固。邪弗能容也。容之則心傷。心傷則神去。神去則死矣。又曰。心藏脈。脈舍神。心脈經曰。心病其色赤。心痛短氣。手掌炕熱。或啼笑罵詈。悲思愁慮。面赤身熱。其脈實大而數。此爲可治。又曰。心病、煩悶小氣、大熱。熱上盪心。嘔吐咳逆。狂語。汗出如珠。身體厥冷。爲大逆。十死不治。此皆述從心臟之疾病所呈之精神症狀也。

宋以後關於心臟之解剖學及生理學之知識。較前進步。其病理學上之知識。遂與內經之說有所區異。故論心臟病有虛實之區別。其論心實者。謂心實則生熱。熱則陽氣盛。陽盛則衛氣不行。榮氣不通。遂令熱毒稽留。心神煩亂。面赤身熱。口舌生瘡。咽喉頭疼。喜笑恐悸。手心熱滿。汗出衄血。其脈洪實相搏者。是其候也。其論心虛者。謂心虛則生寒。寒則陰氣盛。陰盛則血脈虛少。而多恐畏。情緒不樂。心腹暴痛。時唾清涎。心膈脹滿。好忘多驚。夢寐飛揚。精神離散。其脈浮而虛者。是其候也云。

自西洋及日本醫學輸入後。心臟病之知識日益進步。傷寒論曰。心動悸。脈結代者。炙甘草湯主之。按卽心臟瓣膜病也。昔時之所謂眞心痛、厥心痛者。按卽心臟筋肉炎等所發之胸絞症也。

第五　泌尿器病

一　腎臟病

吾國於腎臟病之範圍甚廣。以腎臟爲元氣之所繫。其中若肺癆、遺精、陰萎、疝痛、腰痛、脚痛諸症。均混淆於內。及考近世之解剖學及生理學。始知腎臟之病症僅關於小便之分泌及障礙而已。

二　膀胱病

病源候論曰。膀胱。象水腎之府也。五穀五味之津液。悉歸於膀胱氣化。分入血脈。以成骨髓也。而津液之餘者。入胞則爲小便。其氣盛爲有餘則病熱胞澀。小便不通。小腹偏腫痛。是爲膀胱氣之實也。膀胱氣不足。則寒氣容之。胞滑小便數而多也。面色黑。是膀胱氣之虛也。按此說係以膀胱爲泌尿器。其氣盛則小便通。其氣不足則尿利頻數。昔時我國之醫書。於尿之疾病。約分濁症、淋症、遺溺及小便多、小便閉多種。

濁症者。小便溷濁之謂。昔之所謂白濁。似卽膀胱加答兒也。

淋症。後世稱爲淋疾。素問曰癃。靈樞曰閉癃。宣明五氣篇曰。膀胱不利爲癃。至張仲景始名淋。因素問六元正紀大論曰。小便黃赤。甚則淋也。病源候論有石淋、勞淋、血淋、氣

淋膏淋之區別宋以後更有沙石淋溼淋暑淋白淋虛淋冷淋急淋等諸症名目雖多要皆爲膀胱炎等之小便淋瀝症也

遺溺之症出於素問宣明五氣篇曰。膀胱不約爲遺溺後世亦多有論及之者蓋卽爲神經疾患所見之失禁症也

第六　神經系病

一　腦出血舊名中風

中風一症爲吾國古時所極注重者古來醫籍之雜症門中風輒列卷首蓋宗內經風爲百病長之一語也有眞中類中中臟中腑中經中絡中氣中血中痰之別其論病理素問金匱則主於風劉河間則主於火李東垣則主於氣虛朱丹溪則主於溼熱衆說紛紜莫衷一是至西洋及日本醫學輸入謂中風爲腦出血乃腦中之血管開裂血壓腦髓卽見頭痛昏跌周身抽搦口眼喎斜等症以新舊之意義考之經曰風懿。金匱曰。邪入於腑。卽不識人。邪入於臟。舌强而口吐涎沫。此卽肺臟之神經失其功用也經曰偏枯。或曰風痱。劉河間則謂中風癱瘓者。由於心火暴甚。腎水不能制之。此卽神經失動作之功用也經曰風痱。金匱曰。邪在於絡。肌膚不仁。邪在於經。卽重不勝。此卽神經

失知覺之功用也。

二　癲癇

千金方曰。大人爲癲。小兒則爲癇。巢氏曰。癇者、小兒病也。十歲以上爲癲。十歲以下爲癇。宋以後則區別爲癲狂癇三症。謂癲者、心血不足也。又曰。癲者、喜笑不常。顚倒錯亂之謂也。狂者、痰火實盛也。又曰。狂者、狂亂而無正定也。癇病者。卒時暈倒。身軟咬牙。吐涎沫。不省人事。隨後醒。按其證候。癲卽精神病之靜者。狂卽精神病之躁者。癇卽神經病之總稱也。

第七　新陳代謝病

一　糖尿病 舊名消渴病

金匱曰。男子消渴。小便反多。飲一斗。小便一斗。腎氣丸主之。按消渴病。卽糖尿病。尿中有糖分故也。醫賸載王世懋二酉委譚之軼事。可以爲消渴病尿中含糖分之佐證。其書云。閩參政王懋德。自延平歸。忽瘦甚。鬚髮皆枯。云乃消渴症。百藥罔效。先是延平一鄉官。潛謂人曰。王公病。曾有嘗其溺否。有此患者其溺甚甜。此不治驗也。王後聞之。初試。微甜。已而漸濃。愈益甜。王亦自知不起。乃曰。消渴病聞之。溺甜則未之聞也云云。是可爲消渴病卽糖尿病之確徵矣。

第八　皮膚病

丁氏譯皮膚病學序曰。吾國之有皮膚病由來舊矣。論語伯牛有疾。先儒以爲癩。孟子曰。孔子於衞主癰疽。又曰。故禹稷駢躓。荀子曰。手足胼胝。莊子曰。瘭疽疥癰。漢書項籍傳曰。疽發背死。文選西京賦曰。所惡成瘡痏。薛註。瘡痏謂瘢痕也。爲袁紹檄豫州曰。操贅閹遺醜。註。疣贅假肉也。此皆皮膚病之見於經傳者。釋名曰。癰。壅也。又曰。膿。醲也。汁醲厚也。說文曰。膿腫血也。皴皮細起也。瘍頭創也。痂疥也。疣贅也。痤小腫也。廣雅釋詁曰。痤癰也。一切經音義曰。瘑禿也（十八引蒼頡篇）瘑瘡病也。春發者謂之鷰瘑。秋發者謂之雁瘑（十四引集韻）痱癗小腫也（二十五引字略）瘤瘜肉也（七引聲類）肉凸曰瘤（十八引通俗文）皮起曰瘯（十四引通俗文）瘙疥也（十五引蒼頡）瘢痕也（三引蒼頡）手足坼裂曰皸（十一引通俗上）凡此皆可爲古時有皮膚病之確證云

觀此論可以知皮膚病史之概略矣。

第九節　醫學書目錄要

甲　舊醫學書目錄要

一　素問靈樞

內經註二十四卷魏荔彤著

內經合璧慈谿柯琴著

素靈微蘊四卷山東黃元御撰

素問註錢塘高士栻著

素問說意一卷柳寶詒著

靈樞懸解九卷山東黃元御著

素問靈樞類纂約註三卷休寧汪昂纂輯

醫經原旨吳縣薛雪著

靈素節要淺註十二卷長樂陳念祖著

素問集註二十四卷錢塘張志聰著

素問懸解十三卷山東黃元御著

靈樞經集註十卷錢塘張志聰著

二　難經

難經經釋二卷吳江徐大椿撰

古本難經闡註二卷丁錦集註

難經懸解二卷山東黃元御撰

三　本草

本草綱目拾遺十卷趙學敏撰

本經疏證十二卷鄒澍著

本經序疏八卷鄒澍著

本草備要四卷休寧汪昂輯

本草從新六卷吳儀洛輯

本草話二十二卷趙學敏撰

本經續疏六卷鄒澍著

本經逢原四卷吳江張璐撰

本草崇原三卷錢塘張志聰註釋王琦輯

本草求眞十卷黃宮繡著

得宜本草一卷王子接著

神農本草經百種錄一卷吳江徐大椿撰

玉楸藥解山東黃元御撰

青囊藥性賦直解二卷羅必煒著

本草原始十二卷李正宇輯

長沙藥解四卷山東黃元御撰

本草經讀四卷長樂陳念祖著

家庭新本草無錫丁福保編纂

化學實驗新本草無錫丁福保譯

食物新本草無錫丁福保譯

四 傷寒

尙論篇八卷南昌喻昌著

傷寒舌鑑一卷吳江張登著

傷寒本義九卷魏荔彤著

傷寒緒論二卷吳江張璐著

尙論後編四卷南昌喻昌著

傷寒兼症析義一卷吳江張倬著

傷寒纘論二卷吳江張璐著

傷寒來蘇集六卷附翼二卷慈谿柯琴著

傷寒金鏡錄一卷杜本增定王琦輯

傷寒分經十卷吳儀洛撰

傷寒類方一卷吳江徐大椿著

傷寒論註徐彬註

傷寒說意十一卷 黃元御撰

傷寒醫訣串解六卷 長樂陳念祖著

傷寒眞方歌括六卷 長樂陳念祖著

傷寒大白四卷 秦景明著

傷寒後條辨十五卷 程郊倩著

傷寒舌鏡二卷 王景韓著

傷寒論條辨續註十二卷 鄭重光撰

傷寒古方通二卷 王子接著

傷寒貫珠集八卷 長洲尤怡著

傷寒懸解十五卷 黃元御撰

五 金匱

醫門法律六卷 南昌喻昌著

金匱心典三卷 長洲尤怡著

金匱要略論註二十四卷 徐彬註

傷寒論淺註六卷 長樂陳念祖著

長沙方歌括六卷 長樂陳念祖著

傷寒論綱目 無錫沈金鰲著

傷寒五法四卷 石臨初著

傷寒溫疫條辨六卷 楊濬著

傷寒已任編二卷 高古峯著

傷寒補天石二卷 戈存橘著

傷寒論類方三卷 潘蔚增輯

傷寒論三註十卷 周揚俊輯

傷寒第一書四卷附餘二卷 車宗輅胡憲豐仝著

金匱要略淺註八卷 長樂陳念祖著

金匱註 沈明宗註

金匱本義二十二卷 魏荔彤著

金匱翼八卷長洲尤怡著

金匱懸解二十二卷黃元御撰

六　脈經

診宗三味一卷吳江張璐著

四診抉微八卷林之翰著

七　臟腑

釋骨一卷沈彤撰

八　方書

醫方集解二十三卷休寧汪昂輯

理瀹駢文原名外治醫說吳尚先著

成方切用十四卷吳儀洛著

景岳新方砭四卷長樂陳念祖著

時方妙用四卷長樂陳念祖著

萬方類編石臨初著

金匱方歌括六卷長樂陳念祖著

學古診則四卷王琦輯

醫學指歸二卷高郵趙術堂著

活人方七卷林開燧著

驗方新編十八卷

古方選註三卷王子接撰

理瀹駢文摘要任本照選輯

景岳新方歌一卷高秉鈞姚志仁吳仁燦仝纂

急救經驗良方一卷長樂陳念祖著

時方歌括二卷長樂陳念祖著

加減靈秘十八方一卷程永培編

九　病總雜病書目附

御定醫宗金鑑九十卷吳謙劉裕鐸等奉敕撰

張氏醫通十六卷吳江張璐撰

醫學求眞錄總論五卷黃宮繡著

醫學彙纂指南八卷端木縉撰

醫學眞傳一卷高世栻著王琦輯

醫效秘傳三卷吳縣葉桂著

景岳全書發揮四卷吳縣葉桂著

醫貫砭二卷吳江徐大椿撰

四聖心源十卷黃元御撰

醫學三字經四卷長樂陳念祖著

醫學從衆錄陳念祖著

良方集腋二卷謝元慶輯

馬師津梁八卷馬元儀撰

石室秘錄六卷陳士鐸撰

李氏醫鑑十卷續補二卷李文來編

侶山堂類辨二卷張志聰著王琦輯

張家心法一卷高鼓峯著王琦輯

軒岐心印四卷吳縣葉桂著

醫學源流論二卷吳江徐大椿撰

蘭臺軌範八卷吳江徐大椿撰

四聖懸樞四卷黃元御撰

醫學實在易八卷陳念祖著

十藥神書註解一卷陳念祖著

江西警察廳取締醫生章程

第一章　總則

第一條　凡省城內外各項醫生於本章程各條均須切實遵守有不遵行者輕則拘留罰金重則勒令歇業受前條之處分後而仍不知改或揆其情節較重時本廳得依照訴訟法則拘送法庭按律懲辦本廳對於醫生行爲如確認爲妨礙公共衛生時得行驅逐出境之飭令

第二條　欲營醫業須攜帶文憑證書或造具節略請願於該管警察署由該署查其素行加具考語備文詳廳聽候示期考試

前條之考試依本章程第四第五兩條辦理之

第三條　醫生因事休業或遷居時應述明原委禀由該管警察署詳廳備案

第二章　考試許可

第四條　應考醫生之資格如左

一　從醫師習業至五年以上者

二　博學鴻儒講求醫理至五年以上者

第五條　具前條資格尚須在內地行醫至二年者方准本廳考試

第六條　凡現充各機關醫官及在本國及他國肄業醫學三年以上領有畢業文憑證書呈驗審查合格者均免考試

第七條　考試之程序如左

一　審查資格

二　口頭問詢

三　中醫學理

四　西醫學理

五　假設病症問諸治法

第八條　考試終結定爲上中下三等揭示通知每屆三年復考一次以杜冒名頂替之弊

第九條　應前條之考試合格由本廳發給暫許業醫憑單經實驗後再換給正式許可證書

前條實驗期間以六個月爲限惟曾業醫多年社會著有信用者得酌減日期或免

予實驗

第十條　本廳發給各項證書後如查有劣跡或實無業醫之能力者應將原發之證書撤銷之

第三章　檢查實驗

第十一條　檢查醫生責成本廳衛生科之科長科員醫員及各區署之署長署員巡官等執行之

第十二條　前項人員應不拘定時至各該診病處所檢察其診治上一切情形報廳查核

第十三條　各區署每日調查人民患病死亡應開明任醫何人治療有無效驗於調查報告表中詳細聲敘如係死亡者並將服用之藥方送廳查核

第十四條　醫生每屆月終應具診斷書於該管警察署一次述明診治病人之姓名住址病類治法及有無效驗以憑查考

各該區署收到此項診斷書應查明虛實加具考語備文送廳核存

第十五條　醫生治療病症應具診斷語於藥方之上（即脈案）並須加蓋名章住址

以便查考其章式如左

第十六條　醫生不遵本章程十三十四兩條規定至三次以上者立即勒令歇業追銷證書

第十七條　醫生每日診病如遇有症候異常有傳染之虞時應立即報告該警察署各區署得有此項報告立即據情詳廳以便施行豫防消毒

第四章　罰例

第十八條　本廳對於各項醫生之罰例如左

一　拘留罰金

二　勒令歇業

三　拘送法庭

四　驅逐出境

第十九條　未經本廳許可以醫爲常業者立即拘送法庭按照新刑律第三百〇八條處罰

第二十條　業經本廳准許懸牌行術之醫生無故不應招請者按照現行違禁律第

三十九條處罰

第二十一條　醫生誤認病種錯投藥劑或爲不當之手術因而致人死傷者分別重輕照律罰辦

第二十二條　醫生爲一種公益營業對於病人除應得脈金外不准額外索歛如查有此種事項則分別重輕拘送法庭照律懲辦

第二十三條　除各專條明定罰例外如查有不遵本章程各條者均按照現行違禁律第三十八條違背官廳一切衛生章程律處罰

第五章　獎例

第二十四條　本廳對於各項醫生之獎例如左

一　由本廳衛生科傳諭嘉獎（用函達之）

二　發結獎證以文書行之

三　贈給銀質獎牌

四　題贈木質牌額或薦充高等醫官

第二十五條　前之獎品用本廳名義行之

第二十六條　醫生許可後送具診斷書經本廳實驗至六個月以上從無錯誤其間能醫愈病人至二百人以上者即行獎例第一款之獎與

第二十七條　醫生許可後遵章送具診斷書經本廳實驗至一年以上從無錯誤其間能治愈病人至四百人以上確係學問優長品行端正者即行獎例第二款之獎與

第二十八條　醫士學識高尚專心濟世一年能治愈難疑大症至五十人以上確係有功於社會者即行獎例第三款之獎與

第二十九條　醫生受本章程二四二五二六各條之獎與後業醫已滿三年確係醫學巨擘醫界中不可多得之人即行獎例第四款之獎與

第三十條　有能參酌中西獨出心裁著作醫書有益於世者除由本廳獎與外並詳請巡按使獎勵之

第三十一條　本章程各醫院適用之

第三十二條　本章程公布日施行

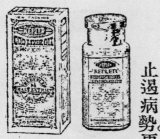

中華民國四年九月出版

中西醫學報

第六年第二期

本期之目錄

本報全年十二冊本埠洋八角四分中國境內洋九角六分日本臺灣洋一元零八分香港南洋各島洋一元三角二分零售每冊洋一角上海英大馬路泥城橋西首龍飛馬車行西間壁三十九號丁福保醫寓發行

日商 **仁壽堂大藥房廣告**●醫療用各種藥品●醫療用各種器械●工業用各種藥品●棉花繃帶材料●閨閣用各種化裝品●代售各種靈藥

敬啓者本大藥房專向日本著名各大廠販運上等原封藥品並寄售仁丹　日月水　中將湯　胃活　靈效丸等著名靈藥茲値交易伊始**特廉價發售以廣招徠**賜顧者請認明牌號庶不致誤此佈

上海虹口吳淞路O字第一五〇號 **仁壽堂大藥房謹啟**

電話第四〇五七番

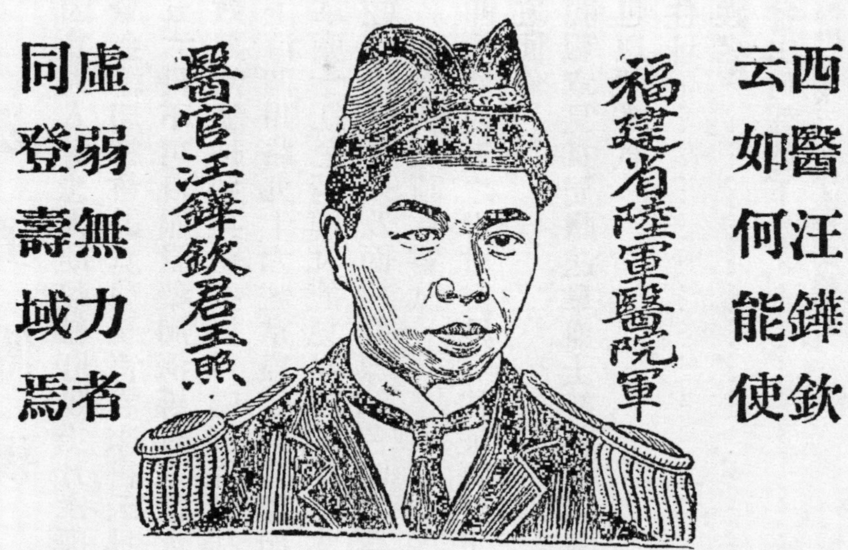
西醫汪鏵欽
云如何能使
福建省陸軍醫院軍
醫官汪鏵欽君玉照
虛弱無力者
同登壽域焉

市上出售現成各藥醫生不贊成者居多故各報所刊之廣告絕無醫士之證書若輩除非親自試驗確有治病之功效方敢出具證書以表揚之俾得名馳四海以供世之抱恙者也敝局之告白閱者必知各種證書多有出自各省名醫或著名官醫軍醫皆稱頌韋廉士大醫生紅色補丸爲獨一無二之良藥天下馳名補血補腦之聖品並無他藥可能與之比擬也請觀軍醫汪鏵欽君之來函按汪君前係中國海琛兵艦醫官現充福建陸軍醫院軍醫官其書曰余曾親自化驗韋廉士大醫生紅色補丸確無上癮之雜質同人有患血氣不足身體軟弱精神欠缺諸虛百損胃時積滯頭暈目眩吐血咳嗽癆疾煙癖以及婦女經期不順等症無不立見功效如能常服必登壽域鄙人證明韋廉士大醫生紅色補丸乃是實驗並非虛言鋪張也虛弱之體其血液必淡薄軟弱不潔有以致病也韋廉士大醫生紅色補丸乃是清血補血並能速生稠濃鮮紅有力之新血故可直達全體各部俾腦筋強健有力則反弱爲強精力充足矣且係天下馳名婦科各症之聖品凡經售西藥者均有出售或直向上海四川路九十六號韋廉士醫生藥局函購每一瓶英洋一元五角每六瓶英洋八元郵力在內

必須傳揚

因其夫人曾患大便秘結肝陽上升韋廉士紅色清導丸如何治愈之也江蘇高郵釐金總局總會計處曾玉符君來書云拙荆常患頭痛肝陽之症兼之大便乾結非五六日不可自服貴藥局清導丸之後大便暢適肝陽至今未發足見功力甚偉奏效異常誠神妙莫名矣如尊處無從購辦韋廉士紅色清導丸請寄郵票洋六角至上海四川路九十六號韋廉士醫生藥局原班寄呈一瓶

韋廉士紅色清導丸能免早起頭痛治大便秘結去肝陽之火凡舌起黃苔頭暈目眩口氣穢濁以及面起紅瘰氣色暗滯等患服之無不統治

奉送藥樣請爲嘗試

即須將以下之劵塡寫姓名住址寄至上海四川路九十六號韋廉士醫生藥局原班回件

閱報章見貴局贈送韋廉士紅色清導丸藥樣茲遵章塡就姓名住址請賜藥樣一包以便嘗試

住址…………………………

姓名…………………………

曾由何報剪下…………………………

請附郵票三分作奉送藥樣郵力

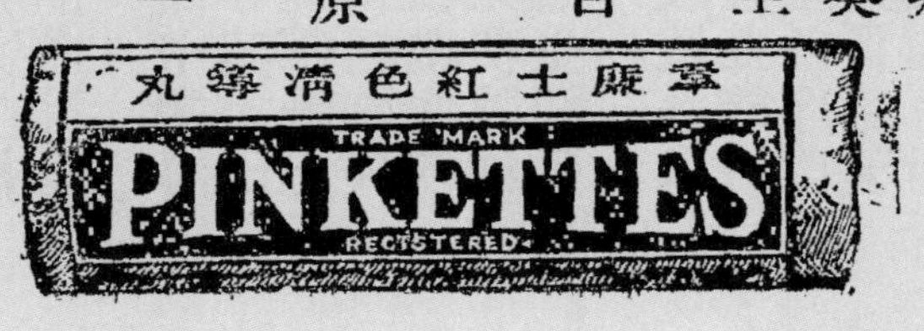

浙江廣濟醫報

民國三年十月出版學說新穎議論精奇掃盡浮辭獨標眞諦灌輸醫學上之新知識爲醫界放一異彩發行處在杭州大方伯廣濟醫院上海英界派克路十三號廣濟同學會事務所欲購閱此報者即向上開列之地點定購可也

全漢三國晉南北朝詩預約劵

無錫丁福保編○共十一編曰全漢詩曰全三國詩曰全晉詩曰全宋詩曰全齊詩曰全梁詩曰全陳詩曰全北魏詩曰全北齊詩曰全北周詩曰全隋詩○其搜輯之詳密精核讀緒言即知○全書用中國上等連史紙印成四開大本其大小長短均如緒言每部定價八元預約四元明年三月出書○總發行所上海靜安寺路三十九號醫學書局○外省買書者書欵從郵局匯寄欲索樣本者請函內附郵票三分當即寄上

八代詩菁華錄箋注

無錫丁福保編○內有漢詩一卷魏詩一卷晉詩一卷南北朝詩一卷選擇頗愼博而不蕪簡而不陋其評語及箋註又極詳盡歷歷若辨淄澠而析毫末爲漢魏六朝詩各選本中最易明白之善本也每部定價八角○總發行所上海靜安寺路三十九號醫學書局

歷代詩話出書

全書共二十八種皆爲完全之足本與明人刻書將全書割裂者有霄壤之別此書自乾嘉以來並無別本流傳絕少福保特將家藏初印本付諸石印其版式字體一概照舊並不縮小共訂十六册用上等連史紙印刷每部定價六元實價三元郵費三角

外科總論已出版

是書爲日本醫學士下平用彩原著。江陰徐雲、無錫萬鈞合譯。計四十三萬餘言。內附最工緻之圖四百二十八。是書內容豐富。理論新穎。爲吾國數千年來獨一無二之巨著。共五編。第一編外傷及炎症總論分五章。第一章外傷論第二章炎症論第三章創傷傳染病論第四章動物毒傳染論第五章慢性傳染病論。第二編各器官之外傷及諸病總論。分十三章。第一章皮膚及皮下蜂窩織之外傷及諸病。第二章黏膜之外傷及諸病第三章血管之外傷及諸病第四章淋巴管及淋巴腺之外傷及諸病。第五章神經之外傷及諸病、第六章筋膜及筋之外傷及諸病。第七章腱及腱鞘之外傷及諸病。第八章黏液囊之外傷及諸病第九章骨之外傷及諸病。第十章關節之外傷及諸病。第十一章體腔及其他諸臟器之外傷及諸病。第十二章銃傷。第十三章壞疽。第三編腫瘍論。分二章。第一章腫瘍總論。第二章腫瘍各論。第四編外科手術及療法總論分十五章、第一章外科手術及其準備。第二章麻醉法。第三章手術中血液儉節法與愛斯氏人工驅血法。第四章防腐的手術之施行、手術中不快之偶發症及手術之後療法。第五章諸組織分割法。第六章止血法。第七章創液排導法即排膿法。第八章諸組織接合法。第九章皮膚之手術。第十章血管之手術。第十一章神經之手術。第十二章筋及腱之手術。第十三章骨之手術。第十四章關節之手術。第十五章切斷術及關節離斷術。第五編繃帶術論。分六章。第一章創傷繃帶概論。第二章其他之創傷繃帶、創傷療法。第三章卷軸帶及布帕繃帶。第四章患者安置法與安置裝置。第五章不動固定繃帶及伸展繃帶。第六章義裝法。末附按摩法。吾國譯述之各外科書從未有是書之詳備者。分裝三巨冊。

定價大洋五元。外加郵費。

總發行所上海英大馬路泥城橋西首龍飛西間壁三十九號醫學書局書款可從郵匯寄

感謝捐款

羅君子昌重慶名醫也提倡醫學不遺餘力本會屢受其益茲又捐助本會經費特此鳴謝以誌高誼

中西醫學研究會啓

屋佛沐丁爲最新最效之滋養品

按屋佛沐丁 OVOMALTINE 係瑞士國新出之一種滋養品。用麥精、牛乳、鷄蛋三種物所製成。有養身補腦之要素。服之能增加永久的精力。增益身體健爽之神彩。如積勞羸弱之人。服之尤易獲益。非他種滋養品可比。鄙人用此品已歷試多人。均能得美滿之效果。敢以一言介紹。凡海內諸君欲購買此屋佛沐丁之滋養品者。可直向上海英界靜安寺路派克路口三十九號歐醫寓內購買可也。丁福保附識。

原素 屋佛沐丁係用麥精、牛乳、鷄蛋等物之滋養素併合而成。具有呵咕香味。形色爲純潔易化之粒體。與一般麥精食物不同。因其絕無小粉縷絲與糠末等質也。據衛生學理考察食物。凡增益體力補養精神之飲食品。必須含有三質。(朊精脂油炭輕酸)凡食物之祇具其一或含其二者。要不能稱爲滿足養身之品。屋佛沐丁包含充分之養身原素。皆在宜於消化滋養之地位。且蛋黃內含有一養身燐質(立雪芹)即爲養腦補神所不能缺。增加紅血球所不可無之原素也。惜此原素之滋養力。往往爲普通燒煮之法所毀滅。又麥精與牛乳之滋養力。亦爲沸滚熱力所減少。故製造屋佛沐丁者。用特別秘法。不使高度熱力。消滅各料養身原素之滋養力也。

服用方法 加一或二茶匙屋佛沐丁於一盃熱牛乳或開水中而調和之。即能立時融化。不留精滓。切勿先加屋佛沐丁於盃而後加熱牛乳或開水。因如此豫備。恐融化不如前法之易。食時可隨意加糖少許。惟斷不可煨煮。蓋沸滚熱力。必減少其滋養力也。

滋味 屋佛沐丁具有一極甘美之呵咕與麥精的香味。與一般飲品不同。且其滋味能使恆久食之而不生厭惡心。若較上列分量。多加屋佛沐丁。則其味更近於麥精。若減輕則呵咕之味較强。故可按個人所好。而配求一適口的飲食品也。

補藥品 屋佛沐丁具有極大的補益效力。蓋其極易消化。而即能化爲養身補腦之原素。世有以各種酒精支撑衰弱之體力者。不久即退。若久飲之。則反受其害。不如屋佛沐丁之能增加永久的精力。增益身體健爽之神彩。而於積勞孱弱者服之。尤易得美滿之效力。

養身品 準以測量食物養身力之表計算。凡一盃屋佛沐丁。除去牛乳或糖料。幾及五倍呵咕的養身力。且較爲適口而易化。又二茶匙的屋佛沐丁與一茶盃牛乳之養身力。足及二大湯匙的麥精或魚肝油入酒盃的肉或麥精酒或三十盃的牛肉汁。

調養品 凡乳母或覺飲食無味者。皆當服用屋佛沐丁。因其容易消化。而復具極大之滋養力。

孩童飲品 凡孩童生長神速。而胃力不足。且不可飲茶或咖啡者。屋佛沐丁可爲一種完美的飲料。蓋其滋味甘美適口。孩童莫不喜飲之。

勞力者 凡於多用腦力與經營大商業者。活潑之腦力。與辦事的耐苦力。皆爲不可缺之物。而此二物俱本乎體健。而完美之飲食。又爲該二物之本源。屋佛沐丁爲養身强體、防禦疾病、增益體力、鞏固神經之聖品。若以之作每日早餐。或隨時進食之飲料。其功效之偉大。決非他種滋養品所可同日語也。

睡前晚餐 人多患夜不成寐之病。不知此病乃因腦部受胃中餘料消化汁之感觸。以致不能熟眠。如在未之睡前。飲屋佛沐丁少許。則此感觸可立止。而得安眠熟睡矣。

醫師之十德

丁福保 仲祜

醫師之人格、技術、品位及德業。皆宜竭力修養之。茲就醫師之人格而述醫德。以備業醫者之採擇焉。

一 愼重之態度 能令患者起崇拜之念

凡官吏宗教家辯護士僧侶教育家以及農工商賈等。皆各有其態度。醫師亦然。態度隨職業而異。此一定之理也。若辯護士抱僧侶之態度。醫師抱卜者之態度。而欲期其成功。烏可得耶。職是之故。態度最爲緊要。何等之職業。何等之階級。均可各從其態度而推知之。人格之高尚或卑劣。覘態度之如何。以爲之判。他無論矣。醫者非有愼重之態度不可。醫師掌貴重之人命。故態度宜愼重。不可有輕率之舉動。不然。決不能博患者之信用。縱使技術優長。學識宏博。又何益哉。

醫師之手腕。須令患者及患者之保護者。有十分信仰之觀念。以爲經此等醫師之治療。不論何種之疾病。均克痊愈。醫師自身亦須有百病百治之確信。惟抱自信之前。必須有愼重之態度。對於患者及患者之保護者。（即與患者有密切關係之妻兄弟友人親戚等）設法令其有信託之念。此乃成功之第一關鍵也。

設有一患者請求診療此患者所罹之疾病為慢性疾病經甲之學士乙之博士某醫院某病院等之診察卒未見效不得已來乞診治當此之時為醫師者非有圓滿之修養不能博患者之信用醫師對於此等之患者宜詳詢其已往之經過歷問其他醫之如何診治會話之情狀又宜靜肅明快雖一言一句不涉苟且均以熱誠出之抱此等之態度若不能誘起患者敬服之心未之有也

二　溫厚之情誼足以安慰患者

一服之藥足制患者之苦痛一筒之皮下注射足救患者之生命醫師為仁者醫術為仁術素為世人所共認也然除仁術之意義外醫師對於患者不可不有情誼醫師而有溫厚之情誼能令患者起敬信之念一切之苦痛由醫師剔除之一切之疲勞由醫師回復之醫師之對於病者神也佛也有偉力之救主也彼菩薩心夜叉手之格言所以表仁之極致亦即情誼之結果也以菩薩之心接患者患者未有不受其安慰蓋菩薩之心乃慈悲之心也初以慈悲之心接患者使患者受其安慰惟診斷既確定之後即當有夜叉手之行為竭其妙腕靈技治其病症如是始得完全其仁術以佛之心行鬼之業乃醫者之本領也

疾病中之結核性症不易痊愈罹是病之患者自醫師之診斷上觀之豫後不良無術施救爲醫師者遇此種之情狀究須以何等之情誼下何種之斷案或告以死或告以生或告以生死不明此時醫師之診定即患者生死之所由判患者之家庭固受其莫大之影響或惹起患者關於人權之大問題或惹起離婚問題或惹起患者一生之利害問題故醫師之斷定爲患者之唯一希望當此之際醫師究以何種之方法盡自己之職務約言之不外與以安慰徐加治療而已若舉實以告與患者以莫大之刺戟非計之得也

三　謹嚴之風采足以增醫師之威權

於沈着之處帶柔和之氣於嚴格之間含溫順之貌最足誘起患者敬仰之念本節之所謂謹嚴非外貌嚴酷之謂服裝及身體周圍之裝飾品亦不可過涉奢侈過涉奢侈乃浮薄之基即有損謹嚴之美德世間之醫師每喜濃裝盛服傚紈袴俳優之所爲豈知華美過甚有傷高尚之醫風此即謹嚴風采之所以必要也

不論門診與出診凡診察患者之時詢既往之症狀檢現症之狀態當一以誠意出之親切丁寧探究其病原行根本的治療不然不能誘起患者信賴之念也不特此也對

於待病之患者家族相見時宜鞠躬致敬諮詢時宜詳晰對答一切之起居動作須靜肅懇懃誠以醫師之一言一行均爲彼等所注目彼等之心胸因之而起一種之波動醫師之尊嚴與威權於此見之矣反是而醫師診病之際除病狀之應答外爲世間雜多之俗談於談笑之間行相當之診査是乃應酬世故者之所爲有損醫師之神聖有傷醫師之高風徒爲識者所笑也

四　冷靜之頭腦能下明晰之批判

冷靜二字非冷酷或不熱心之謂純潔冷靜之頭腦卽純潔而不混亂之頭腦也對於各事能明晰區別詳言之腦中常淸澈如水雖蘊蓄百事百般之思想秩然有序絕不紊亂也夫醫師之職業以頭與手爲之頭腦混亂手亦隨之而不能活動乃當然之事苟無冷靜之頭腦則對於數多之患者不能下明確之斷定不能有臨機應變之妙用如是而欲一絲不亂實行治療烏可得耶吾嘗考之醫師所處之境遇不問富貴貧賤不論老幼男女均須與之相周旋甲乙之智識不同丙丁之境遇各異某種之患者身體本虛弱某種之病人身體素强健醫師對之須逐一檢査加相當之治療以維持醫道之尊嚴故醫師之業決非容易之業也

五　果斷之勇氣能堅患者信賴之念

醫師之診察患者探求病原決定病名選擇治療之方法乃當然之事也行手術之際非有莫大之勇氣與果斷不可即診斷之際亦不可無此勇氣故果斷二字爲開業醫之祕訣即爲擴張業務之上策診斷之確定投藥之判別胥賴乎此設有一患者罹極複雜之症狀請求診治此患者已受數多醫師之診治卒未見效病勢依然如舊以前受診之醫師大抵無確實病名之宣告間或有之亦無奏功之治療終日彷徨於五里霧中後經親族協議來乞診察此時醫者之診斷最關重要此診斷之是非眞僞爲醫業盛衰之關鍵診斷果確可因之增加無數之來診者診斷苟僞求治者便有減少之虞此即祕中果斷之所以必要也夫診斷一事本爲醫師之最要問題日名醫日大家均視其診斷之如何以爲之判然複雜之症狀一時實難斷定躊躇逡巡經過於曖昧之中時或有險惡之症候來襲以致經過日益不良醫師之信用因之喪失醫師之職業因之墜落往往有之當此之時爲醫師者初診既屬不明求諸再診若再診仍屬不明當告以難斷之理由或紹介於他醫師或約他醫會診以謀豫後之善良此即果斷之所以必要也

要而言之開業醫之診斷宜抱雖不中亦不遠之宗旨欲百發百中勢有所不能然診斷之價值必須有完全之果斷力而始顯彼博士大家之診斷所以名高一世者卽此果斷之勇氣有以致之也

六　爽快之言動能與患者以快感

病夫常處於苦痛困憊憂愁與悲哀之間爲醫師者宜制止其苦痛安慰其困憊變其憂愁爲喜悅易其悲哀爲愉快乃吾儕之天職也家主或主婦罹重病後其豫後之良否關於一家之盛衰興亡愛女或愛子陷於重症兩親必憂愁萬端愛妻臥於病牀良人必苦於看護不論老少男女貧富貴賤家有病人未有不垂頭喪氣深爲憂慮日望醫師之挽救者此卽醫師之所以見重於社會醫業之所以爲尊嚴也人生世間擁資巨萬華衣巨廈出入車馬似足以極人世之樂事一旦輾轉病牀未有不陷於悲觀者也他若視死如歸目天地爲寄廬死生一任諸天命非大賢大哲曷克臻此常人患病則痛苦萬狀追懷往事默慮將來對於骨肉之前途一家之豫算尤爲悲慘故疾病一事實爲人生最不幸之事救此困阨復患者於健康乃醫師之天職仁術之名有由來矣夫應接憂愁困苦等之患者既爲醫師之天職

則醫師之言語動作宜使患者有爽快之感患者與醫師交接一次患者之精神上便受莫大之影響心身均有快感胸中一切之妄想雜念如暗雲隨秋風而俱去未服一藥精神上之疾病半已治愈如是始符仁術之本旨全醫師之天職也

七　緻密之思想足以減少錯誤

醫師之職業自根柢上學術上論之均爲一緻密之職業雖一事一物不可倉卒爲之由精及細由細及密由密及微方足以盡醫術之能事若流於粗慢輕率便爲墜落之基注意復注意周密復周密始能收圓滿之效果況醫師之學問技術其學習之初即經注意周密之教育與陶冶一旦開業後因業務多忙即流於疎略散漫是乃醫師自治力之弱點深堪浩歎者也夫生命最爲貴重患病後延醫治療原期挽回沈疴恢復健康爲醫師者若粗漏輕率或診斷誤謬或施藥失當非但不能治愈疾病反使其增劇醫師之信用醫術之尊嚴其有不因之墜落者幾希其他如遺失聽診器體溫器於患家等皆疎忽二字有以致之是亦足以墜醫師之聲譽不可不愼

八　溫和之容貌能使患者易於接近

病家延聘醫師時有備茶果款待以表其敬意者至於中流以上之家庭準備尤爲完

全棲息茅舍之勞働者小心翼翼惟恐失禮故醫師不可無誠篤親切之意以報之若徒自尊大睥睨一切不加禮於患者倨傲之態流露於不知不覺間非特不能博患者之信用反令病家起不快之感如是而醫業不墜落者未之有也據余見考之病家以厚禮迎接醫師當以溫容報之親切柔和自足以博病家之信賴蓋醫師當診斷治療之前出奇妙之手腕捕捉患者及其家人之感情是爲上策醫師之流行與否當於此卜之矣夫溫和之容貌雖本諸先天然使修養得宜容顏有莫大之變化貧窶之中亦有氣度雍容之人故容貌之溫和與否修養之工夫實足以左右之也

患者及其家人被病魔侵襲之後精神上懷莫大之恐怖外觀上有無限之憂鬱天地間足以安慰之者惟醫師而已祛莫大之痛苦惟醫師是賴起最深之沈痾惟醫師是望稱醫師爲神佛目醫師爲救主醫師對之宜如何溫和親切安慰其精神解脫其苦痛深體患者之意深合患者之心甚至醫師與患者之關係恍若親戚朋友中之最親密者終至患者之心意中以爲受此種醫師治療之後雖死無憾彼溫和容貌之魔力顧不大哉

九　偉大之自信力能生明斷

診察患者須診定其爲何種病症以實行其治療除去患者之苦痛使其達於全快之域此明決之診斷由於偉大之自信力而生夫自信力非貿然自信之意必學術技術精神力之三者並行不背始克有此有此則萬事可做無此則一事不能有爲若虛僞之自信力非自欺卽欺人也自欺者無知己之明欺人者有昧良之失市井醫師之所謂自信力大抵屬於此類可慨也夫吾之所謂自信力者從學問經驗上得來試述之如下

診斷之正當與否能自知之手術之得施行與否能判定之治療之能奏效與否能豫決之明乎此三種之關係業務上之自信力始克堅定診斷與手術及治療均得其當方有自信力之價値醫師之自信力關係於成績之良否人類之利害得失實大稍過一步卽有生命之危險故醫師之自信力最爲重要彼窮鄉僻壤之醫師對於此自信力之應用尤須注意若以盲信爲自信未有不遭失敗者也

十　謙讓之美德足令患者誠心敬服

强大之自負心在人之成功立業上有唯一之勢力以一往無前之銳氣規畫自己之事業皆此自負心之力自負心固爲社會活動上所不可缺然修養缺乏之人每有流

於不遜之弊一般醫師之自負心大抵爲誇張之變相與德義中之謙讓有反對之傾向自負心强大者謙讓之美德必缺乏孔子不云乎溫良恭儉讓以得之此種之格言實爲醫師所當服膺東亞之開業醫自古以來有一種之癖即對於患者有傲慢之風是也夫傲慢之風乃野蠻時代之陋習今日之醫師若不祛除之決不能望醫道之大行據余意考之醫師宜抱謙讓之態度不可稍涉傲慢對於社會公衆一以謙讓爲主并須知自己之業務在各業中最爲高尚不激不隨不亢不卑使一般之病者心悅而誠服也

開業上之主義

丁福保仲祜

開業上之主義。乃研究開業之問題也。開業上之主義有種種。且開業醫之中。有中醫。有西醫。西醫中有醫學專門學校出身醫。有大學出身醫。有教會醫院出身醫。因地位之不同。而開業之情狀各異。茲就吾人見聞之所及。記述於左。以供一般醫生之參考焉。

一　輕便主義

二　交際主義

三　妻君藥局主義
四　玩具義主之小兒科醫
五　藥品儉約主義之小兒科醫
六　討好主義
七　新藥主義
八　誇大主義
九　多忙主義
十　吹聽主義
十一　攻擊主義
以上之主義。惹人誹笑者。實屬不少。以下所述之主義。在開業成策上。略有價值。
十二　家屋宏大主義
十三　廣告主義
十四　平凡主義
十五　研究主義

十六　營業主義

十七　親切主義

十八　廉價主義

十九　藥價貸借主義

二十。分院主義

以上列舉之各種主義。加以說明。頗有興味。茲就吾人所見聞之事實。本春秋之義。振筆直書於現代醫風之革新上。當不無裨益世之開業醫諸君。其垂鑒焉。

一　輕便主義

不延。助手不雇。婢僕家事。由妻任之。自己則往來於藥室及診察室。萬事由一身爲之。倘有出診之請求。無論午前午後。利用其閑暇之時間。徒步趨赴患家。歸後自行配藥。費省而事簡。不與他醫競爭。每日診視十人。已極滿足。舊時之開業醫。大抵如是。時至今日。抱此種之主義者。較古代爲少。

二　交際主義

抱交際主義之人。較諸抱輕便主義者。稍有野心。何謂交際主義。出入鄰家。或薦以茶果。或贈以物件。不論老少男女。不問貴賤貧富。能施行其交際手腕之時。即實行其交際手腕自人情上以吸集患者。某之知己。某之朋友。或以書札紹介。或以詩詞表揚。考其目的。不外擴張自己之營業範圍而已。然此種之交際策。每誘起一種之苦痛。且不能不忍受之。其苦痛維何。即患者之不納診金藥金是也。蓋知己朋友所紹介之患者。藥價未納。乃其常事。然此藥價未納之人。又能紹介其他之患者。謂爲活廣告可也。抱此主義之開業醫。縱無偉大之功績。亦無過甚之失敗。其開業之情狀。頗形平坦。有斷然矣。

三　妻君藥局主義

醫師之內人。爲藥局生之代表。洵可笑可怪之事也。主張妻君藥局說之醫師。亦爲一種之輕便主義。不然。即爲輕便利益主義。該醫師之主張如左。

食料及月俸。每年約百五十圓。節省此百五十圓之資金。供置辦服裝之用。亦足以慰其妻君。

又曰。雇用他人。萬事內部之祕密。有暴露於外間之恐。

又曰。使用妻君。較諸使用藥局生。一年中所省之藥品。實大。

又曰內人自行投藥對於自家之不利益與利益有重大之關係故投藥之時尤爲親切

又曰藥價之徵收金錢之出入等無過誤無危險

又曰對於患者之應答較爲親切故其信用之度亦高

妻君藥局論者之主張如上之所述非不堂堂正正然有一利必有一弊自然之數也

妻君藥局主義善則善矣輕便誠輕便矣其如醫師之品位何內人而爲藥局生藥局生之代表往往易受患者之侮辱患者有因是而藐視醫師者節省一藥局生之俸金與食料收縮開業之規模是乃貪目前之小利忘永久之利益何足取哉

今日爲金力萬能之世界利用妻之惡弊非常盛行農工商無論矣各階級之人士莫不有利用妻之意向世界之趨勢若是良可歎也

四　玩具主義之小兒科醫

愚笨之小兒科醫奉玩具主義爲金科玉律試檢其診察臺及臺之抽屜內多數之玩具雜然陳列一以供來診患兒之玩弄一以維患兒父兄姊母之感情不可謂非妙策即自理想上論之診察小兒之時與以玩具可奪其眼目移其精神於他處乘此機會

以行其診斷蓋小兒對於醫師每懷恐怖之念哭泣呼喚每令醫士不能行正當之診察故小兒科醫之抱玩具主義洵爲診斷上不得已之舉職是之故一般之小兒科醫爲種種之娛樂的設備供來診患兒之玩弄以達其診察之目的若過爲鋪張聯絡病兒父兄之感情期來診者之增加是乃卑劣者之所爲決非博士大家之所爲也某醫士曰與以玩具固屬無損然病兒之母必須酬相當之謝儀。以上數語實足令人噴飯蓋與玩具於病兒亦足爲安慰患者之一道謂爲最善之美德可也若藉是而多納診金則有損醫德實甚是乃醫家之公敵吾輩宜羣起而攻之也。

五　藥品儉約主義之小兒科醫

抱藥品儉約主義之醫士曰小兒科之診治疾病能不用藥劑最佳重曹主義、酒石酸重曹水主義、硫苦水主義及鹽酸利莫那埡主義。皆本此藥品儉約主義而起。凡一切貴重藥品皆不用之。買十圓左右之西藥。即可開業矣。

六　討好主義

對於一患者。同時令其服數種之藥劑。既以水藥、散藥等爲主藥。令患者頓服。復以强壯劑、含漱劑、塗布劑、溼布劑等爲輔藥。令其兼用。患者往往不勝其繁。反投棄而不顧也。此種之醫師。患家延聘之後。一日中屢屢有二三次之覆診。患家之送迎甚忙。甚至病已全愈。患者已停止服藥。醫師爲食餌之養生計。倘每日往診。患者不得已出一謝絕之策。向來診之醫師曰。自明日爲始。鄙人擬造府求診。用巧妙之辭令。謝其診視。此乃余等所時聞者也。逢是等災阨之患者。曾語人曰。余病已全愈。來診之醫師必强余服藥。余舍謝絕其診視外。別無他法。

患者之疾病。自患者之自覺狀態觀之。病已全愈。自醫師之見解考之。不特病症未愈。且後日將起危險之症狀。勸其服藥。所以爲患者謀幸福。豈知患者所不好之事。醫師斷無强之之威權。此卽强制賣藥之所以不可久行。討好主義之不易博患者之信用也。

七　新藥主義

此種之主義。凡醫學專門學校出身及卑劣之醫學士。均極端主張之。不解世情之醫士。抱此主義者亦多。俗間稱此醫士曰三共醫者。蓋以三共株式會社所出之新藥最多也。凡用一新藥。均寫西文原語。對病人則侈述新藥之功用。爲從來所未有。藥瓶上

亦寫西文一以炫世人之目一以示自己之能以謀醫業之發達求醫道之大行也

八　誇大主義

誇大主義以誇張爲能事診察患者之際不論病症之大小均稱爲危險之症以驚愚俗治愈果速則自誇其奏術之神奇診斷之的中病若不治則謂病症之嚴重求治已晚雖投良藥不克奏效此乃患者之運命使然非余之過也平素僞裝醫病極忙之態每日來診者若有十人必告人以三十人每日若有二十人必告人以五十人每日若有三十人必告人以百數十人誇大其詞自贊醫道之大行時或談藥品之高價論器械之發明曾於某處與某醫對談指摘某醫之謬誤經余敎示指導患者受診之後果克全愈某博士爲余之友某大家爲余之知己虛僞復虛僞附會復附會爲自己廣告之資爲平素吹螺之具其狡猾卑劣之情狀識者見之可笑又可憐也抱此主義之醫師以中等之醫士爲多目自己爲偉人睥睨一切無是非之別無善惡之差如醉如痴終日彷徨於五里霧中有損醫界之尊嚴有傷高尚之美德良可歎也

九　多忙主義

多忙主義乃故示忙碌以驚愚俗之主義也抱此主義之醫師遇有請求往診之人必

曰今日延請往診者已有五六家尊處之往診今日有閑暇與否尚難豫料藉此以示醫道之大行往診之時必曰余今日往診之家甚多他家之請求在尊處請求之前第因尊處病症嚴重特提前來診陽以示診察之多忙陰以求診金之多給不特此也抱此主義之開業醫午後悠悠閑談或叩同僚之門或入親戚之家圍碁數局至紅日西沈燈火煌煌之候始赴患家往診以示忙迫之狀其奸計佞策可笑又可憐也患家經此第一回之往診後深信醫師明日之往診必在點燈之候豈知該醫師翌朝即行往診向患家曰患者之病不於余門診前診視恐至不救故設大言以恐嚇患者一診之後愴惶辭患家而歸悠悠朝食食事終結之後檢閱各種新聞紙當此之時診察室內尚無一來診之患者是非顚倒表裏殊異在有識者觀之乃一種極無道德之舉動在彼視之爲開業上唯一之妙策昔日有一醫師終日提藥籠馳驅市井之間一日之中必環經該市數次以表其醫道之大行此種之醫師謂爲抱極端之多忙主義亦無不可

十　吹聽主義

利用浴堂理髮店卜者車夫之類表揚自己之醫術是謂之吹聽主義

抱吹聽主義之醫師除上述之浴堂等外凡人類薈集之處足以喚起輿論可資流傳者均有利用之價值理髮店浴堂等無論矣如梳頭女婢終日往來於婦女間者頗足資吹聽主義之實行下而至於車夫亦可藉之以介紹患者此等卑劣之策實有損醫師之品位也

余嘗目見某市之醫師除新聞紙之廣告外雇用一人肩廣告紙而繞行全市此乃品格最低之醫師之所爲然其效力僅及於一市範圍甚小不能涉及數多之地方無遠大之成功有斷然也

十一　攻擊主義

攻擊主義以攻擊同業者爲主旨謂彼之技術不良謂彼之學術疎陋或謂某醫士抱金錢主義某醫士診斷錯誤散布種種之中傷說乘人之虛以擴自己之勢力是乃最卑劣最可恥之主義也抱此主義之醫師遇會診之時約一定之時間至時假稱多忙延不趨赴患家及至主任醫診罷回院始行往診或乘主任醫未至之前先至患家假託種種之詞暗諷主任醫之療治不良處置緩慢爲不得要領之言論使患家將信將疑以達其攻擊之目的也此種之醫師與同僚同業者相遇慇懃致敬卑辭厚禮絕無

自大氣象言詞之巧妙態度之鄭重實出吾人意想之外謂爲最狡猾之醫師亦不爲過

十二　家屋宏大主義

伊古以來一般之醫師大抵喜住宏大之家屋時至今日醫師之家屋宏大主義益行旺盛不論抱何等優美之技術具非常高深之學問苟家屋粗陋能風行一世者甚少縱使同業者尊重敬慕俗人則咸抱鄙棄之念社會上之所謂大家實即家屋巨大之意富豪巨紳之衡鑒醫師一以其家屋爲準家屋宏大擬爲碩士大家家屋粗陋便鄙棄而不屑道眞學問眞伎倆之存否均所不計職是之故近今之醫師大都注意家屋外部則美輪美奐內部則設備精雅令紳商士庶一見而起敬慕之感惟抱此主義之醫師誠實者少而虛浮者多也

時至今日有醫師必須具專門學問之傾向故揭示之上廣告之中均有專門字樣學問無論矣苟有專門字樣之揭示便足以招致患者職此之由昨日爲普通之醫師今日則爲專門家冠以皮膚病梅毒專門胃腸病專門等之名稱尤其甚者內外科小兒科產科婦人科等之專門名詞連翩記載其不爲有識者所嗤笑幾何哉要而言之此

等主義之流行爲開業難之表示卽爲生活難之自白開業難生活難之結果不得不歸諸流行難

十三 廣告主義

今日之所謂大家專門家或爲社會人士所深信之輩大抵抱此主義故當今之時代實爲新聞紙最有勢力之時代也惟新聞紙之爲物善用之有莫大之利益及於社會不善用之有莫大之弊害及於社會其利害得失不相償之處甚多此一定不易之理也

每日檢閱各種之新聞紙各醫院病院之廣告與新書藥劑之廣告非常繁多新聞紙之廣告欄幾盡爲醫師賣藥及書籍三者所占有故大都市之二三新聞紙特設醫院病院之廣告一欄以供專門大家之利用開一種之財源然資力缺乏之開業醫雖知廣告之有效不能實行深可惜也又新聞廣告之利用有一注意之點卽具相當之資力實行廣告但新聞廣告之通弊當廣告繼續之間能收十倍之利益廣告停止便有自已業務隨之停止之現象職是之故乏資力財源之醫士若濫用廣告便爲失敗之基不可不愼

十四 平凡主義

急欲求得反不能得急欲成功反致失敗若不漸次進行縱使一時盛行不久即將失敗此乃平凡主義之要義也抱平凡主義之醫師有老練之思想不汲汲於求功不孜孜於祿利醫道之盛行與否一任諸自然之數由序漸進由近及遠較諸終日疲於奔命不憚煩勞者不可同日而語易言之抱平凡主義之醫師謂爲有自知之明可也平凡主義在普通開業醫目爲成功之祕訣拳拳服膺其作事之狀態恍若牛之步行一步復一步不過於汲汲不失之遲遲縱使無偉大之功業亦無不測之失敗洵萬全之處世法也

抱平凡主義之開業醫每有一種之弊即悠悠自適故裝君子之風對於疾病之診察絕無熱誠來診者之少悉歸諸運命醫道之大行非人工所能致是乃平凡主義之流弊抱平凡主義之醫師不可不愼

平凡主義之醫師嘗曰自已之學術與伎倆不過若是與現在之地位亦屬相當若欲達以上之地位乃余之慾望非分內應有之事

以上之自覺乃平凡主義之特長有此特長之醫師起臥於田園者最多行道於生存

競爭非常劇烈之都會者較少時至今日利益主義盛行抱利益主義之多數醫師中間有抱平凡主義是亦一可喜之現象也夫平凡主義非無能之意亦須有相當之學術相當之伎倆見識保持自己之所信以博最後之勝利來者不拒往者不追聲譽之發揚地位之升降一任諸自然對於自己之業務核實經營對於他人之毀譽置若罔聞此等之醫師可謂深得平凡主義之眞義矣

十五 研究主義

不通世故不解交際之道不悟患者之心理專偏於學說之一方面涉獵各種之新刊書耽讀雜誌醫學上之新智識惟恐不知終日孜孜於案頭是乃研究主義之流弊也抱此種主義之醫師診察之患者爲其試驗品治療之病症爲其研究之材料弊害叢生受診之患者因是而遭莫大之不幸往往有之夫以外來患者爲自己試驗之具在社會上道德上人權上均爲一重大之問題蓋學術上之研究在國家及社會特設機關以備一般之學者達其研究之目的至於開業之醫師具一種營業的性質受相當之報酬藉此爲衣食之資如是而以患者爲試驗的研究的材料烏乎可耶無完全之設備無深奧之學識於人命救護之名稱下爲不得要領之試驗其罪實不可恕搜集

一知半解之原語論述似是而非之學說以欺愚俗以弄世人其居心實不可問不特此也以研究主義相標榜以理想的診察爲能事此乃研究主義之通弊也夫研究專門之醫師受國家之相當保護於各方面從事研究將研究之結果公諸於世指導普通之醫師力謀學術之進步市井開業之醫師據專門醫師之學說以穩健之手段從事開業如是始得研究主義之眞義要而言之普通開業醫之抱研究主義大抵爲不通世情之幼稚青年醫之夢想若四十五十之市井開業醫以研究主義相標榜社會人士未有不受其害者也

十六　營業主義

醫師亦一種之營業一種之商業平素所售賣者爲技術與勞力國務大臣亦不過爲國家之公僕得相當之報酬此外如軍人之效力疆場船子之乘風破浪不外求相當之報酬市井醫師之開業亦何獨不然吾嘗思之世間之魔力惟金錢最大醫師爲求得金錢計營人命救助之職業此卽營業主義之所由來也

今日之世界爲金錢萬能之世界蓋社會上一切之活動惟金錢是賴人生之衣食住乃金錢之異名衣服之必要卽金錢之所以必要也食事之必要卽金錢之所以必要

也居住之必要亦卽金錢之所以必要也世間之物無有如金錢之貴重人類之生存非金錢不可爲金錢而生爲金錢而死爲金錢而活動無金錢便不能活動果如是說骨肉知己朋友之關係均將消滅無金錢便無道義人情義務卒至人類之生活爲性慾生活爲一種之野獸生活要而言之金錢之勢力至今日而極大彼唱金錢萬能主義者職是故也

設有一患者請求治療診金五十圓全治之後若謂是人之生命以五十圓買得之不可也自商賣主義上論之謂爲五十圓買得一命固無不可然此非金力之偉大乃人力之偉大也要之營業主義可稱爲現代生活之半分倘目醫師之業務爲絕對的商賣是失醫業之眞意侵醫業之神聖惟市井之開業醫不知天地之大道不解人間之社會的道義的交涉目醫師爲技士醫業爲流行品藉此爲牟利之資依此爲衣食之具則謂爲等於商賣可也

十七　親切主義

以親切主義相標榜者可分爲二種一以利他爲本義一以自利爲主旨今日之親切主義大抵爲自利之親切主義易言之乃本諸自利之利他的行爲以自利爲後利他

爲先之醫師亦絕無而僅有也夫自利的親切主義果何如乎約言之以自利爲標準之親切爲先以利他爲後其先後固屬不同苟其結果歸諸親切亦屬無妨然以自利爲標準之親切主義以利他爲本旨之親切主義其根本上有黑白雲泥之差據余意考之不問其以自利爲標準以利他爲根本倘自利與利他無先後之別於同一之關係中圓滿行之便可稱爲眞正之親切主義夫利他的行爲爲博愛爲仁之極致卽爲人類至情之流露無須殺身以成仁也若必欲殺身以成仁仍不免於不仁不殺自身不傷他人以慈善之心實行職業卽醫師之仁術若爲牟利計而親切當有求於他人之時而親切此等之行爲遭有識者之嘲笑乃必然之結果也夫醫師之親切主義乃流行之原動力自利與利他不過言語上之區別對於利益問題苟度外視之則親切主義之目的果安在哉今日市井開業醫之所謂親切主義大抵爲自利的親切主義對於患者親切服藥可久來診之患者增多醫術日益流行故親切二字乃醫師根本上之自利的行爲易言之醫師對於患者之親切與妓女對於嫖友之親切何異此種之親切乃虛僞之親切阿諛的親切親切主義不出於虛心平氣之間不本諸自然之至情卽爲僞善卽爲虛僞卽爲自欺欺人之舉動不論其如何巧妙專恃親切二字而成功者余未之

聞也要而言之爲醫師者苟明乎自己職務上之責任謂爲最適當之親切主義亦無不可

十八　廉價主義

市井之醫師常遇中流社會以下之患者往往抱此廉價主義故小市街及田園之醫師抱此主義最多時至今日百物騰貴四民之生活均極困難勵行廉價主義最爲適當故廉價主義不特與患者以便利卽醫師之成功上亦極佳妙此乃一般醫師所共認者也近今之送診施藥等實不外廉價主義之理想的變形廉價主義之勵行關係於醫師之品位彼送診醫師藥店共同診察所之林立市街皆爲廉價主義適合社會之左證開業之醫士藉廉價主義而成功者實屬不少又此廉價主義在普通開業醫士爲最適宜之方策蓋下流社會之勞働者求診於藥價現金主義之開業醫實非易事一日所得不過七八角以之支一家四五人之生活處今日物價昂貴之時代大非易事一旦患病欲受廉價之診療乃自然之趨勢也

進而論之不特下流社會之患者卽中流社會之患者決無望物價之昂貴蓋喜低廉而惡高價乃生活上共通之慾念患病之後受普通開業醫之診察假使甲乙兩醫之

技術相同惟診金各殊則患病者必趨赴廉價之醫院一週間之醫藥費可支十日之久人所共喜以廉價主義爲利器之開業醫卽利用此慾念况是種之患者對於技術巧拙學識淺深等之諸問題均所不計悉視藥價之高低以定醫師之如何爲醫師者深知是等之心理遂抱極端之廉價主義萬物均以低價出之自己之品位人格不暇計及以來診者之多爲唯一之目的治療上之責任奏效之如何悉任諸自然濫發診斷書或簡便之死體檢查表苟有利可得不論何事均可承諾是等之情狀謂爲賣藥主義可也謂爲集金主義亦可也至於理想的廉價主義實行非常困難決非區區之開業醫所能企及也

十九　藥價貸借主義

貸借主義大抵地方土着之醫師行之至於生活問題非常切迫之大都會難見諸實行此主義較諸前述之廉價主義稍覺高尙然都會之細民一個月內境遇上有顯著之變化遷移之事亦多表面上名爲貸借實際上等諸施療此非醫師之無功德心爲自立計不得不行現金主義不然不論資本如何充足之醫師決不能久持也至於田舍間之開業醫則不然醫師與患者均爲土着故能實行貸借主義以擴張自己之勢

力範圍此藥價貸借主義爲醫師者苟能忍自己之不便而力行之實爲萬全之策在表面觀之爲患者謀便利自實際上考之爲醫師得永久利益之基礎苛論之乃先與而後奪之之策也然行此種之主義必須有靈敏之手腕不然縱使患者盡爲土着與者甚多而奪得者甚少故行此貸借主義之醫師須有明識對於患者之人物家庭之狀態生活程度之現狀一一勘破之如是始可增實際之收入無意外之危險此卽貸借主義劣於現金主義之點也要而言之貸借主義與現金主義之利害得失如左之所述。

貸借主義之醫師須備左之條件。

（一）開業資金宜餘裕至少能支持一年或半年間之生活費

（二）於一地方開業甚久之醫師或土着之醫師

（三）自開業之初卽實行貸借主義不論何處均克繼續

（四）中途變爲現金主義便爲信用失墜之原因貸借主義之醫師須深悟此理

藥價現金主義之醫師須知左之情狀。

（一）現金主義雖無須多額之資本然欲得數多患者之來診亦屬不易

（二）來診之患者大抵位於中流社會與下流社會之間

（三）提出謝儀之患者甚少

由是論之醫師宜抱二種之方策卽分患者爲甲乙或甲乙丙丁之數種惟區別患者之時待遇上不可因上下貧富而有區別須區別於心意之中詳言之此甲乙丙丁之四種患者中一患者之損失以他患者之收入補充之假如有二十五名之患者其中未納藥價者有五人則計算之時便以二十人計算此五名之藥價未納患者在醫師營業之盛衰上有莫大之關係爲醫師者不可不深悟此理何則蓋未納藥價之患者吾人若疎遠之彼必設法攻擊誹謗交加有種種之妨害的態度醫業之盛衰上遂受其影響故爲醫師者對於是等藥價滯納之人目爲一種之活廣告其未納之藥價目爲一種之廣告費故示優容令是等之人出而爲吾輩譽揚君子以義小人以利下流社會之利用動之以利是爲上策此乃關於流行之祕訣也

二十　分院主義

開業醫有保守主義與進取主義之二派分院主義之醫師乃抱進取的主義擴張的主義侵略的主義之醫師也分院之開設縱使因本院閑散之故亦爲進取的主義然

此種進取的主義未必盡收良好之結果細考之本院有衰微之傾向遂設法活動於他之方面廣設分院自表面觀之乃擴張的自實際上考之乃消極的也本院之來診者非常繁多爲便遠來之患者計於他處設一分院使患者得就近受診易言之即本諸醫師與患者兩便之理由而設之分院乃最有力之分院惟多設分院每令本院衰弱故藉分院而成功之醫師非常稀少其詳細之理由如左之所述

(一)設分院之時患者之腦中每有因本院閑散而設分院之觀念

(二)受分院之治療遇重大之病症偶有不合便有不利益之事及於患者

(三)延聘他醫師代診則不能滿足患者之希望患者不信賴醫師之念即由此而起

(四)因器械器具之不完備有失信用

(五)患者之思想中每有分院係一時的開業非永久的開業之觀念

以上五項乃普通開業醫設立分院時之大缺點欲補救之非常困難此即分院難期成功之原理也假令本院之營業非常繁昌隨各方面各地方之需求及醫師之便利而設立分院其缺陷之點仍屬不少此乃實驗上所證明者也今試舉其一二之點於

左。

(一)雇用醫員從事院務。非院長診病。不能滿足患者之慾望。

(二)本院醫道盛行。分院之出診時間勢必短縮。

(三)分院之結果。時間與勞力有多大之缺損。即追二兔而不得一兔之事。往往有之。

要之分院主義。奏功者甚少。缺點甚多。可斷言也。自各方面考之。與其多設分院。不若集全力於一所。熱心院務。醫師與患者兩有裨益。故分院主義。實非名聲卓著之醫師所應抱之方鍼也。

衛生之閱歷譚

英國梅滕更著 甯波陳志莊譯

人必有健全之精神而後足以肩天下之大任創天下之大業定天下之大變犯天下之大難於以享高年而膺厚福庶無負蒼蒼者之生我否則志欲直前而力有未逮樂未克享而苦已飽嘗亦可悲已是以鄙人來華越三十三載凡衛生之要不獨對於行教之士謀增進其幸福卽對於普通士民亦深冀其同登壽域而均沾康樂之休也鄙人不才竊願以數十年一己之所閱歷者爲閱者諸君約略陳之蓋自鄙人學業時代至今其醫學之進步殊令人不可思議緣迭經薛伯生、Simpson 烈施德、Lister 盼思秋 Pasteur 諸名醫之各出其新學說改革醫學之理論變通各科之療法減輕病人之痛苦發明延生之祕旨智識新奇皆發前人所未發而試與五十年前之醫士互相討論有不爲之詫怪而悅服者哉大抵醫學之進步其裨益於生命之安全者不獨行教士爲然卽凡人亦莫不皆然而要之深信不疑者則惟有吾行教士耳蓋醫學一道對於心理殊有密切之關係故醫家亦有心理療治之作用何則形式上之痛苦固非醫藥不爲功而幻想上之痛苦必非醫藥所可恃而心理療治之問題起焉昔有一童子息蘋果樹下某行教士過之見其若不勝痛楚然詢之則泣曰吾嘗食未熟之蘋果覺偏體不快甚。行教士曉之曰。非也。乃汝酸果之感覺未忘。故幻作是象耳。童子因之而恍然悟。而痛楚亦若盡失。以是知心理之作用甚大也。鄙人在杭行醫。體察已久。凡病人對於醫士有滿足之信心者。則所施之手術。亦能收完美之功效。故篤信醫士。視篤信藥物。而獲益更多。衛生一道。何獨不然。在行教之士。固當屏除私智。而取法提摩太。以爲謹持一身之計。且對於同事之病人。亦宜堅持信望愛本旨。殷勤調護。隨時探望。俾病人得達於回春之地步。而仍葆全其心理。卽爲普通人民計。亦必遵信醫士之指導。始得享健全之幸福。雖衣食住三者。爲事甚微。而其所關則甚鉅。一經衛生家注意及之。覺食不必大烹鼎養。而以適口爲已足。衣不必花團錦簇。而以稱體爲得宜。居不必高堂華屋。而以容膝爲易安。久之神足於中。形充於外。於以肩天下之大任。創天下之大業。定天下之大變。犯天下之大難。享高年而膺厚福。不亦美乎。厥端維何。謹述其事如左。

(一)食物　人類之生存於世。欲得身體之發育健康。必首資乎食物。惟研究衛生者。於食物一道。品不在珍奇而在生熟之及時。簋不在豐腆而在烹調之適當。否則五鼎日烹。萬錢一箸。徒誇富侈。何補形神。反不如紅莧紫茄綠葵翠薤之較爲悅口也。且食。

物之於身體如薪之於爐能在人體中行化學之作用其益有四。一能生精力。二能補消耗。三能增新腼。四能助體熱。人身又如汽機然惟在各節之聯絡方能和動操作故汽機賴然料與空氣化合以生動力人亦賴食物與空氣化合以生精力而各部分又須光滑潔淨庶無礙動作之功用此則在分配之得宜矣蓋養生之料固不可不足而與消化之關係亦不可不慎誠以過少則精力不增而形容必爲之消瘦過多則消導不及而腸胃必處其損害是以人身之健康與否無異汽機之於然料其運行之靈鈍全視司理者之分配合宜與否以爲衡然外入必需之品其權衡不可不審而天然之新鮮空氣則不必以過度爲患此固蒼蒼者之所以爲人除舊生新而增益其健康者也茲試更舉與食物有連帶之關係者數端詳言之即運動食物之配合進食之時刻食水等是也

運動　人身必恃外物之滋補。前既詳言之矣。然僅此物質之供給。而不爲適時之運動。亦非衞生之上策。蓋人之於運動也。能使血液循環充旺。迅於排除體中之廢料。而增長其新力。故不獨肌肉之豐美適觀。而精神亦爲之一振焉。反是則肌肉萎縮。而精力頹敝。雖存軀殼。何異行尸。顧或謂少壯者血氣方剛。可以任劇烈之運動。而中年以

上之士。血氣就衰。似力有所不逮。抑知球戲、步行等之運動。未嘗不輕便宜人。如能緩轡游行。亦足誇精神之矍鑠也。

食物之配合　單種食物。不足敷身體之營養。如偏嗜肉食。則氰質多而碳質少。偏嗜穀食。則碳質多而氰質少。均非衛生上之所宜。是以食物雖爲滋補之必要。而尤貴配合得當焉。大抵穀食雖爲每日必需之品。而亦賴物質中富有氰料。如豆及魚肉等有以副之。庶乎調劑得宜。而不致發生腸胃之病。蓋華人往往富者則日饜膏粱。貧者則長甘藜藿。各有所偏。而疾病則因之雜出焉。及病至而求藥以治病。何如慎食而無病以怡神之爲得乎。吾人尋常之食品。不外肉與麪包、脂肪等物。而復以山薯、蔬菜、乳餅佐之。誠取其易於消化。而有裨營養也。近世頗提創素食之說。以爲可以修養靈性。而得却病延年之助。抑知血肉之滋補。爲醫學家所公認。西諺有云。不進肉食。無異自食本身之肉。其害雖未必若是之甚。然其有損外體。而必呈育道阻滯之病狀。則斷然可言者也。故吾以爲素食亦非衛生之善策。

進食之時刻　飲食宜有定時。相間亦不可過久。設日食僅二餐。則相間過久。而有礙於健康矣。鄙意每晨宜先進開水。服貴林三釐。然後於八時左右進早膳。十二時半進午膳。四時進茶點。迨工作既畢。約七時半或八時。可進正餐。又如飲食之法。食則宜細嚼緩咽。而飲料則以少爲勝。食後須靜坐片時而始就寢。至於食物之保護。尤當注意者。爲蚊、蠅之類。切不可使之吮食。蓋微蟲類之不潔者。莫蚊、蠅若。如一經其吮食。則汚穢之傳染至速。故蚊、蠅二物實爲百病之媒介。若酒醇則不獨非養生品。且亦非必需品。以不飲爲妙。惟病人若經醫士指示。方可按分劑酌給。而不能任其性之所嗜。致有傷害。

食水　水中含有微生物最多。華人又素不講求濾飲之法。往往因食水而釀成種種之疾病。故食水一端。實爲現今中國各城市最重要之問題。其已設自來水機如上海者無論矣。凡未設自來水之處。宜備水櫃。築水池。並開掘儲藏淡水之井。如是則水由夙貯。氣味清潔。凡胃滯、痢疾、泄瀉、傷寒、癨亂各症。必可減少。尤要者。凡供飲料之水。必以一再濾過者爲最佳。暑天飲料宜稍富。若常飲檸檬水。且可增腎部濾洩之功。而袪除體胴廢料。以保固有之溫度云。

(二)衣服　衣服非徒爲人之裝飾品。亦所以防外氣之感觸。而保其體溫者也。故吾人之所當注意者。必求其清潔稱體。而不在花樣之及時。大概製服之要點。其原質宜輕而鬆。宜薄而多微隙。使空氣易於透入。汗氣易於洩出。乃爲合用。故絲織品雖柔且輕。而非熱之良導體。毛織品容水量甚大。能吸汗而不覺其溼。然亦不良於導熱。棉布之類。雖於導熱爲良。而容水頗少。汗稍多則徧身皆溼。一轉瞬而又貼骨如冰。易受感冒。麻之導熱。較棉爲優。惟宜於盛夏。而不宜於他時。亦猶毛織爲最美之衣料。宜於他時。而不宜於盛夏。要在擇時而用之耳。若夫衣服之色質。亦當加以研究。俾得解阻光綫。而致陰涼。其法當用內紅外白而黑居中。如製外服。則以白爲表。以紅爲裏。以黑爲襯。如是則可由科學而得非常之涼爽。凡頭項脊梁等處。若以此三色護之。必可避光綫之激射。至所用之織。若以三色製成。尤遠勝於 Pitch haf之帽也。要之衣服一道。當天氣改換之時。老幼兩種人。尤宜加意防護云。

(三)居處　人之需乎屋宇也。所以防風雨寒暑之侵傷。故土地宜乾燥。容量宜適當。空氣宜流通。流通空氣之法。可於房屋之上下。各開小窗。一則可以使碳氣洩出。一則可以使空氣流入。人居乎其中。必可以獲精神上之暢快。而此等小窗。尤以常開爲宜。惟勿令光綫透入而已。若夫寢室之窗牖。亦宜晝夜常開。以流通乎空氣。蓋人之於空氣。猶魚之於水。有不可須臾離者。屋之四周。尤宜多開水溝。以免行潦停積。有發生微蟲之害。園中隙地。則多栽花木。可以吸收碳氣。可以怡悅心神。其爲益尤大。至於庖湢圊溷。固貴各得其所。時以灑掃而一言以蔽之曰。必求潔淨。蓋潔淨則一塵不生。而凡足爲吾人健康之蟊賊者。皆無從伺隙而乘矣。

閱者諸君乎。欲享高年而膺厚福。以肩天下之大任。創天下之大業。定天下之大變。犯天下之大難乎。如曰欲之。必當首除吾人之大敵。厥敵維何。其名曰稚與離。專伺吾人可乘之隙而侵其肌膚。蝕其血肉。甚且戕其生命。其種甚繁。防不勝防。凡有不潔者。無論爲食物。爲衣服。爲居處。彼即據其中而牝牡。朝夕。長子。孫焉。即以蠅一種計之。每月能生五萬萬 500,000,000 個云。故衛生之道多端。而必以滅稚離爲最要。滅之之術。至衆而必以潔淨爲第一。尤有心理上之衛生。敢謹舉數言以爲獻。曰作事宜審愼。一己之才識能力與經濟。曰存心宜制服。一己之嫉妒猜疑與嗜好。曰遇逆境。宜和而忍。見細故。宜寬而恕。如是則天君泰然。而百福駢集矣。

蠅類與衛生談

丁茂水

時屆夏令。各種疾病。最易發生。近世醫家。均謂此種疾病。爲稚（即微生物）之傳染。而究其導稚者爲何物。即蠅類是也。故凡受導稚之禍而死者。何可數計。則蠅之爲人害。

固可篤信無疑矣。茲特舉其歷史以貢閱者研究焉。

大凡蠅之發生地端賴腐敗魚肉、朽爛蔬菜及牛溲馬糞與夫人類排洩物。爲蠅類誕育之母。而其遺卵每次得一百二十至一百四十。以一夏季而論。每蠅遺卵必十餘次。每次長成之蠅。又復生子。如母蠅之多。循環誕育。必將蕃衍至九百餘萬之多。至其卵之形狀。長約十六分寸之一。遺卵後。約經八小時。孵化而成蛆。即以產生處之穢物資爲飼養料。夫在此期間中。却與人類有益。以其能食去穢物。無異清道夫之掃除淨盡也。迨逾五日至八日。蛆身外皮漸見堅硬。化而成蛹。不食不動。經五七日。破蛹而出。而蠅之孵化已畢。計其時日。自遺卵以至成蠅。至少亦須旬日。若先事防維。似尙易易。乃有知其生長汚穢。恬不爲怪。一任其到處繁育。甚至滿堂滿室。所在皆是。即食物之上。亦得隨意棲止。不加防檢。噫、何世人憒憒有若是之甚耶。

如試以顯微鏡細驗蠅體。則其翅足之間。但見徧沾汚穢。苟食物經其棲止。則留穢勢不能免。人苟誤食此種食物。胃腸必沾惡疾。泄瀉、瘧痢。悉無倖免。惟嬰孩則受害益甚。如一乳瓶。經蠅棲止。未及察覺。而嬰孩仍食之。必釀成不可救藥之重症。每一年中嬰孩寃死於是者。要不可以數計焉。夫蠅性嗜逐臭。凡百穢物。皆爲所嗜。即人之排洩物。

亦必麕集無遺。至若痰涎、糞溺。尤爲其所篤好。且藉爲滋養料。而傳染疾病。實基於此。故其吸人之排洩物時。苟所遺者。爲一病人。則必含蘊疾病之穉菌。經其育道。迨後棲止食物。病菌又隨蠅糞作過渡。人苟誤食入腹。無異種痘引苗。藝花撒子矣。大凡所傳染之症。如瘟熱症、癨症、痄症、痢疾等。皆因此而密布。卽可畏之肺癆症。更以蠅爲媒介。而非常延害。夫肺病人之痰涎與排洩物。均含一種癆䗈。爲肺病根源。蠅則吸此痰涎。遂使癆䗈借其育道。爲販運場。苟此蠅糞沾於食物。而癆䗈仍生存如故。人若誤食此種食物於腹。則肺病中又添一枉死鬼矣。

路德醫學博士。嘗研究其理。故知蠅吸食肺病人之痰涎。則其糞內所含癆䗈。經十九日之久。尚不萎死。可不懼乎。且蠅之足以爲害人類。不特其所遺之糞。卽其翅翼、身體、口吻。亦能傳遞病菌。而蠅足尤爲傳遞病菌之利器。如用顯微鏡詳加考察。惟見其足上有兩鉤距。距之下。空若覆盂。又有兩墊承之。墊含黏性質。故其足能行於光滑之玻璃面。並倒棲於物下。以其有黏液故也。所以種種之病菌及寄生蟲。亦黏於足底。而到處傳布。有某醫學家。就一蠅足而研究之。已知一足之微。可黏病菌六百粒之多。每年人之死於蠅足之傳染物。較每年戰死沙場者。尚多百倍。故謂蠅之殺人。遠過鎗彈。斯喻也。殆非彼醫士之虛言。

當美與西班牙之戰役。軍營中忽發現疫症。傳染極速。推考原由。皆由蠅類所傳遞。故布散速於置郵。此一證也。又一千九百零六年。奥京維也納城之醫學報。曾誌一事。堪以發明蠅害。略云一嬰孩生纔九月。忽患熱症甚劇。左眼角現一細痘。似已經六七日者。越二日。竟成痘症。醫者僉稱不解其故。後經細查。始知由蠅所傳布。以孩家對門。係一醫院之痘症部也。又一千九百十三年。慈谿城中。正値夏季。忽發現類似霍症。一日於黎明時。一人曾患吐痢來院。請診求治。旋赴病家。見病者臥牀。排洩之物。甚屬汚穢。且屋宇陋溼。青蠅會聚穢物。此境此情。目不忍覩。當時卽導以除蠅之法。及言蠅之爲害。彼猶以爲不經。予卽捕一蠅。破其腹。以顯微鏡察之。確驗此蠅所食。卽病人之排洩物。方恍然大悟。然家中人口已五去其三。復經予往病者鄰家。捕得一蠅。如法試之。始知卽自病家飛來。苟不加防檢。則各處傳布。無有已時。可知蠅害之鉅。殊爲危險。惜吾國未嘗加意耳。近來美國各界人民。一交夏令。卽合力袪除。不稍忽略。所用方法。雖各處不同。大概由報紙鼓吹力爲多。則其證明蠅害。不遺餘力。俾人人咸知應袪之理。更由地方衛生部。扶掖於後。撰成簡明照帖。詳述蠅類發生處所、寄息處所及受害之如何劇烈。使之家喻戶曉。務各滌除家庭汚物爲止。復又示以驅滅各法。語極淺近。雖婦穉亦可通曉。卽各地垃圾桶。每間二日必傾洗一次。其餘類此事項者。皆逐件規定。如或藐違。嚴罰無宥。且各處復派部員四出調查。見有穢物。立卽迫令掃除。更以消防藥水澆灑其地。法至善也。

亦有地方報館。懸賞雇人。扶同居民。設法祛除者。而當地之衞生處。則明定賞格。依獲蠅之多少爲等差。可將死蠅封固前去。由其檢核數目。給發獎款。自數圓至十數圓不等。又恐衞生處與報館不甚措意。更由各學生組織童子軍隊。專事殲除飛蠅。在此一大隊中。又分爲數小隊。各行各職。或任滌穢。或任運棄穢物於遠處。或任檢查。或任消防。派定地段。一體進行。凡此種種辦法。已覺無微不至。故美國之蠅害近已大戢。更越二三年。吾料其可無孑遺矣。或詢以祛除之法及如何防室內之蠅擾。答曰。欲除室內蠅類。必先堅閉門窗。熾爐炭而注以[火非]醇酸二十點。使酸素化氣騰溢於室。蠅可被薰暈斃。或以波斯殺蟲粉。堆一小尖垜。點火徐徐燃之。煙布室中。蠅亦僵跌。可掃集而投諸火。又有捕蠅之網。以冪窗。所用之鐵紗製一楕圓形網兜。徑約四五寸。長約六寸至八寸。連以二尺長之竹竿。持以捕蠅。甚爲便利。又以黏蠅紙黏之。(今上海各藥房亦有出售）毒蠅之藥。福美林爲最驗。約用藥粉八匙（卽八錢）化清水一磅。用時儲藥於玻璃瓶。瓶口須稍令缺碎。倒置於盆內使瓶內藥水徐徐從缺碎處漏下。另將引蠅之糖食等置於瓶側。蠅來集食。觸藥立斃。且水逐漸流出。盆中不卽乾涸。可無時刻增添之勞。如家畜貓犬禽鳥。恐致誤毒。可隔以鐵絲網或罩蓋之。惟於人無礙。雖孩童誤入口中。不致受毒。

又有捉蠅籠者、以鐵紗卷一圓筩。高一尺。徑八寸。另以鐵紗一片。卷作圓錐形。底徑與筩徑相稱。連合一處。復作一圓錐形之套。套筩底。其錐尖處。開一小孔。大小恰容蠅之走入。內儲食物引蠅飛近。使之可入而不可出。如能各處倣行。則蠅種自然滅盡矣。更有一器。於飯鋪及廚竈。頗爲靈便。法以洋鐵皮作一水槽。闊四分寸之三。深亦如之。中滿儲火油。置窗檯間。蠅飛近窗。爲火油薰灼。卽跌入油中。以蠅喜棲集窗紗。覓空隙鑽入室內。可以烞醇酸一兩。注入一磅火油內。擦抹紗窗上。免致棲集。若以此種溶合液置於噴霧器。噴灑垃圾桶上亦妙。但不如移桶戶外爲尤佳。或於桶蓋置一捕蠅桶或籠。籠製簡便。價値甚廉。大可多備。分置桶上或窗檻。阻蠅溷入。否則雖飛入一蠅。卽有種種之擾害。居家者不得以微細而忽之。

蠅由汚穢中生殖。但能到處潔淨。卽無虞其繁育。然蠅之發生。亦有自馬糞中來。故鄰居遇有馬棚。必時噴消毒水豫防之。消毒水卽提淨柏油時所得之木醋酸。（卽俗名臭藥水）用之極驗。且不引火。與火油功效正同。而無其危險。

總之不潔物品。不僅朽腐草木、變壞蔬果、死禽、斃獸、餒魚、敗肉。爲母蠅殖卵之相當地。卽如破布、舊絮、碎紙、殘薪。一經潮溼霉爛。均爲孕蠅之胎。凡屬汚物。必消除淨盡。至於病室之蠅。更宜祛除淨盡。免爲傳布病菌之媒介。卽一應食物。亦宜勿使蠅近。猶必多製圓形鐵紗罩。密蓋防護。不可消涉大意。置之不防。

吾國每屆夏令。人之死於瘧痢、癨症、瘟癥等症。不可勝計。其致病原因。甚爲複雜。或因飲水不潔。食物不謹。居處不淨。在在皆堪召害。然由於蠅之傳遞病菌。貽害衆生者。未始非又一特別之點。祇以吾國人素昧衞生。不明格致。雖深受其虐。而終復漠然相置焉。矧夏日天氣炎熱。各種病菌。發育方盛。一不經意。卽易受害。矧有蠅類爲病之媒介。四處飛行。傳布疫疾。何可不先事防維。不然。死亡相繼。輒爲蠅殉。殊可傷已。然古稱靑蠅爲弔客。似已深致誡愼。卽吳中諺語有寗食蟻身百毋觸蠅足一之說。亦非絕無所覺。顧明知而故昧之。奚啻惡生樂死哉。予選譯是篇。知吾國人之寃死者。已不知幾千萬人。是以一再丁寗。不憚煩贅。敬告閱者。欲愼夏令之衞生。而防患於未然。要必以袪除蠅類爲急務也。

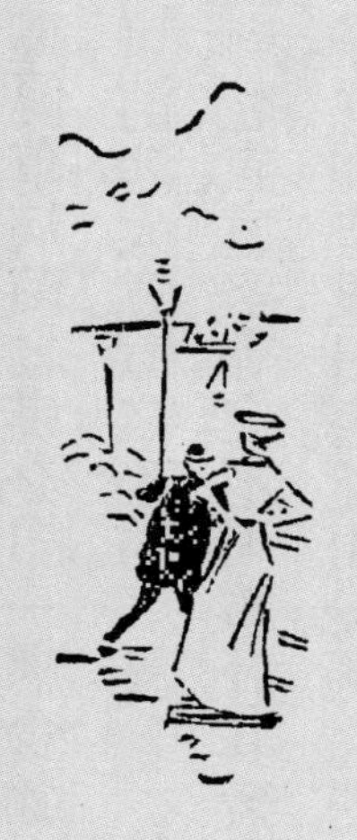

問中等體格抵抗疾病之力如何。

答中等體格之人其外貌似柔弱而對於疾病之抵抗力則確與其外貌有大不侔者。

問何故須診體質。

答醫師觀患者身體之一般構造狀態後即可見其某某狀態易罹某某疾病也。

問往時醫學上分體質爲幾種。

答往時分體質爲四種。曰多血質曰黏液質曰膽液質曰黑膽液質。

問現今醫學上分體質爲幾種。

答現今分體質爲四種。曰肺癆質曰卒中質曰神經質曰腺病質。

問肺癆質之特徵。

答全身之構造薄弱皮白顴赤頸長眼大胸狹小或扁平是爲肺癆質之特徵。

問卒中質之特徵。

答全身富有脂肪質骨格筋肉均肥大頸短而厚肩高而聳其外貌雖甚强健而身體略爲運動則呼吸困難心動促迫是爲卒中質之特徵。

問神經質之特徵。

答言語。爽。快。心。思。靈。敏。教。以。學。問。技。藝。恆。較。他。人。易。於。領。悟。惟。意。思。無。常。時。而。興。奮。時。而。鬱。悶。且。善。生。疑。是。爲。神。經。質。之。特。徵。

問腺病質之特徵。

答身。體。細。弱。顏。面。狹。小。皮。膚。白。而。易。紅。筋。肉。瘦。而。不。潤。靜。脈。透。於。表。面。且。有。生。皮。疹。者。是。爲。腺。病。質。之。特。徵。

問有肺癆質卒中質者。可定罹肺癆症與卒中症否。

答人。果。注。意。攝。生。雖。具。有。肺。癆。卒。中。之。體。質。未。必。定。罹。肺。癆。症。與。卒。中。症。也。

問何故須望視官。

答觀。察。視。官。之。諸。種。變。化。卽。知。疾。病。之。所。在。故。醫。師。之。診。察。視。官。亦。一。要。事。也。

問何症呈瞳孔散大之現象。

答有。縧。蟲。等。之。寄。生。蟲。存。在。於。內。臟。必。呈。瞳。孔。散。大。之。現。象。

問何症呈瞳孔縮小之現象。

答罹。脊。髓。癆。者。必。呈。瞳。孔。縮。小。之。現。象。

問體力大衰對於視官起何種現象。

答視勢朦朧而眼球失光澤者是爲體力大衰之特徵

問飲酒家對於視官起何種現象

答有一種水樣光澤而稍現充血視勢不活潑者是爲飲酒家之特徵

問患精神病者對於視官起何種現象

答眼光爛爛如射狀甚覺可恐者是爲患精神病者之特徵

問有肺癆之素因者對於視官起何種現象

答眼球大而有一種特異光澤者是爲有肺癆素因者之特徵

問患排在獨氏病者對於視官起何種現象

答眼球次第突出甚至不能閉眼瞼者是爲患排在獨氏病者之特徵

問何症呈鞍鼻之現象

答患梅毒或癩病者其鼻根與鼻尖恆較其中央稍高所謂鞍鼻是也

問何症呈赤鼻之現象

答如下述諸症俱呈赤鼻之現象(一)飲酒者(二)患慢性腸胃病者(三)終日執業於寒冷空氣內者(四)月經不調者

問梅毒或癩病於鼻腔內起何種現象。

答鼻中隔之附着部有腐蝕性潰瘍者是爲梅毒或癩病之特徵。

問何謂Sardoni氏痙笑。

答口角昇上口開大而視勢鈍濁眼中毫無悅色者名Sardoni氏痙笑。

問何謂瀕死顏。

答較Sardoni氏痙笑爲尤重者名瀕死顏。

問何謂破傷風顏。

答口向兩方攣動額作深溝眼狹小外皆生皺恰如笑貌者名破傷風顏。

問何謂獅子顏。

答額與眼之周圍放一種光澤睫毛眉毛漸漸脫落甚至其顏若獅子者名獅子顏。

問何謂虎拉列顏。

答顴骨隆起頰部顳顬部及眼球內沒眼瞼周圍稍現青色赤色皮膚發冷汗或黏汗者名虎列拉顏。

問胃腸等疼痛與面貌有關係否。

答口唇堅閉眉間作縱皺容貌苦惱不安者此胃腸間疼痛之證也。

問精神病與面貌有關係否。

答口緊閉不開眼球四方旋轉口內泡沫外溢拇指內屈作拳人事不省者此精神病之證也。

問顏面神經痲痺症之徵候。

答一方口角下垂一眼開而流淚眼瞼不能全閉且屢漏涎者此顏面神經痲痺症之徵候也。

問皮膚之色概分爲幾種。

答皮膚之色約有六種。曰蒼白色。曰紅色。曰藍色。曰黃色。曰青銅色。曰銀色。

問何症起皮膚蒼白之現象。

答貧血病十二指腸蟲結核慢性鉛毒水銀毒熱性病後等症均起皮膚蒼白之徵候

問望皮膚蒼白時更當注意何事。

答既見皮膚之蒼白尤須注意黏膜之紅否苟顏色蒼白而黏膜鮮紅者固不得謂爲疾病也。

問皮膚蒼白者其筋肉。亦消瘦否。

答有皮膚蒼白而筋肉不瘦者如萎黃病或惡性貧血家是也。

問皮膚紅色可得謂之疾病否。

答人常在日中者其皮膚多呈紅色但其色如熟李者卽爲疾病矣。

問何症於皮膚起熟李色之現象。

答皮膚如熟李色者卽腦充血月經不調便秘高熱酒精過飲或魚蟹等中毒之證也。

問貧血者亦有潮紅之顏面否。

答貧血者患心臟之神經的興奮性則顏面反爲潮紅色醫師最易誤診

問何症起皮膚藍色之現象。

答皮膚全藍色者甚寡大抵限於口脣鼻尖爪等此心臟異常或過勞死期及炭酸中毒等之證也。

問何症起皮膚黃色之現象。

答皮膚黃色者卽黃疸十二指腸加答兒肝臟病之證也。

問何症起皮膚靑銅色之現象。

答皮膚青銅色者即安質遜病或砒石中毒之證也。

問何症起皮膚銀色之現象。

答皮膚銀色者即硝酸銀中毒之證也。

問患癌腫及肺癆者與頭髮有關係否。

答患癌腫及肺癆者與頭髮大有關係如癌腫則髮黑如漆肺癆則壯年白髮是也。

問何症起髮禿之現象。

答一部分之髮禿爲寄生物之徵候全體之髮禿則熱病後梅毒丹毒及腦充血等屢見之症也。

問何謂惡液毛。

答結核症於肩及上膊等部生有如初生兒之毳毛者是謂惡液毛。

問何症於爪甲顯橫溝之現象。

答爪甲現橫溝者於窒扶斯痲疹等之恢復期內見之。

問何症於爪甲顯縱紋之現象。

答爪甲呈縱紋者於貧血或血行有障害者見之。

問何症於爪甲顯彎曲之現象。
答爪甲彎曲者亦結核病之一佐證也。
問健康者之坐勢如何。
答脊柱正直頭肩稍向後屈腹部外突者是爲健康者之坐勢。
問腦髓或脊髓有病。其姿勢如何。
答姿勢不直立者腦髓或脊髓有病之狀態也。
問腦脊髓有障害。其步行之狀態如何。
答步走踉蹌不實者腦脊髓有障害之狀態也。
問患脊髓癆者。其步行之狀態如何。
答步行無次第恰如鷄走而徵異者脊髓癆之狀態也。
問子宮有變化。其步行之狀態如何。
答婦人步行似跛者子宮有變化之狀態也。
問腹部疼痛之臥法如何。
答伏臥覺稍解苦痛而不能橫臥仰臥者是爲腹部疼痛之特徵。

問患肋膜炎者之臥法如何。
答病者始則患側向上而臥。後則向下而臥者。是爲肋膜炎之徵候。
問患歇私的里者之臥法如何。
答仰臥。以後頭部與踵部共支持其身體。是爲歇私的里之徵候。

第四章　聽診法

問何謂聽診法。
答以聽官或聽診器。置患者胸部。聽之而斷某音爲某病者。謂之聽診法。
問聽診法分幾種。
答聽診法概分二種。曰直接聽診。曰間接聽診。
問何謂直接聽診。
答醫師先以手巾。置患者體上。後置聽官於其上以聽之者。謂之直接聽診法。
問何謂間接聽診。
答以聽診器。當患者胸部。聽之者。謂之間接聽診法。
問近今通行之聽診法。

答問接聽診較直接聽診精確故近今奉爲圭臬

問聽診之法則。

答聽診法常自肺尖順次聽於下方其次序殆與打診同

問聽診之界說。

答茲所述者分聽診法爲呼吸器聽診法與心臟聽診法兩種若腹部聽診法則複雜而不甚緊要姑置勿論

問呼吸器聽診法分幾種。

答呼吸器聽診法大別爲五種曰眞呼吸音曰水泡音曰摩擦音曰震盪音曰音聲

問何謂眞呼吸音。

答不問疾病之有無其呼吸時所發之音曰眞呼吸音

問何謂水泡音。

答健康身體之呼吸音中全不雜有副雜音者曰水泡音

問何症起副雜音之現象。

答氣道肺胞或肺之空洞內積液體及氣道黏膜腫脹肺之口徑狹小等其呼吸時發

一種プスプス之聲者所謂副雜音是也。

問何謂摩擦音。

答患肋膜炎者呼吸時兩胸膜葉互相移動其所發之音曰摩擦音。

問何謂震盪音。

答肋膜腔內貯液體及空氣兩肩向前後左右動時發有如ナヤプナヤプ之音者曰震盪音。

問何謂音聲。

答談話唱歌號泣等間以手貼胸上所感之震顫曰音聲。

問此震顫過强或過弱時係何病象。

答此震顫過强時概爲肺空洞或有無氣肺組織過弱時概爲氣管支閉塞或肺臟及胸壁間生液體腫瘍等異物。

問心臟聽診法分幾種。

答心臟運動亦有音響可分爲正音及雜音二種。

問正音分幾種。

答正音又別爲二種。曰第一音。曰第二音。

問第一音與第二音之發生期。

答與心室收縮時同發者爲第一音。與心室擴張時同發者爲第二音。

問心臟之正音發生於何處。

答心臟之正音發於心臟之四脈口。卽僧帽瓣口。三尖瓣口。肺動脈瓣口。大動脈瓣口。

問僧帽瓣口解剖的位置及聽診部位。

答僧帽瓣口在左第三肋軟骨上緣及胸骨連接處。須於心尖搏動部聽之。

問三尖瓣口解剖的位置及聽診部位。

答三尖瓣口在第三肋間腔及右第五肋軟骨之連合處。須於中線之第五肋軟骨間聽之。

問肺動脈瓣口解剖的位置及聽診部位。

答肺動脈瓣口在左第二肋間腔之中央。距胸骨緣一生的邁當半。須於左第二肋間腔與左胸骨緣之連合部聽之。

問大動脈瓣口解剖的位置及聽診部位。

沈氏尊生書七十二卷無錫沈金鰲著
醫林改錯二卷玉田王清任著
王氏霍亂論二卷王士雄著
溫熱逢原三卷柳寶詒著
醫津筏一卷江之蘭撰
名醫方論四卷羅美著
折肱漫錄七卷程永培編
症治彙補八卷李用粹著
世補齋醫書三十三卷元和陸懋修著
醫學輯要八卷謝甘澍輯
萬病回春八卷龔廷賢編
溫病條辨六卷淮陰吳瑭著
溫熱經緯五卷海昌王士雄著
時病論八卷雷豐著

瘧痢逢原二卷柳寶詒著
證治大還四十卷陳治撰
名醫會粹八卷羅美著
嵩厓尊生書十五卷景日昣著
醫醇賸義四卷費伯雄著
醫略稿六十七卷丹徒蔣寶素編
醫門棒喝十卷章楠著
串雅八卷趙學敏編
醫徵十二卷沈明宗著
醫彀八卷孫志宏著
醫徹四卷懷抱奇著
醫學入門八卷李梴著
瘟疫論類編五卷劉奎評釋
溫熱病指南一卷陳祖恭著

傷暑全書周揚俊著

痧症彙要二卷王凱輯

痧喉正義一卷張醴泉輯

醫存十七卷王燕昌著

醫學集成四卷劉仕廉輯

筆花醫鏡四卷江涵暾著

十 婦科 胎產附

濟陰綱目十四卷武之望著

女科要旨四卷陳念祖著

婦科玉尺六卷沈金鰲撰

胎產金鍼三卷何桊撰

胎產集要三卷黃惕齋撰

大生要旨五卷唐千頃著

胎產心法四卷閻純璽著

溫疫論四卷戴鄰郊著

溫熱贅言一卷寄瓢子著

溫熱暑疫全書周揚俊著

疫疹一得余師愚著

痧診指微一卷僧普淨著

爛喉丹痧論唐學青著

女科彙要四卷萬密齋著

女科切要八卷吳道源著

女科經綸蕭壎著

胎產續要一卷劉萊撰

達生編二卷王琦輯

產科心法二卷汪喆輯

十一　兒科痘科附

幼科釋謎六卷無錫沈金鰲撰

幼科鐵鏡六卷夏鼎著

遂生編一卷莊一夔著

幼科指南四卷周震著

幼幼集成六卷陳復正輯

福幼編一卷莊一夔著

痘證寶筏沈金鰲撰

痘科大全史錫節著

痘疹金鏡錄四卷翁仲仁著

痘診定論四卷朱純嘏著

痘疹正宗二卷宋祥麟著

痘疹傳心錄十九卷程永培編

十二　外科喉科眼科附

敖氏外傷金鏡錄一卷杜清碧著

瘍科心得集三卷高秉鈞輯

外科症治全生集四卷王維德輯

喉症全科紫珍集二卷竇氏原本

銀海指南顧錫著

瘍科臨證二卷高秉鈞輯

外科圖說六卷高文晉輯

喉科指掌六卷張宗良著

眼科大全六卷傅仁宇輯

十三　醫案

寓意草一卷喻昌著
寓意草註釋四卷謝甘澍著
續名醫類案六十卷魏之琇撰
臨症指南醫案十卷葉桂撰
易氏醫案一卷易大良著王琦輯
環溪草堂醫案三卷王泰林著
回春錄八卷王士雄著
臨證醫案筆記六卷吳箎著
外科醫案彙編四卷余景和輯
繼志堂醫案二卷曹存心著
仿寓意草二卷李冠仙著
三家醫案合刻三卷葉桂薛雪繆遵義著
芷園臆草存案一卷盧復著王琦輯
評選靜香樓醫案二卷尤怡著
愛廬醫案一卷張大曦著
仁術志二卷王士雄著
問齋醫案五卷蔣寶素著
診餘舉隅二卷陳廷儒著
齊氏醫案六卷齊秉慧著

十四　醫話

讀書記三卷尤怡著
惜餘醫話四卷柳寶詒著
存存齋醫話稿二卷趙彥暉著
吳醫彙講十一卷唐大烈著
冷廬醫話陸定圃著
醫界之鐵椎丁福保譯述

醫話叢存 丁福保纂輯

十五　衛生

攝生閒覽四卷 趙學敏撰

保生碎事一卷 汪淇撰

壽世保元十卷 龔廷賢著

乙　西洋醫學譯本錄要

西醫論略 合信氏譯著

婦嬰新說 合信氏譯著

西藥略釋 嘉約翰譯

婦科精蘊 嘉約翰譯

內科新說 合信氏譯著

全體新論 合信氏譯著

割症全書 嘉約翰譯

內科全書 嘉約翰譯

一

衛生鴻寶 高味卿輯

壽世青編 尤生洲編

醫理略述 尹端模譯

兒科撮要 尹端模譯

內科理法 趙靜涵譯

內科闡微 嘉約翰譯

病理撮要 尹端模譯

儒門醫學 趙靜涵譯

西藥大成 趙靜涵譯

丙　日本醫學譯本錄要

一　醫學門徑及總類

醫學指南初續三三編丁福保編纂

新醫學六種丁福保譯

德國醫學叢書三編丁福保譯

中西醫方會通丁福保譯述

醫學綱要三編丁福保譯述

醫學補習科講義正續二編丁福保譯纂

中外醫通丁福保譯述

二　解剖生理衛生學

新撰解剖學講義丁福保譯

新內經二編丁福保譯

生理衛生學講義丁福保編纂

丁譯生理衛生教科書丁福保譯

學校健康之保護丁福保譯

實驗衛生學講本丁福保譯

衛生學問答丁福保編纂

看護學丁福保譯

三　肺癆病類

癆蟲戰爭記丁福保譯

肺癆病學一夕談丁福保譯

肺癆病豫防法丁福保譯

新撰虛癆病講義丁福保譯

肺癆病救護法丁福保譯

四　傳染病類

傳染病之警告丁福保譯

急性傳染病講義丁福保譯

五　病理學及診斷學

新撰病理學講義丁福保譯

臨牀病理學丁福保譯

六　內科學外科附

內科學綱要丁福保譯述

漢譯臨牀醫典丁福保譯述

創傷療法丁福保譯

皮膚病學丁福保譯

七　婦人科產科及兒科類

近世婦人科全書丁福保譯

豫防傳染病之大研究丁福保譯

免疫學一夕談丁福保譯

初等診斷教科書丁福保譯

診斷學大成丁福保譯

內科全書丁福保譯述

腳氣之原因及治法丁福保譯

瘰癧之原因及治法丁福保譯

花柳病療法丁福保譯

竹氏產婆學丁福保譯

新纂兒科學丁福保譯

產科學初步丁福保譯

新萬國藥方丁福保譯

西藥實驗談丁福保譯

八　藥物學及處方學

藥物學大成丁福保譯述

藥物學綱要丁福保譯

普通藥物學敎科書丁福保譯

著名良藥

TRADE MARK 'KEPLER' 商標

COD LIVER OIL WITH MALT EXTRACT

商標 解百勒

麥精魚肝油

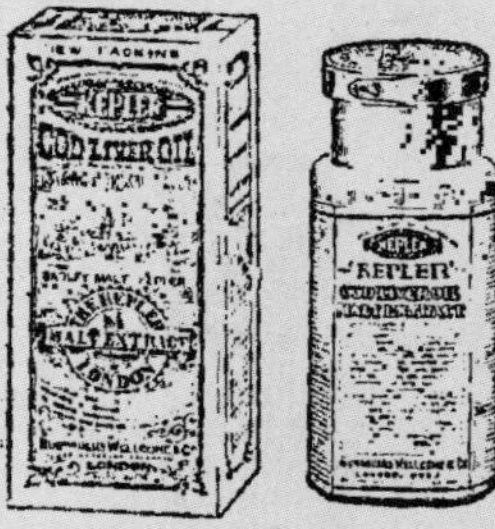

此圖由眞式縮小

解百勒麥精魚肝油含有兩種最可貴食物要素。即純鱉魚肝油與解百勒麥精是也。○鱉魚肝油。醫學界久已承認爲消耗諸症與疾病匱乏育質者之最妙食品。惟其氣味每爲病者厭惡。又胃消化力不强者。亦常不能受容。因此不能得其實益。是爲憾事。自有解百勒麥精魚肝油以來。此種缺憾。悉行解除矣。因鱉魚肝油一化入麥精中。其滋味便成佳美。不第食性乖僻者。易於進服。即虛不受補者。亦可得其化育之功。○解百勒麥精涵有茁壯大麥之濃厚育素。亦有消化作用之糟粕。以增鱉魚肝油之效力。且使別種食物。亦易消化。○解百勒麥精魚肝油。既有此兩種寶貴食物。則其自爲各症匱乏育質之妙品。癆瘵瘰癧虧弱人服之。其恢復元氣之效力。堪稱無雙。病者藉此强壯之力。得以止遏病勢。更因此得以健痊。其於肺體炎症。以及各種熱病。難進飲食者。惟此可容納而消化之。○久病未痊。重症新愈。此爲至寶至美之食品。○稟賦柔弱。小兒單薄。按法投服。獲益匪淺。力量增加。○乳母日常服之。身體强健。乳汁濃厚。○解百勒三字。爲此品之商標。如果所服者爲眞解百勒品。其獲益也。必如願以償。　此品有大小瓶兩種。

上海　英京　寶威大藥行